识别真假补药
吃出健康长寿

主编 崔同寅

中医古籍出版社

图书在版编目（CIP）数据

识别真假补药吃出健康长寿/崔同寅主编 . —北京：中医古籍出版社，2015.4

ISBN 978－7－5152－0698－1

Ⅰ. ①识…　　Ⅱ. ①崔…　　Ⅲ. ①营养滋补药－基本知识　　Ⅳ. ①R286. 79

中国版本图书馆 CIP 数据核字（2014）第 248909 号

识别真假补药吃出健康长寿

主编　崔同寅

责任编辑　刘从明

封面设计　映象视觉工作室

出版发行　中医古籍出版社

社　　址　北京东直门内南小街 16 号（100700）

印　　刷　廊坊市三友印务装订有限公司

开　　本　787mm×1092mm　1/16

印　　张　21

字　　数　400 千字

版　　次　2015 年 4 月第 1 版　2015 年 4 月第 1 次印刷

印　　数　0001~2500 册

书　　号　ISBN 978－7－5152－0698－1

定　　价　42. 00 元

普及中药滋补

鉴别知识保障

人民身体健康

崔月犁

一九九○年十二月

《识别真假补药吃出健康长寿》
编委会

主　编　崔同寅

副主编　王寿璋

编　委　（按姓氏笔划为序）

　　　　王寿璋　　孙兰君　　任百建

　　　　贾清芝　　张淑琴　　崔育京

　　　　崔育清　　崔同寅　　穆秀珍

绘　图　崔育清

内容提要

　　本书论述了常用补益中药 60 味，包括诸虚证的简明论治及方药，及补虚药分类。各论中论述了每味药的来源、异名、主要成分、含量测定方法、鉴别特征（并附有植物形态图）、如何鉴别等级药、佳品与次品、伪品的种类与鉴别、性味功能主治、用法与用量、宜忌、单方、验方、偏方与饮食疗法、不良反应、中毒与解救。每味药后面附有含本品成分的中成药方，并附有煎药、服药的知识和古今度量衡参考表。

　　本书概述了基础中药知识，也论述了专业性较强的理论。图文并茂，方药兼收。适合于中医药工作者临床应用，也适合于广大群众、家庭个人保健养身、延年益寿阅读参考。

序

　　从某种意义上来说，生命是生物能量存在的一种形式，是能量聚集、转换和耗散的一种过程。故一般而论，衰老与虚弱总是同在或互为因果，因而延缓衰老的进程是医学研究永恒的主题之一，用药物达此目的尤其是中医所长。古人云：虚者补之，损者益之。于是发现、验证了不少具有抗衰老作用的方药，对于追求生存和生活质量的现代人来说，这无疑是千金难买的法宝。问题是我们还处在市场经济的时代，补益药不可避免地具有商品的一般属性，经济效益越高、越珍稀的补品，假冒者有之，盲目进补者有之。故大力普及补益中药的知识，不仅可以提高全民族的保健水平，而且可以使假冒伪劣品没有市场。崔同寅等同志编写的《识别真假补药，吃出健康长》正是普及补益中药的善举，故乐于为之絮语数言以共勉。

胡世林

前　言

随着社会经济的发展，人们的文化及生活水平也在不断的提高，因而更注重养生之道。自古以来，人们希望延年益寿，长命百岁。当前，应用滋补中药的人日渐增多，但不少人对补品的药理功能了解甚少，盲目服用滋补药品，认为只要多服滋补药品，就一定能够有益健康长寿，其实不然。早在金元时代名医张子和就提出"惟庸工之治病，纯补其虚……，误人而不见其迹……，讵亦不省其过，虽终老而不悔。且曰：吾用补药也，何罪焉？病人也曰：彼以补药补我彼何罪焉？虽死而不知觉"。由此可见，不懂得正确使用补品的医生，治死了人还不醒悟。清代名医徐大椿曾告诫人们："圣人之所以全民生也，五谷为养，五果为助，五畜为益，五菜为充，而毒药则以之攻邪。故虽甘草、人参误用致害皆毒药之类也"。这就说明了，用药不论滋补或攻泻均以病情变化而论之。

半个世纪以来，从医学资料统计数据证明，中药的不良反应逐渐被认识。60年代以前只有173例报道，到了70年代增加到398例，80年代高达2217例，到了1990年共有不良反应或中毒的品种1165种，病例22397例。这与近20年来科学技术的进步，中草药、中成药品种及数量的增多，检测技术的迅速提高有很大的关系。其中有一部分病例是滋补中药，如人参的不良反应及中毒的病例也时常见到。为了使医生及注重养生者能够正确应用滋补中药，余多年来收集了大量的医学资料，编撰了《识别真假补药，吃出健康长寿》一书，仅供参考。

本书内容有十大特点。

1. 以中医学说为理论依据，简明论述诸虚证。

2. 简明概述补药的分类。

3. 每种药来源与植物形态图并存，分别论述，便于对照。

4. 性味、功能主治。

5. 鉴别等级补药及最佳品。

6. 主要成分。为了使有效成分鉴别的准确和标准，本书收载了 2010 版《中华人民共和国药典》含量测定方法。

7. 单方验方与饮食疗法。

8. 服用以浅易明晰为主，便于不同水平的人员阅读，同时兼顾深、精，充分体现中医辩证论治的特色，融健身与治病为一体，便于读者参考。

9. 不良反应与解救方法。

10. 附含本味药的中成药方。

本书在编写当中，参阅了大量的中医药书籍，饮食疗法，进补全书，营养学等专著，并得到了中医药专家、营养学专家及爱好康复养生学者的大力支持。全书 30 万字，主要论述了人们最喜欢应用的 60 种补益中药，附植物形态图 88 幅。以期对广大读者有所补益。

本书承蒙卫生部原部长崔月犁为本书题词，中医研究院中药研究所胡世林研究员为本书作序，特此致谢。

由于作者水平所限，难免书中有不妥或缺漏之处，欢迎广大读者批评指正。

编者
北京

目　录

简明虚证论治篇

煎药服药论述篇

补虚药分类篇

简明虚证论治篇

中医学说中早有论述"虚者补之，实者泻之"，是治疗的原则，也是养生用药的基本方法。如果违背了证治准则就如同火上浇油引火自焚。要想能正确地应用滋补中药必须掌握各种虚证，方可能做到对症下药。

"虚是气血不足，怯是不能任劳，损是五脏亏损，由虚而至怯至损。皆自渐而深，治之须极体认。不可轻易投剂，少有差误，则轻者反重，重者死矣……，至于按病投剂阴虚则补阴，阳虚则补阳……。"

"虚"的病机主要是机体的脏腑、经络等组织器官及其生理功能减弱，抗病能力减低，生理机能衰退的证候。也是正邪之间剧烈抗争的现象不显现，而导致一系列正气虚衰的病理变化。所以说"虚"是以正气虚为主要矛盾的一种病理性反应，即是"精气夺则虚"，由于正气的不足，脏腑经络等组织器官及其生理功能减退或障碍。精、气、血、津液的被损耗，故其临床表现多为一系列衰退和不足的现象，所以说临床上以正气虚衰所致的许多病症，统称为虚证。虚的病机多见于身体虚弱或疾病后期，或因大病久病使精气不足，或因大汗、吐、泄，大出血、妇人产后等原因损伤机体的正气，或因致病邪气的久留而伤正等等。均可导致正气虚衰而成虚证。正气虚衰的表现有脉细，皮寒，气少，泄利前后，饮食不入为"五虚"之证。现在一般认为神疲力乏，形容憔悴，神思恍惚，心悸气短，自汗盗汗，二便失禁，脉微弱无力，或可出现五心烦热，畏寒肢冷等证，均属于"精气夺则虚"所引起的一些症状。

虚证的体征较多。有阴虚、阳虚、气虚、血虚、五脏之虚。为了使广大读者真正掌握各种虚证的症状，做到对症下药，诸虚证分述如下：

【阴虚】

凡阴分不足，津液亏损的证候一般统称为阴虚。证见低热，手足心热，午后潮热，身体虚弱，消瘦，口渴，口燥咽干，尿短赤，舌质红，少苔或无苔，头晕眼花，眼睛干燥，盗汗，干咳，脉细数无力等证。应选用具有滋养阴液，生津润燥的补益之品。

阴虚证中又可细分为阴虚火旺（阴虚阳亢）、阴虚头痛、阴虚发热、阴虚则内热、阴虚阳浮、阴虚肺燥、阴虚喉痹、阴虚喉癣、阴虚痿、阴虚喘等证。

阴虚火旺（阴虚阳亢）：是由于阴精亏损而引起的虚火亢盛，一般证见两颧潮红，盗汗，口干咽痛，烦躁易怒，性欲亢进。阳亢又能进一步使阴液亏损，阴阳平衡失调，阳气失去制约而亢盛。又可见五心烦热，咳血，消瘦，失眠，舌红而干，脉细数等证。

阴虚头痛：是由于阴虚大动所引起的，证见心烦内热，头痛，面赤失眠，舌红，脉弦细数等证。

阴虚发热：是由于精血津液等耗损而引起的虚热。证见午后潮热，骨蒸。伴见消瘦，盗汗，口干或五心烦热，舌红，脉细数等。可见于多种慢性病症。适用于滋阴养血退虚热的药。

阴虚则内热：是由于劳倦伤脾之脾虚发热。脾主运化统摄血液。脾病则虚，虚则腹满肠鸣，飧泄食不化，使阴液亏耗过度引起的内热证。主要症状为潮热，夜热或五心烦热。多兼有盗汗，口干，舌红，脉细数等症。

阴虚阳浮：是由于真阴不足，津血亏损而引起的阳气浮越于上的病理。其表现为头目眩晕，面色潮红，目赤，咽干喉痛，牙痛等。

阴虚肺燥：是由于阴虚而引起肺燥的病症。因肺司呼吸而外合皮毛，与自然环境息息相通，易受外邪的侵袭。肺叶白莹，而不耐寒热，故有"娇脏"之称。如阴虚火旺最易灼伤肺阴，所以肺燥阴更虚。主要证候有干咳，无痰或痰中带血，咽痛嘶哑，舌嫩红苔少，脉细数等。多见于慢性咽喉炎、肺结核等。治以滋阴养阴。

阴虚盗汗：由于阴虚热扰，心液外泄所致。证见盗汗、烦热、口干、脉细数。

阴虚喉痹：多因肝肾阴虚，或因燥伤肺胃之阴。咽喉失于濡养者，咽干不适，唇燥，类似慢性咽炎。证见耳鸣，盗汗，腰膝酸软，干咳无痰。

阴虚喉癣：由于阴虚劳损之人易生此病，证见咽喉生疮红痛，久不能治愈，实属水亏虚火证。

阴虚痿：是痿证的一种。多由于久病房欲不节，肝肾不足，阴虚火旺，伤及筋骨所致。证见腿膝痿软，行步艰难，不能久站。自觉两足热气上升。伴有头昏目眩，舌质红，脉细数。

阴虚喘：由于阴血亏损，或肾阴虚耗，阳气失于依附直冲清道。证见气喘，发作时有气从脐下冲上，可伴有潮热，盗汗等。

【阳虚】

是指机体阳气虚损，机能减弱或衰退，机体反应低下，代谢活动减弱，热量不足的病理状态。其病机特点多表现为阳不能制阴，阴相对亢盛的虚寒证。阳虚的形成多由于先天禀赋不足，或后天饮食失养，或劳倦内伤，或久病损伤阳气所致。阳气不足一般以脾肾阳虚为主，其中尤以肾阳虚衰，命门之火不足最为重要。由于肾阳为诸阳之本的缘故，阳虚则生寒，临床表现面色㿠白，畏寒肢冷，腰膝酸冷，疲乏无力，少气懒言，蜷卧神疲，小便清长，大便稀溏，下利清谷。舌质淡，脉虚大或迟或微细等。

阳虚之证又可细分为阳虚水泛、阳虚头痛、阳虚发热、阳虚则外寒、阳虚自汗、阳虚阴盛、阳虚恶寒、阳虚眩晕。

阳虚水泛：由于脾肾阳虚，尤以肾阳虚为主（命门火不足），温运失职，水液运行障碍，而泛溢于脏腑与躯体之间，成为水肿，或痰饮之证。肾为水脏为先天之本，命门火虚衰不能自制阴寒，又不能温养脾土。所以阴不从阳而精化为水，所以水肿之证多属大衰。一般常见于慢性肾炎，心性水肿等。

阳虚头痛：是由于阳气不足，清阳不能上升所致，是头痛病证的一种，证见头痛隐隐，目视怕光，畏寒肢冷，体倦无力，食欲不振，舌淡，脉微细或沉迟，或虚大无力。应用扶阳益气的药如含参类的方剂补中益气汤。

阳虚发热：由于阳气虚衰而引起的虚热。"阳虚者，亦能发热，此以元阳败竭，火不归原也。"证见发热烦躁，两颧浅红，口渴欲饮而不饮，并伴有两足逆冷，小便清白，下利清谷，脉沉细或浮数无力，按之欲散等。治疗宜温补肾阳引火归原。补中益气汤主治。

阳虚则外寒：由于阳气虚，或命门火不足，脏腑机能衰弱，抗病能力低下而产生外寒的病证。临床表现见面色㿠白，畏寒，肢冷，容易感冒等。治宜参苏理肺丸。

阳虚自汗：是自汗病证之一，由于阳表虚疏，腠理不密，所以汗液易泄。证见畏寒，汗出觉冷，倦怠，脉细。治应温阳固表。芪附汤主治。

阳虚阴盛：由于肾阳虚不能温养脏腑，出现阴寒内盛证候。其证见形寒肢冷，痰饮，水肿，泄泻等症。

阳虚恶寒：是恶寒病症的一种。是由于阳气虚弱，不能温分肌肉，充其皮毛所致。证见恶寒蜷卧，足汗，自汗，脉沉细。治宜温振阳气。如右归丸含杞子之类的成药等。

阳虚眩晕：由于阳气不足，清阳不能升达头部所致。证见头晕头痛，恶寒，耳鸣耳聋，或眩晕欲倒，气短自汗，手足冷，脉沉细，或晨起头晕，片时自定。治宜温补阳气。参附汤为宜。

【气虚】

气是一种极细微的物质，细微到难以观察知其形状，所以古人说气是"无形"的；同时，气又是一种活动力很强，并且不断运动着的物质。故从事物的运动变化中，可测知气的存在。有营气，卫气，宗气，有脏腑之气。

气，是构成整个宇宙的最基本物质。这种观点被引进医学领域，就认为气是构成人体的最基本物质，也是维持人体生命活动的最基本物质。人气虚了身体就会生病，人体没有了气，人的生命也就不存在了。

气虚的广泛定义指机能不足、元气虚弱之证。多由于脏腑虚损，久病亏耗，劳倦过度，饮食失调或阴血损伤而累及气分所致。一般症状有面色㿠白、头晕、气短、动则汗出、语声低微、倦怠乏力等，若气虚不能固摄可致崩漏，便血等慢性出血，或气虚下陷而脱肛，子宫下垂等。"气虚者，肺虚也"。因肺主气，而肺气又受中焦脾土所生，故一般气虚皆以脾肺两亏为主。

气虚又可细分为气虚下陷、气虚不摄、气虚中满、气虚月经过多、气虚头痛、气虚耳鸣、气虚耳聋、气虚自汗、气虚则寒、气虚经行先期、气虚崩漏、气虚喘、气虚滑胎、气虚腹痛、气虚痹、气虚痿等。

气虚不摄：由于脏气虚统摄失职，可见自汗、遗精、泄泻、遗尿、崩漏、便血等症。"气为血帅"，指气虚不能摄血而见各种出血症状。

气虚下陷：多由于脾气虚引致组织弛缓不收、脏气脱垂一类病证。脾居中焦，其气上升，若饮食劳倦伤脾，或久病损脾，皆可致脾阳虚陷，升提失司。多见于脱肛、久泻、子宫脱垂及小儿囟陷等。治应升阳举陷。补中益气汤主治。

气虚中满：由于脾气虚弱引起的腹部胀满症状。脾胃居于中焦，主运化，若脾胃气虚，则运化功能失调，出现饮食不振，腹胀痞满，或见大便溏泄等症。

气虚月经过多：月经过多证型之一多。由于体质虚弱，忧思伤脾，中气不足，冲任失固所致。证见行经期血量过多，或行经时间过长，色淡、质稀、面色㿠白，精神疲倦，气短懒言，不思饮食，或心悸，小腹空坠等。治应补气摄血，健脾固冲。人参归脾丸主治。

气虚心悸：是心悸症的一种。由于阳气虚所致，证见心下空虚，状若惊悸，多见心烦后悸，脉大无力。治应温阳益气。可用黄芪健中汤主治。

气虚头痛：是头痛病的一种。由于脾胃不足，气虚清阳不升所致。表现为头痛耳鸣，九窍不利，神疲力乏，饮食无味。脉弱或大而无力，遇劳则头痛更甚。治宜健脾益气。四君子汤加黄芪主治。

气虚耳鸣：是耳鸣症的一种。由于气血虚损，宗脉不足所致。证见耳鸣，右关脉大于左，无力倦怠，面色㿠白等。应用四君子汤主治。

气虚耳聋：由于气虚引起的耳聋，多见病后或年迈等。证见耳鸣耳聋，少气倦怠，乏神心悸，口淡纳呆，脉弱无力。治宜补中益气。

气虚自汗：病证名。由于气虚表卫不固所致。证见自汗恶风，汗出身冷，疲乏无力，脉微而缓或虚大。治宜益气固表，可用补中益气汤或玉屏风散等方。

气虚则寒：由于阳气不足出现阴寒的病变。阳气不足则不能温养脏腑，致使脏腑的活动和代谢功能相应减弱，出现恶寒肢冷、神疲乏力、口淡不渴、面白舌淡、尿清便溏、脉沉迟或细弱等。

气虚经行先期：是月经先期证型之一。多因身体虚弱，忧思伤脾，或饮食不节，以致中气不足，冲任失固，经血妄行。证见经期提前，血量多，色淡红，质清稀，面色㿠白，精神疲倦，气短懒言，不思饮食，或见心悸，小腹空坠等。应用补中益气汤主治。使其补气摄血，健脾固冲。

气虚热：病证名之一。泛指脾胃气虚或脾肺气虚而致的虚热。多由于饮食劳倦，内伤脾胃，以致气虚火旺，虚热内生。证见身热心烦，自汗恶寒，头痛体倦，懒于言语。动作则气喘乏力，脉洪大而虚等。应以补中益气汤及甘温之剂以培补中气。如因暑湿伤气而致发热者，伴见四肢困倦，精神疲乏，心烦气促，口渴自汗，小便黄，脉虚等证。"气虚身热，得之伤暑"。治宜清暑益气汤。若暑热之邪，耗气伤津，证见身热脉虚，汗多，烦渴较甚者，治以清暑热益气生津，清暑益气汤加减为宜。

气虚眩晕：为眩晕症的一种。泛指各种因气虚阳衰，清阳不升所致的头晕，包括阳虚眩晕。脾气虚弱者，证见头晕眼花，神疲乏力，食少便溏，脉虚，遇劳则发。治应益气健脾，四君子汤主治。

气虚崩漏：是崩漏证型之一。多因身体虚弱，忧思伤脾，或饮食不节，以致中气下陷，冲任失固，血失统摄。证见突然阴道出血量多，或淋漓不断，色淡红，质清稀，精神疲倦，气短懒言，不思饮食，或见面色㿠白，心悸，小腹空坠等。治宜补气摄血，健脾固冲，方用补中益气汤、举元煎等。

气虚喘：病证名。由于元气不足或脾肺气虚所致的气喘。证见呼吸急促，似不能接续，身倦乏力，言语低微，动则汗出、喘逆更甚等。治宜补气平喘。治宜用人参平肺散、四君子汤等方。气虚有热，用参冬饮（人参、麦冬）；气虚有寒，用理中汤；气虚严重者，可用独参汤方。

气虚滑胎：是滑胎证型之一。孕妇有滑胎病史。孕后脾胃虚弱，中气不足，冲任不固，胎失所载，以致腰酸，腹胀，胎动下坠，或阴道下血，气短无力。治应益气安胎。方用举元煎。若腰酸腹痛坠甚者，加杜仲、桑寄生；阴道下血者，加阿胶、艾炭（举元煎方：人参10~20克、炙黄芪10~20克、炙甘草3~6克、升麻4克、白术3~6克）。

气虚腹痛：病证名。因久病气虚，或饮食不调，劳倦过度，损伤中气所致。证见腹痛绵绵，劳倦则甚，痛时喜按，饮食减少，面色萎黄，言语低微，呼吸气短，脉细涩或虚大。元气虚急者，亦可见急疾之脉。治宜补气健中。可用补中益气汤、或小建中汤方等。

气虚痹：是痹证的一种。多因气虚阳弱，寒湿内盛所致。证见四肢活动关节不利，身冷不温。或兼肢体麻木。治宜益气温阳为主。用四君子汤加肉桂、附子。麻木症状较为重者，可用神效黄芪汤（方中有黄芪、人参、白芍、炙甘草、蔓荆子、陈皮）加减。

气虚痿：是痿症的一种。多由于劳倦内伤或病后饮食失调引起脾胃气虚，不能充养肢体所致。证见手足痿弱，举动无力。治应补脾益气为主。四君子汤，或补中益气汤等方。

【血虚】

血，是一种红色的液体，运行于脉中，循脉流注全身，具有很强的营养与滋润作用，是构成人体和维持人体生命活动的基本物质之一。

脉是血液运行的管道，全身的血都在脉中流行，所以脉又称为"血府"。正常情况下，血运行于脉中，如因某种原因，血逸出脉外，这种现象叫出血，而逸出脉的血，则称为"离经之血"。

血循脉流注于全身，内至脏腑，外达肢节，对全身各处均有营养和滋润作用。血液所提供的营养作用是生命活动所必需的，不能缺少的，即使是短暂的缺少，也会引起缺血部位的苍白和疼痛；缺血时间一长，缺血的部位功能就会丧失，乃至缺血部位的组织坏死。所以说，血是构成人体的一部分，也是维持人体生命活动的基本物质之一。"血者，神气也，得之则存，失之则亡。是知血盛则形盛，血弱则形衰，神静则阴生，形役则阳亢，阳亢则阴必衰，又何言阳旺而生阴血也？"一旦出现血虚现象身体就会生病，血虚是体内血分亏损。常因失血过多，思虑过度，寄生虫，或脏腑虚损，不能化生精微所致，临床表现为面白无华，唇色淡白，头晕眼花，心悸，失眠，手足发麻：脉细无力等症。

血虚之证中又可细分为血虚不孕、血虚月经过少、血虚心悸、血虚头痛、血虚发热、血虚耳聋、血虚自汗、血虚行经后期、血虚眩晕、血虚盗汗、血虚滑胎、血虚腰痛、血虚腹痛、血虚痹、血虚痿、血虚生风等证。

血虚不孕：病证名。由于身体脾胃虚弱，或久病，失血伤阴，致阴血不足，冲任空虚，不能养精成孕，伴有身体瘦弱，面色萎黄，疲倦乏力等症，应宜补血养阴滋肾。用养精种玉汤（《傅青主女科》：熟地、当归、白芍、山萸肉）加味。

血虚月经过少：是月经过少证型之一。由于素体虚弱，久病失血伤阴，或脾胃损伤，生化之源不足，冲任血虚所致。证见经期月经量少，色淡红，质稀，头晕心悸，小腹空痛，面色萎黄等。宜补血益气健脾。用人参滋血汤：人参、山药、茯苓、熟地、当归、川芎、白芍。或人参养荣汤等。

血虚心悸：心悸症之一种。多由心血不足心失所养而致。主要症状除心悸，常伴有面色不华，唇与指甲苍白，四肢无力，眩晕失眠，舌质淡，脉细弱等。治宜益气补血，养心安神。选用四物汤、归脾汤、朱砂安神丸等方。

血虚生风：由阴虚、血虚内生的风证。多见于大汗、大吐、大泄、失血或久病伤阴者，由津液亏损，液少血枯，血不养筋，肝阴不足，阴不潜阳而肝风内窜所致，也有因于肾阴不足，肝肾亏损，肾水不能涵养肝木，而致肝风上扰。临床证见眩晕，震颤或手足儒动，或昏仆等。

血虚头痛：是头痛病证之一。由于血虚不能上荣所致，证见眉尖至头角抽痛，善惊惕，脉芤，或见头隐隐作痛，头晕目花，面色㿠白，心悸等。治疗以补血为主，可用四物汤加味。

血虚发热：病证名之一。亦称血虚热。是指由血虚而致的一种虚热。多由吐衄便血或产后崩漏等失血所引起；也可因饮食劳倦等内伤脾胃，逐渐发展而成。证见肌热面红，燥渴，甚则烦躁，睡卧不安，脉洪大而虚，重按无力等。治应滋阴养血或养血益气。当归补血汤、圣愈汤主治（圣愈汤李东垣方：人参、黄芪、当归、川芎、熟地、生地）。

血虚耳聋：病证名。因于肝肾精血亏虚所致的耳聋，耳窍失养者。证见腰膝酸软，耳鸣盗汗，唇红颧赤，头晕目眩，耳聋渐甚。治宜滋阴，补血，开窍。杞菊地黄丸主治。

血虚自汗：病证名之一。自汗症之一。自汗本属气虚所致，但血虚往往气也虚。治疗时宜滋阴补血为主。可用四物加芪汤。血虚有热者，用当归六黄汤。大失血后，汗多不止，恐气随血脱，急宜补气，用独参汤。

血虚眩晕：眩晕症的一种。由于阴血亏损所致的眩晕。多因失血，热病灼伤营血，虚火炽盛或心脾气虚等引起。眩晕而见五心烦热，不寐，盗汗，形体消瘦，舌质红，脉细属阴虚；如见面色㿠白，神疲力乏，心悸，纳少者属心脾两虚。治宜滋阴养血或益气生血。用归脾汤，或当归补血汤等方。

血虚经行后期：为经行后期证型之一种。多因血虚冲任不足，胞宫不能按时满溢。证见月经量少，色淡质稀，面色萎黄，体瘦，腹痛绵绵喜按。宜补血养营益气。用人参养荣汤主治。

血虚滑胎：是滑胎证型之一。由于孕妇平素身体血虚，有滑胎病史，怀孕后阴血益虚，胎失滋养。证见神疲无力，面色淡黄，或有浮肿腰酸腹痛；甚则阴道流血，以致胎动欲坠。治应补血益气，以防滑坠。胎元饮主治（胎元饮来源于《景岳全书》：人参、当归、杜仲、芍药、熟地、白术、陈皮、炙甘草），下血者加阿胶、艾炭。

血虚腰痛：腰痛症的一种。多因失血过多及素体患血虚，筋脉失养所致。治应养血为主，方用四物汤加减。

血虚腹痛：病证名。由于失血过多，或思虑过度，耗伤阴血，血少则经脉涩滞所致。证见腹部微痛，痛无定处，饥劳痛甚，面色萎黄，疲乏无力，脉细涩或细数。治应补血缓中。可当归建中汤加减。

血虚痹：痹证之一。由于血虚不能濡养肢体，或兼风寒湿邪所致。证见皮肤麻木不仁，或年高举动肢节则痛，多见芤脉，治以养血为主，兼益气祛邪。选用当归、济生防风汤（《医学入门》：当归、赤茯苓、独活、赤芍、黄芩、秦艽、甘草、桂心、杏仁、防己）等方。

血虚痿：痿证的一种。多由产后或失血后血不能养筋所致。证见手足痿弱无力，不能行动，伴有面色痿黄，脉多细弱，治应养血为主，方用补血荣筋丸加减。

【心虚证】

心是脏腑中最重要的脏器，被称为"君主之官"。心的主要生理功能是主血脉和主神志，这是心阴、心阳和心气、心血协同作用的结果。心阳心气在主血脉的生理功能中，起着温煦和推动血液运行的作用；在主神志的生理功能活动中，起着兴奋人的精神意识思维活动的作用。心阴心血，在主血脉的生理功能中，起着充盈血脉，滋养心脏，和涵养心气、心阳，防止其脱逸和上亢等作用；在神志的生理功能中，起着藏舍心神，使心神得以内守和宁静，防止心神的躁扰狂乱等作用。

所以，心的任何病变，虽均可表现为心主血脉的异常和精神情志的改变，但这些病理表现的实质，都与心的阴阳或气血失调有关。因此，心的阴阳、气血失调，乃是心脏病理变化的内在基础。所谓失调，概括起来不外是太过或偏衰两方面，一般说来，太过多为邪乘或由一方之不及而致另一方之偏盛，其不及，则常是自身的不足所致。就会出现心虚证。心虚证是由于久病耗伤，或禀赋素虚，或年高脏气衰弱所致。常见者如：宗气不足，贯心脉而行气血之功能减退；肾阳虚衰，水气凌心，心阳被抑；脾虚气弱，健运失职，痰浊内生，郁阻心脉；血瘀气滞，心阳不振，痹阻心脉等，均能累及于心，导致心脏的阳气偏衰。另外，心脏的阳气虚损，也可在某些急性病的危重阶段出现。"心虚则畏人，瞑目欲眠，精神不倚，魂魄妄乱。……心虚则恐惧多惊，忧思不乐，胸腹中苦痛，言语颤栗，恶寒恍惚，面赤目黄，喜衄。""健忘，血气衰少，精神昏愦，故志动乱而多忘也。"睡卧不安、短气、面色无华、自汗、盗汗。

心虚证中又可细分为心气虚、心血虚、心阴虚、心阳虚、心气虚不得卧、心血虚不得卧、心虚胆怯、心脾两虚。

心气虚：病证名。由于老年脏气日衰，或由汗下太过，或劳心过度心气耗损所致。证见心悸，短气（活动时加重），胸闷不舒或痛，体倦无力，或自汗，面色㿠白，舌胖嫩、质淡，苔白，脉虚等。"心气虚则梦救火阳物，得其则梦燔灼。""心气虚则悲。"治宜益气养心为主。

心血虚：即"心血不足"。多由失血，过度劳神，或血的生化之源不足所致，主要症状有头晕、面色苍白、心悸、失眠、多梦、健忘、脉细弱、唇舌色淡，多见于神经官能症、贫血和某些虚弱患者。治宜补心血养心神。

心阴虚：即"心阴不足。"证名。由于劳神过度或久病，或热病耗伤心阴所致。主要症状有心烦，怔忡、失眠、低热、盗汗、颧红、口干、五心烦热、舌红少津、脉细数等。治宜养心安神。

心阳虚：即"心阳不振"。证名。阳虚之体，由误汗、误下，或劳心过度，致心悸、气短、自汗、四肢厥冷、大汗出，心悸加重，舌质淡白，苔白润，脉迟弱或微细。

心气虚不得卧：病证名。是内伤不得卧之一种。由于心气不足，心神失守，主要症状有夜卧不安，睡中自醒，心悸，神疲乏力，喜热恶冷，脉无力，或脉迟。治应益气养心。人参养荣丸主治。

心血虚不得卧：病证名。也是内伤不得卧症之一种。由于用血过度，心血虚耗而致心神不宁。主要症状有五心烦热，口燥舌干，夜卧则惊，脉细数，治宜滋阴降火，应用归芍天地煎（《病因脉治》天冬、熟地、当归、白芍）、或用黄连安神丸（朱砂、川连、生地、当归）、天王补心丹等方。

心虚胆怯：指心中空虚，容易恐惧的一种证候。多因心血不足，心气衰弱所致。与精神因素也有一定关系。多见于某些虚弱证、贫血、神经官能症等。

心脾两虚：即心脾两脏俱虚。主要症状有心悸怔忡、失眠、多梦、健忘、食欲减退、便溏、腹胀、倦怠乏力、面黄，或见崩漏、便血、皮下出血、舌淡苔白、脉细弱。可见于贫血、紫癜、功能性子宫出血等病证。

【肝虚证】

"肝者，将军之官，谋虑出焉。肝居腰下，上着脊之九椎下。是经多血少气，其合筋也，其荣爪也，主藏魂，开窍于目，其系上络心肺，下亦无窍。"

肝虚泛指肝的气血不足。临床表现有视物不明、听觉减退、容易恐惧等。肝虚证中又可细分为肝气虚、肝阴虚、肝血虚、肝郁脾虚、肝肾阴虚、肝肾阴虚崩漏。

肝气虚：又称"肝气不足"。为肝本脏的精气虚损，常兼见肝血不足。主要症状为面少华色，唇淡乏力，耳鸣失聪，容易恐惧等。

肝阴虚：又称"肝阴不足"。由慢性耗损或血不养肝所致，也可因肾精不足而致肝肾阴虚，主要症状有眩晕、头痛、视物不清、眼干、夜盲、烦躁失眠、经闭、经少等。因肝阴虚而不能潜阳，往往引起肝阳上亢或虚风内动。如血压偏高、耳聋、耳鸣、面热、四肢麻木震颤、烦躁、失眠等。

肝血虚：又称肝血不足。指肝藏血不足的证候。肝主藏血，血属阴故血虚肝阴虚均可出现本症。主要症状有面色萎黄、视力减退、虚烦失眠、妇女月经不调、多梦易惊。脉弦细，多见于贫血、神经官能症、月经病等。

肝郁脾虚：由于肝气郁结，疏泄功能障碍，导致脾胃消化功能紊乱，引起脾胃消化功能减弱的病变，主要症状有胁痛、厌食、腹胀、大便溏泄、四肢倦怠等脾虚症状。

肝肾阴虚：又称"肝肾亏损"。肝和肾在生理上是互相资生密切联系的。肾阴不足必然导致肝阴不足；肝阴不足，也会使肾阴亏损。所以临床上肝肾阴虚的症状同时出现，如临床所常见多具有阴虚内热的病变特点。主要症状有眩晕、头胀、视物不明、耳鸣、五心烦热、遗精、失眠、腰膝酸痛，舌红少津、脉眩数细无力等。多见于贫血、神经官能症、耳源性眩晕、月经不调等内伤杂病或急性热病的末期。

肝肾阴虚崩漏：是崩漏症之一。由于先天不足，早婚或分娩次数多，耗伤气血，导致肝肾阴虚，阴虚生内热，伤于冲任、迫血妄行。证见突然阴道出血，时多时少，淋漓不断，血色鲜红，头晕耳鸣，腰酸膝软，两颧发红，手足心热，或见午后潮热等。治宜滋补肝肾，清热固冲。方用两地汤，或清海丸（《傅青主女科》：熟地、山药、山茱萸、丹皮、五味子、麦门冬、白术、白芍、龙骨、地骨皮、霜桑叶、玄参、沙参、石斛）。

【脾虚证】

脾位于中焦，在左膈之下，形如刀镰。其主要生理功能是：主运化，主升清，主统血。脾在志为思，在液为涎，在体合肌肉，主四肢，在窍为口，其华在唇。

脾的运化功能对整个人体的生命活动是至关重要的。如人之有身，全赖气血。而气血的生成，又源于水谷精微。对饮食的消化、吸收其精微，主要依赖于脾的运化功能，这就是脾胃为"气血生化之源"、"后天之本"的意义。脾虚直接影响消化系统的功能，故在各种脾虚的共同表现中，可见脘腹胀满，口泛清水，食欲不振，大便溏薄或久泻久痢等消化系统功能失调的症状。脾虚证中又可细分为脾阴虚、脾阳虚、脾肾阳虚、脾肺两虚、脾虚湿困、脾虚带下、脾虚多涎、脾虚闭经。

脾阴虚（脾胃阴虚）：指脾胃阴液不足而影响受纳运化。脾胃为后天之本，人体各部的濡养，有赖脾气散精输布。若胃阴虚，或脾虚不运，阳损及阴，或饮食营养不足，均可使脾气散精无源而致本证。临床表现多有胃阴虚症状，证见饥不饮食，肌肉消瘦，体倦乏力，唇燥口干、喜饮、口淡无味，大便干结，舌红干苔少或舌面光滑等。

脾阳虚：由于脾的运化失职，引起脾胃虚寒，主要症状有胃脘冷痛，腹痛胀满，大便溏泄或久泄久痢，倦怠、尿少、浮肿、消瘦、舌淡苔白、脉虚缓。多见于胃十二指肠溃疡、慢性胃肠炎、慢性痢疾、水肿、白带等。

脾肾阳虚：由于肾阳不足，命门火衰，火不生土则脾阳失健，成为脾肾两脏阳气俱虚的证候。临床主要症状有腰酸膝冷、畏寒、饮食不化、小便不利或夜尿频、浮肿或五更泄泻等证。

脾虚湿困：是脾虚内湿阻滞的病理。脾主运化水谷精微和水湿，脾虚则运化功能低下，引起水湿停滞，又反过来影响水湿运化。主要症状有饮食减少，胃脘满闷，大便泄泻，甚或恶心欲吐，口粘不渴或渴喜热饮，肢体困倦，甚或浮肿，舌苔厚腻，脉缓等。多见于慢性胃肠炎，慢性痢疾，慢性肝炎等病。

脾虚带下：是带下证之一。由于脾虚，脾失健运，湿聚下注，伤及任带二脉所致。主要症状有带下量多，色白或淡黄，如涕如唾，连绵，兼见面色淡黄，精神疲倦，不思饮食，腰腹痠坠，或有下肢浮肿，大便不实等。治应健脾益气，升阳除湿。方用完带汤。

脾肺两虚（脾虚肺弱）：脾主运化，摄取营养，把饮食精微之气上输于肺以养全身，二者关系至为密切，如脾虚则精气不足，以致肺气也虚，两脏同病。临床表现面色苍白少华、手足不温，倦怠食少，咳嗽、便溏、短气、痰多，肌肉瘦削，舌淡嫩苔白，脉虚或虚数等证候。多见于脾气不足而肺气弱者。如小儿慢性消化不良易合并感冒、慢性支气管炎。治宜多从补脾益肺，脾气旺则肺气易复，方用参苓白术散加减。

脾虚多涎：病症名。指脾气虚弱而多涎。《证治准绳》：“小儿多涎，由脾气不足，不能四布津液而成。”主要症状有神疲，面色萎黄，涎多清稀。治宜补益脾气。用补中益气汤，或参苓白术散加减。

脾虚闭经：经闭证型之一。《竹林女科证治》。由于脾胃损伤，饮食日减，生化之源不足，难以生成经血。除经闭外，兼见饮食不振，脘腹痞满，大便不实。宜补脾胃，养气血。用补中益气汤加减。

【肺虚证】

肺为人体的“气之本，魄之处”。它的主要生理功能是主气，司呼吸，主宣发肃降，通调水道，朝百脉而主治节。特别是肺的呼吸功能，具有辅助心主血脉，促进气血向全身布散的作用。同时，呼吸运动本身也是人体生命活动的主要标志。故《素问·灵兰秘典论》说：“肺者，相傅之官，治节出焉。”外合皮毛。开窍于鼻。肺虚正如《类经图翼·经络》中引华元化曰：肺“虚如蜂窠，下无透窍，吸之则满，呼之则虚”。“肺病者……虚则少气不能报息，耳聋嗌干。”肺虚证中又可分为肺气虚、肺阴虚、肺肾两虚、肺虚咳嗽、肺虚喘急。

肺气虚：肺主一身之气，"气虚者，肺虚也"。主要症状有面色㿠白、短气、声音低弱、语声低微、畏风、自汗等。

肺阴虚：由于肺阴亏虚出现燥火，使津液耗损或肾精亏而不能滋润于肺的病证。多由燥热伤肺或久病阴虚所致。主要症状有鼻干无涕、干咳少痰、咳血、咽喉干痛、声嘶或失音以及一般阴虚见证。

肺肾两虚：指肺脏和肾脏俱虚的病理。临床表现有二：①肺肾气虚。肺司呼吸，为气之标，肾主纳气，为气之根。肺肾气虚则见喘促短气，自汗易汗，形寒肢冷，或咳嗽痰多等症。常见于慢性支气管炎、肺气肿等疾患。②肺肾阴虚。多属久病耗损肺肾两脏所致。因肺虚不能输津滋肾；又因肾虚阴精不能上承或虚火灼肺。往往呈现盗汗、干咳、五心烦热、咽喉干燥、腰酸腿软、骨蒸潮热、梦遗等症。

肺虚咳喘：咳嗽的一种。由于肺阴不足所致。主要症状有咳嗽少痰，或痰中带血，形体消瘦，心烦失眠，午后潮热，面红颧赤等。治宜养阴清肺，化痰止咳，用月华丸加减。也有肺气虚者，证见咳嗽气喘，咳声低微，易汗，肺软无力，宜补益肺气，用温肺汤（《类证治裁》：白术、半夏、干姜、五味子、细辛、枳壳、肉桂）。

肺虚喘急：病证名。属阴虚者，多为肺肾阴虚；属阳虚者，多为脾肺两虚或脾肾阳虚。证见气喘，少气不能报息，并有阴虚阳虚的见证。治宜益气补肺，阴虚者都气丸主治；阳虚酌用肾气丸、河车大造丸等。

【肾虚证】

"腰为肾之府"，"肾者，精神之舍，性命之根，外通于耳。男以闭精，女以包血，与膀胱为表里，足少阴太阳是其经也。"肾在体合骨，故主骨生髓；开窍于耳和二阴；外荣于发；肾虚也称"肾亏"。是由于肾脏精气不足的病变，一般症状有精神疲乏、头晕耳鸣，健忘，腰酸、遗精、阳痿等。肾虚证中又可细分为肾阴虚、肾阳虚、肾虚水泛、肾肝下虚痿、肾虚不孕、肾虚月经过少、肾虚头痛、肾虚耳鸣、肾虚经行后期、肾虚经闭、肾虚带下、肾虚眩晕、肾虚遗精、肾虚滑胎、肾虚腰痛、肾常虚。

肾阴虚（真阴不足）：即"肾水不足"，由肾阴精耗损过度，由于色欲过或劳倦内伤久病亏损所致。临床主要症状有腰酸疲乏，头晕耳鸣，遗精早泄，两颧潮红，口干咽痛，潮热盗汗等。舌红无苔，脉细数。

肾阳虚：肾主一身之阳气，肾阳衰微，则一身之阳气皆虚，所以肾阳亦称"元阳"，是命门火的体现。一般的虚弱，称为肾阳虚，是命门火不足所致，肾虚又会影响主水，使藏精以及温煦各脏的机能衰退，主要症状有身寒、怕冷、腰酸清冷、阳痿滑精、夜尿频多等。如虚弱的程度较严重，称为"肾阳衰微"，或"命门火衰"，主要表现除上述症状加重外，常见精神萎靡、腰酸痛、脊冷、五更泄泻、或见痰饮浮肿，气喘自汗，脉沉迟微弱等。这些现象，又称为"下元虚惫"或"真元下虚"。或在肾不纳气、肾虚水泛等条中见到上症。

肾虚水泛：是指肾阳亏损，不能温化水湿引起水肿的病变。肾主水液代谢，肾阳不能温化水湿引起水肿的病变。肾主水与膀胱相表里，若肾阳虚不能主水，则膀胱气化不利，小便量少，同时也影响脾的运化，致水液泛滥形成水肿，一般症状全身浮肿（尤以腰部以下较甚），按之凹陷，腰痛酸重，畏寒肢冷，舌淡胖，苔白润，脉沉细等。多见于慢性肾炎，或心性水肿等。

肾肝下虚痿：痿症的病型一种。见《医宗必读》。多由房劳过度，或久病体虚，使肝肾精血亏损，不能充养筋骨所致。主要症状有腰膝酸软，肢体痿软无力，伴有眩晕、耳鸣、遗精。治应滋养精血，补益肝肾。选用虎潜丸、补血荣筋丸、补益丸（《医宗必读》：白术、生地、龟版、锁阳、当归身、陈皮、牛膝、干姜、黄柏、虎胫骨、茯苓、五味子、甘草、白芍、菟丝子）等方加减。

肾虚不孕：病证名之一。因禀赋素弱，肾气不足，或久病、房劳，损伤肾气。以致精亏血少，冲任胞脉失养，难以摄精成孕。证见精神疲倦，头眩耳鸣，腰酸腿软，月经不调等症。宜补肾调经、调和冲任。用毓麟珠（《景岳全书·妇人规》：人参、茯苓、白术、炙甘草、当归、熟地、川芎、白芍、菟丝子、杜仲、鹿角霜、川椒）。若偏于肾阳不足者，兼见形寒肢冷，小腹发凉，加补骨脂、巴戟天、肉桂、附子。若偏于肾阴不足，兼见颧红唇赤、潮热盗汗，宜配合六味地黄丸治疗。

肾虚月经过少：是月经过少证型之一。多由于先天不足，早婚，分娩次数多，乳儿众多，或房事不节，损伤肾气、精亏血少，冲任胞脉之血不足所致。主要症状有月经量过少，色黯红，质稀，头晕耳鸣，腰膝酸软，治应补肾养血。方用当归地黄饮，见（《景岳全书》：当归、熟地、山药、山茱萸、杜仲、炙甘草、牛膝）加黄芪。

肾虚头痛：头痛病证之一。见《证治准绳》（一）杂病第四册。由于肾虚、髓海不足所致，如属肾阴虚为主者，证见头脑空痛，头晕耳鸣，腰膝无力，舌红脉细。治宜滋补肾阴为主。可用六味丸、大补元煎加减。肾阳虚为主者，则头痛而畏寒，四肢不温，面色白，舌淡，脉沉细。治宜温补肾阳。可用右归丸加减等。

肾虚耳鸣：是耳鸣证的一种，见《普济本事方》卷五。多因肾虚精气不足所致。耳鸣如潮声，蝉声，无休止时，或夜睡擂战鼓，四肢掣痛，耳内觉有风吹，奇痒，治宜补肾益气为主。肾虚耳鸣，多见于体虚者，老人，声细而常鸣，伴有腰酸膝软，遗精遗尿，脉多细弱，两尺无力，治宜滋阴补肾，用六味地黄丸。肾阴虚而阳偏亢之头晕耳鸣，六味地黄加磁石、龟版、五味子、牛膝之类以潜阳。气虚耳鸣，而又兼见肢体倦怠，食少、便溏等中气下陷症状者，治宜补中益气，用补中益气汤加菟丝子。

肾虚经行后期：经行后期证型之一。多因先天不足，早婚，分娩次数多，或房事不节，损伤肾气，精亏血少，冲任不足，胞宫不能满溢所致。主要症状经期错后，血量减少，头晕耳鸣，腰膝酸软等。宜补肾养阴。用固阴煎加肉桂，或用六味地黄丸等。

肾虚经闭：经闭证型之一。多因先天不足，早婚，分娩次数多，或房事不节等，损伤肾气，引起冲任不足，胞宫血虚而致经闭。证见头晕耳鸣，腰膝酸软，小便频数等。宜补肾养血。用固阴煎加鹿角胶、补骨脂、肉苁蓉。

肾虚带下：带下证型之一。多因早婚或分娩次数多，损伤肾气，以致肾阳不足，寒湿下注，伤及任带二脉所致。证见带下量多清稀，淋漓不断，面色晦黯，腰痛如折，小腹有冷感，大便溏，小便清。宜温阳补。内补丸主治（《女科切要》：鹿茸、菟丝子、沙苑蒺藜、黄芪、肉桂、桑螵蛸、肉苁蓉、制附子、白蒺藜）。如日久不止，有滑脱倾向者，前方加乌贼骨、煅龙骨、煅牡蛎、芡实、金樱子以加强固涩止带。若年老体衰，带下如注者，可酌加人参、升麻以补气升提固摄。

肾虚眩晕：是眩晕的一种。因肾精不足，不能上充脑髓所致。证见头晕耳鸣，神疲，健忘，腰膝酸软。偏肾阳虚者，畏寒肢冷，舌淡脉细弱。治应补肾温阳。用右归丸，金匮肾气丸等方。偏肾阴虚者，心烦内热，舌质红，脉细数，治应滋阴补肾，用左归丸、知柏八味丸等。此证也可见于神经衰弱、脑动脉粥样硬化症、贫血等病症。

肾虚遗精：病证名。见《医学纲目·正精》。多因思虑过度，心阳暗炽，房室不节，肾脏虚亏所致。因阳亢而肾阴烁者，证见梦遗频频，口渴舌干，面红颧赤，甚则闭目即遗，一夜数次，疲倦困顿等，治宜清心摄肾为主。用补心丹、六味地黄丸加减。因肾精虚亏，相火妄动者，证见腰足痿弱，骨内酸痛，夜热自汗，阴茎易举，遗泄频频，舌红，脉细数等；治宜滋阴降火，厚味填精。用熟地、鱼鳔、杞子、羊肾、猪脊髓、五味子之类，佐以养阴固摄之品。因房劳过度，下元虚惫，肾阳亦虚者，证见寐则滑精，腰酸肢软，畏寒肢冷，舌淡，脉沉细等，治宜阴阳双补，温摄命门，方用六味黄汤加鹿茸、大芸、菟丝、龙齿，或用鹿茸大补汤（《杂病源流犀烛》：鹿茸、肉苁蓉、杜仲、白术、附子；肉桂、人参、五味子；石斛、半夏、黄芪、茯苓、当归、熟地，甘草）。

肾虚滑胎：滑胎证型之一。由于肾虚，胎失所系所引起，过去多有滑胎病史。证见腰酸痛，小腹下坠，或有阴道流血，头晕耳鸣，两膝酸软等。治应补肾安胎。用寿胎丸（《医学衷中参西录》：菟丝子、桑寄生、续断、阿胶）。若流血较多加艾炭、杜仲炭以止血。

肾虚腰痛：腰痛证之一。见《千金要方》卷十。多因肾脏虚衰所致。证见腰痛酸软，腿膝无力，过劳更甚，卧息少安，脉细无力，气怯力弱，小便清利，为肾阳不足；脉洪无力，小便黄赤，虚火时炎，为肾阴不足，治应补肾为主。虚不甚者，用清蛾丸、煨肾散（《景岳全书》：人参、当归、杜仲、肉苁蓉、破故纸、巴戟、鹿角霜、秋石）、补髓丹（《类证治裁》补骨脂、杜仲、鹿茸）。虚甚而精血衰少者，宜当归地黄饮、左归丸或右归丸等。

肾常虚：是小儿生理特点之一，肾为先天之本，内寄元阴元阳，主人体的生长发育，《素问·上古天真论》："女子七岁，肾气盛，发长齿更"。"丈夫八岁肾气实，发长齿更，二八肾气盛，天癸至，肾气溢泻，阴阳和，故能有子"。说明人的发育生长，有赖肾气的充盛。即赖肾阳以生，肾阴以长。也就是肾的元阴元阳相互协调，相互支持，相互影响的结果。因此小儿肾的功能在作用上就相应的感到不足。又肾为作强之官，主伎巧。因为肾主藏精，精生髓、髓充骨，髓又上通于脑，故称脑为髓之海，所以精足则令儿聪明。由于肾主骨髓，髓足则筋骨坚强。如果先天肾气虚弱，则小儿生长发育受到影响。"肾为真水，有补而无泻"，立地黄丸为补肾要药。指出了小儿时期生长发育与肾的关系。

【胃阴虚】

胃阴不足，指胃的阴液不足。多由胃火炽盛、脾胃湿热，或温病热盛伤津，均可损耗胃的阴液，引起胃阴虚。主要症状有口干喜饮，饮食乏味而减少，吞咽可感不适，食后胸膈痞阻，甚者干呕逆，大便干结，小便短少，舌中心干绛，脉细数等。多见于慢性胃炎、糖尿病及热性病恢复期等。治宜选用沙参、麦冬、玉竹、石斛、芦根之类以养胃阴，同时还应当治疗引起胃阴虚的本病。

【胆虚不得眠】

病证名。见《圣济总录》卷四十二。指胆虚受邪，神气不宁所致的失眠。证见心烦少睡，睡即惊觉，心悸，神思不安等。治宜补肝温胆为主，宜用温胆汤、酸枣仁丸（《圣济总录》：人参、酸枣仁、白术、茯苓、半夏、干姜、陈皮、榆白皮、旋覆花、前胡、槟榔）、五补汤（《圣济总录》：黄芪、人参、附子、槟榔、白术、百合、酸枣仁、白茯苓、麦冬、肉桂）等方。或用炒枣仁研末以酒调服。

煎药服药论述篇

煎汤药说起来十分简单，但也有许多学问，煎的药好能充分发挥药物疗效，有益于健康，否则就达不到健身长寿的目的。汤药是中药最常用的剂型。其特点便于随证加减药味，便于服用，易于吸收，疗效快。尤其是急病，新病，或虚证较严重时，及时服用汤药会取得满意效果。如元气大亏，阳气暴脱，大汗亡阳，心力衰竭，服用独参汤，效果很好，能使症状很快好转或痊愈。但是如何煎药，把药物有效成分完全煎出来，是煎药的关键，必须根据药物的不同性质，按照煎药常规，或遵医嘱进行煎取好汤药。汤药煎好之后还应正确服用效果才会好。煎药与服药是不可分割的两个环节，缺一不可，只有两个环节都搞好了，药物作用才能真正发挥出来。

【煎药用具与用水及用量】

煎药用具。煎药用具是煎取好汤药的基本条件，最宜用砂锅，因砂锅化学性质稳定，在煎药时，不会与中药的有效成分起化学变化，以致影响药效。如无砂锅时用玻璃或搪瓷容器也可，不要用铁锅，炒菜锅或带油垢的容器。铁锅容易使药中含有的鞣质化合成鞣酸铁，或其他成分。中药里还含有生物碱，必须和鞣质或其他结合生成盐，才能溶于水，如果鞣质损失很多，或化合成其他物质，就会影响生物碱的利用，结果会降低药物浸出的成分和治疗效果，甚至改变药物性能，发生反作用，危害人体，所以忌用铁器煎药。近年发现铝制品也不宜煎汤药，因为铝容器煎药会产生氧化铝，如朱砂反铝。在铝匙中加水细研时，朱砂反而不红，会逐渐灰暗，并有一种刺激鼻的臭鸡蛋味，放置一夜，已变成银灰色粉末（即汞铝奇），禁用铝制品研朱砂以防引起"汞铝奇"中毒。所以铝锅不宜煎药。

煎药用水及用量：煎药用水一般用自来水或井水，用凉水为宜，不能用开水或其它水。

煎药用水量要适当，因水量的多少直接影响药物疗效。放水量少了容易糊锅，汤药已经煎糊了，不能再服用。因为中药炭化后就会生成另一种物质。中药材生用和炒炭功用有明显不同，如卷柏生用善于活血，炭化后产生涩性，故善于止血。贯众生用善于清热解毒、杀虫。炒炭则增强止血作用。又如白茅根生用善于清热利尿，炭化后增强止血作用。所以煎药一定要根据药性加足水，中间不能再次添水，以防影响药物成分的煎出。

煎药用水的多少除了以上知识要掌握外，还应根据药剂的不同类型进行加水。并观察药物的坚泡、药量的多少，容易吸水的要适当多加水。要结合实际情况酌情增减，为了便于把握各类型汤剂的用水量请见下表：

各类型汤剂用水量表

汤剂类型	第一煎用水量	第二煎用水量
解表类药剂	500～600 毫升	250～300 毫升
一般药剂	500～800 毫升	300～400 毫升
滋补类药剂	700～1000 毫升	400～500 毫升

煎药用水量除了参考以上表格加水外，还应视药量多少而定，一般药的水位要高出药品（3～6）厘米就可以了。

【服药的方法、时间、服量】

服药的方法：汤药与丸散相同，祛寒药宜温热服，有助于温通散寒。解表药宜温或稍热服，服药时可喝些姜糖水或服药后喝些热稀粥，以协助发汗解表。解毒药、清热药应凉服为宜。服用止吐药要辨病服用。寒吐应稍热再服，热吐宜凉服，有的应少量多次分服，以免吐出。丸、散等固体药剂，一般都用温开水服。

服药时间：一般药在饭后一小时服用。补养药宜早晚空腹时服，易于吸收营养成分。消化药宜进食后服，以帮助消化。润肠药与泻下药，宜空腹时服，充分发挥润肠通便涤荡之效，驱虫药应在早晨空腹时服，如先服些糖水再服药，杀虫效果更好。安眠药应于睡前服。

服药量：成人每次可服 100～200 毫升，主要应根据所煎取药的总量而定，儿童药应根据年龄大小区别服用量。一剂中药通常分二次服。

一般药 1 岁以内儿童为成人的 1/5 量。1～3 岁为成人的 1/4 量。4～7 岁为成人的 1/3 量。8～10 岁为成人的 1/2 量。11～15 岁可用成人量。

毒剧药老、幼剂量参考表

年龄	剂量	年龄	剂量
初生至 1 个月	成人剂量的 1/18～1/14	6 岁至 9 岁	成人剂量的 2/5～1/2
1 个月至 6 个月	成人剂量的 1/14～1/7	9 岁至 14 岁	成人剂量的 1/2～2/3
6 个月至 1 岁	成人剂量的 1/7～1/5	14 岁至 18 岁	成人剂量的 2/3～全量
1 岁至 2 岁	成人剂量的 1/5～1/4	18 至 60 岁	全量～成人剂量的 3/4
2 岁至 4 岁	成人剂量的 1/4～1/3	60 岁以上	成人剂量的 3/4
4 岁至 6 岁	成人剂量的 1/3～2/5		

本表仅供参考，使用时应根据病人体质、病情及药物性质等各方面的因素斟酌决定。

【煎药的火候、时间与方法】

煎药的火候：指煎药用的火力，分文火和武火。文火就是指小火，温度较低，保持沸度为宜。武火就是大火，温度较高，一般未沸之前用武火，已沸后改用文火。一般应根据药物性质和功能而定。如煎补益药，初用武火，已沸后宜文火慢煎，有利于将有效成分全部煎出。煎解表药，宜始终用武火连煎，取其芳香之气。因此煎药时要注意火候的控制。

　　煎药的时间：煎药的质量，除了与火力的大小，和加水量多少有关外，煎药时间的长短，更有密切的关系。必须根据药物的性质与功用决定煎药时间的长短。如滋补剂多为坚实味厚药物，煎的时间过短，则不能将药物有效成分煎出，煎的时间过长，必然影响工作的进度。清热解表药多为芳香松泡药物，煎的时间长了，芳香易挥发有效成分就会散失。不宜久煎。

不同类型汤药的煎药时间表

汤剂类型	第一煎 煎药时间 从沸点计算	第二煎 煎药时间 从沸点计算
清热解表药	15～20分钟	10～15分钟
一般药剂	20～30分钟	15～20分钟
补益类药剂	30～50分钟	20～30分钟

　　煎药方法：①首先选用自来水、井水或清洁无杂质的河水，药材放入砂锅后先用凉水浸泡半小时，搅拌匀后再煎，一般每剂药煎煮二次，有效成分就可全部煎出来。应将头煎，二煎药放在一个容器内混匀后分两次服用。每剂药液量一般为100～200毫升（一小茶杯）分两次服用。②先煎：指方剂中有些矿石类及贝壳类药物，质地坚硬，不易煎出药物成分的，应采取先煎煮的方法。即将须先煎的药物放入锅内，加足水，用武火加热至沸，煎15～20分钟后，再入群药同煎。如生石膏、生磁石、生赭石、生龙齿、生紫贝齿、石燕等。③后下药：指在方剂中有清热解表药、含有易挥发性成分的药物、鲜药，都不宜煎煮的时间过长，否则就会破坏一些成分，减低了疗效。所以应后下，缩短其煎药时间以保护有效成分。后下的药物，宜在群药煎煮10～15分钟后再放入锅内，再煎10分钟即可。

　　后下的品种有：苏叶、薄荷叶、藿香叶、佩兰叶、杏仁、砂仁、紫蔻仁、鲜藿香、鲜佩兰、鲜芦根、钩藤等。④包煎药：凡含有黏性的药物，或加热后易于与水混成糊状，使锅底焦糊而药物变质，或因药液黏稠难于滤。有些带细毛状的药物，如不用布袋包煎，细毛不易除去，服时常会刺激咽喉，引起不适或呕吐。因此需将这类的药物装入布袋内，扎紧袋口，方可与群药同煎。需包煎的药物有：车前子、葶苈子、滑石粉、六一散、益元散、青黛、旋覆花等。⑤另煎：凡贵重药物，滋补药物，为了充分的煎出有效成分，而又减少浪费药物，须另行煎煮取汁，然后兑入群药煎的药液内同服。另煎的药物有：人参、鹿茸、西洋参、羚羊角、犀角等。⑥冲服：凡贵重药物、奇缺药物用量较少，不宜同群药煎煮，可研成细粉，用药汁冲服。或有的药物不宜煎煮，煎煮会破坏有效成分的，须用药液冲服。冲服的品种有：麝香、牛黄、珍珠、羚羊角粉、朱砂、熊胆、狗宝、马宝、猴枣、三七粉、元明粉等。⑦烊化（溶化）：有些胶质固体黏性较大的药品，又必须置于汤药中同服才能更好地发挥疗效，所以要溶化。方法将胶质类药品打碎，放入已煎好的药液中加热，使其完全溶解即可。或用隔水炖化方法也可。烊化的品种：阿胶、龟版胶、鹿角胶、龟鹿胶、饴糖等。

附注：中华民族服用滋补中药已有几千年历史，但各个朝代所用药物计量单位的名称，虽然大体相同，但其具体的轻重、多少有差别，有的差别还较大，故此附古今度量衡对照表，仅供参考。

附1：古今度量衡对照表

年代	朝代		尺度		容量		重量		
			一尺合市尺	一尺合厘米	一升合市升	一升合毫升	一斤合市两	一两合市两	一两合克数
公元前 1066 年～前 256 年	周		0.5973	19.91	D.1937	193.7	7.32	0.46	14.18
公元前 221 年～前 206 年	秦		0.8295	27.65	0.3425	342.5	8.26	0.52	16.14
公元前 206 年～公元 25 年	西汉								
公元 25 年～220 年	东汉		0.6912	23.04	0.1981	198.1			
公元 220 年～265 年	魏		0.7236	24.12			7.13	0.45	13.92
公元 265 年～317 年	晋	西晋	0.7236	24.12	0.2023	202.3			
公元 317 年～420 年		东晋	0.7335	24.45					
公元 420 年～589 年	南朝	南宋	0.7353	24.51	0.2972	Q297.2	10.69	0.67	20.88
		南齐							
		梁			0.1981	198.1	7.13	0.45	13.92
		陈							
公元 386 年～581 年	北朝	北魏	0.8853	29.51			7.13	0.45	13.92
		北齐	0.8991	29.97			14.25	0.89	27.84
		北周	0.7353	24.51	0.2105	210.5	8.02	0.50	15.66
公元 581 年～618 年	隋	（开皇）	0.8853	29.51	0.5944	594.4	21.38	1.34	41.76
		（大业）	0.7065	23.55	0.1981	198.1	7.13	0.45	13.92
公元 618 年～907 年	唐		0.9330	31.10	0.5944	594.4	19.1	1.19	37.30
公元 907 年～960 年	五代								
公元 960 年～1279 年	宋				0.6641	664.1			
公元 1279 年～1368 年	元				0.9488	948.8			
公元 1368 年～1644 年	明		0.9330	31.10	1.0737	1073.7			
公元 1644 年～1911 年	清		0.9600	32.00	1.0355	1035.5			

以上市制重量均为十六进位制 0.3963 396.3 0.9216 30.72

附2：公制与市制计量单位的折算

1. 基本折算

1 公斤（kg）＝2 市斤＝1000 克（g）

1 克（g）＝1000 毫克（mg）

2. 十六进位市制与公制的折算

1 斤 = 16 两 = 500 克（g）

1 两 = 10 钱 = 31.25 克（g）

1 钱 = 10 分 = 3.125 克（g）

1 分 = 10 厘 = 0.3125 克（g）= 312.5 毫克（mg）

1 厘 = 10 毫 = 0.03125 克（g）= 31.25 毫克（mg）

1 毫 = 3.125 毫克（mg）

3. 十进位市制与公制的折算

1 斤 = 10 两 = 500 克（g）

1 两 = 10 钱 = 50 克（g）

1 钱 = 10 分 = 5 克（g）

1 分 = 10 厘 = 0.5 克（g）= 500 毫克（mg）

1 厘 = 10 毫 = 0.05 克（g）= 50 毫克（mg）

1 毫 = 5 毫克（mg）

补虚药分类篇

凡能补充人体所亏损的营养物质，增强抗病机能，补气养血，扶阴助阳，用来治疗各种虚证的药物，统称补虚药。张景岳说"补方之剂，补其虚也"；由此可见补药必须证见虚症方可奏效。

人有气血阴阳之虚证。药物按其性能可分为，补气药、补阳药、补血药和补阴药四类。

补气药多用于肺气虚损，语音低微，气喘气息不能接续等证。以及脾气虚衰少气懒言，倦怠乏力，食欲不振，便溏等证。补气药宜入脾、肺之经。因肺主一身之气，而其来源则又赖于脾胃运化水谷之精华，以充身润肤，所以补脾为首要，脾气旺则肺气自充，健脾益气。补气药物多为甘平或甘温之性味，并含有丰富的蛋白质、脂肪、激素、碳水化合物、有机或无机盐类等。能治疗诸类气虚证，特别能增强脾、肺的功能，使身体转弱为强有很好的功效。古人云："凡气虚者，宜补其上，人参、黄芪之属也。"

补阳药多入脾、肾、肝三经，因为阳虚多责之于肝肾脾，脾肾足则阳虚之证自除。阳虚证多见于大病在身，有虚脱倾向者。主要症状有畏寒喜暖，腰膝酸软，腹痛冷泄，小便频数，遗尿，阳痿早泄，肾虚作喘等证。补阳药多为甘温辛热之性味，具有资助肾阳的功能。肾阳是人体生化源泉。肾阳虚则生殖系统功能低下。故然会出现性功能衰弱、遗精、带下等证。阳虚者，宜补而温之，鹿茸、蛤蚧、冬虫草、海马、海龙、紫河车等药补之。

补血药多入心、肝、脾、肾诸经，因为心主血，肝藏血，脾统血，脾为生化之源，而肾又为真阴之本，肾藏精，主骨生髓，精髓又可化生为血。血是人体生命活动中的重要物质，一旦发现血虚现象，就会出现血虚证，常表现为面色淡黄，口唇及指甲苍白，头晕眼花，耳鸣，心悸，气短，倦怠好睡或烦躁失眠，有的面部或四肢出现轻度浮肿。

补血药物性味多为甘温，甘平之类。血虚者，宜补其下，熟地、枸杞子、阿胶之属是也。

补阴药，亦称养阴药，多入肝、肾二经，阴不足，必先责之肝肾。或久病使肝肾阴虚。补阴药，大多味甘，性寒凉，质润多液，具有滋养阴液，且生津润燥之功。阴虚证多表现身体虚弱，津液缺乏，口渴，舌红，少苔或无舌苔；重者有头晕，眼花，眼睛干燥，甚至有低热，盗汗，干咳等症。

　　滋阴药味甘而滋腻，不易消化，如证见胸闷，不舒服，不思饮食或有腹泻等症状时，不宜应用。对于阴虚又有脾胃虚弱，消化不良症时，应配合健胃助消化的药物同服。

　　"阴虚者，宜补而兼清，麦冬、芍药、生地之属也"。可谓要言不烦。又阳虚者常气虚同见，而气虚者又常导致阳虚；阴虚者，每多兼见血虚，而血虚者，又会导致阴虚。用补气药又常配伍补血药，因为气为血帅，气旺可以生血，即阴阳之根、阳生阴长之义，这说明了人体气血阴阳密切相关，所以补气和补阳，补血和养阴，往往相须为用。从药物的功能来看，补阳的大多有补气的作用，养阴的药大都有补血的作用。所以补虚药的使用，必须灵活掌握，方能发挥药物的充分作用。

补 气 药

凡具有补气功能，治疗气虚证的药物，称补气药，补气药性味多甘温，入肺、脾二经。能增强机体脏腑功能活动能力，尤其对脾、肺二脏的生理功能有显著的加强作用。

脾为后天之本，气血生化之源，脾气虚则脏腑的功能低下，出现倦怠乏力，饮食减少，脘腹虚胀，甚至浮肿等虚证。

肺司呼吸主一身之气，气来源于脾胃运化水谷之精华，以充身润肤。肺气虚则少气懒言，动则喘息乏力，虚汗血溢，语声无力。凡是气虚病证，都应用补气药来治疗，而又以补脾为首要，脾气旺则肺充盛。所以补气药大多有健脾益气之功能。中医认为"气能生血"，补气药又常用于血虚病证。

本类药物性味甘温，误用使人胀闷愈甚，食欲不振者不宜服用。

人参 《神农本草经》

【来源】

为五加科植物人参 *Panax ginseug* C. A. Mey. 的干燥根。《神农本草经》，把人参列为上品，为常用中草药。人参是我国特产珍贵药材之一，历代本草均有收载。因其根如人形而得名人参。目前市场上供应的品种有国产品，多数是人工栽培之园参和野山参、进口人参、朝鲜红参、白参、日本红参、加拿大、美国的野山洋参和种洋（西洋参）等品种。

人参类的品种较多，也是人们最喜欢服用的补药之一，由于它营养价值高，经济价值也高，现在发现的伪品也比较多；所以必须认真识别各种参品和伪品，才能达到正确应用补药的目的。

【异名】

人蓡、人衔、神草、力参、棒槌、地精。

【鉴别特征】

品种较多，从药材来鉴别特征要诸个论述，就植物形态而论有些共同可鉴别之处。人参主根肉质，圆柱形或纺锤形，淡黄色，根状茎较短。茎高 30～60 厘米。掌状复叶由五片叶组成，轮生于茎顶。叶的生长是记载人参生长年限的一种方法。第一年只生三小叶，俗称"三花"。第二年生五小叶形成为一个完整的叶片，叫"巴掌"。第三年生两个复叶叫"二甲子"。第四年生三个复叶叫"灯台子"。第五年生四个复叶叫"四批叶"。第六

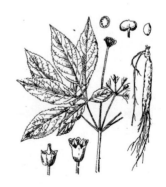

图1　人参

年生五个复叶叫"五批叶"。但也有少数生六个复叶叫"六批叶"。叶片共30枚。到此为止，不再增生。叶片椭圆形或长椭圆形，长8~12厘米，宽3~5厘米，先端长渐尖，边缘有小锯齿，上面沿叶脉有直立刚毛，下面无毛，中央一片最大，最外一对较小。小叶柄长2.5厘米。伞形花序单生于茎顶；花小，淡黄绿色，萼边缘有五齿，花瓣5，先端渐尖，雄蕊5枚；子房下位，2室。花柱2，在两性花中离生，在雄花中合生成中空的筒状。浆果扁球形，或肾形，成熟时鲜红色。主产于东北三省。

【等级品分类，佳品与次品】

人参的等级较多，约80种等级，因其产地不同分为：中国人参（园参、山参）、朝鲜人参、西洋人参、东洋人参（引进人参）。因加工方法的不同分为：红参、边条参、白人参、生晒参、白干参、大力参、糖参、掐皮参、参须等。

园参的规格有：边条鲜参、普通鲜参，又细分为：16支边条红参、25支边条红参、35支边条红参、45支边条红参、55支边条红参、80支边条红参、小货边条红参；20支普通红参、30支普通红参、48支普通红参、64支普通红参、80支普通红参、小货普通红参；红混须、红直须、红弯须、干浆参；全须生晒、白干参、皮尾参、白混须、自直须、白糖参、轻糖直须。

山参（野山参）：

【性状鉴别】

山参因是野生于深山密林，土壤较坚硬的环境中，年限较长，受自然环境影响，野山参的各个部位，都会形成较特殊的形态，分述如下：

山参芦（根茎），茎秋脱春生，年复一年茎基残留，缓慢的增长，因生长年久茎芦较其他参芦长。俗称"雁脖芦"。芦一般可分为三段。顶端第一段为新脱落的茎痕，形如马牙，边缘棱较平齐，中心凹陷，故称"芦碗"或"马牙芦"。第二段为近十年间脱落的茎基，芦左右交错层迭而生，芦碗紧密边沿有明显的棱脊，俗称"对花芦"。第三段为远年的茎基脱

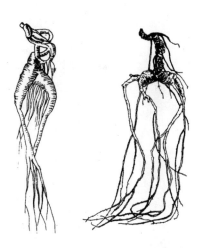

图2　野山参　　图3　生晒山参

化而成，不再显芦碗，而成圆柱形，故称"圆芦"。圆芦上有紧密的环形棱皱。一般认为每一棱皱是生长一年的标记，由此可计算山参的生长年限。还有一种芦细长如线，至上端始变粗呈对花芦形，俗称"线芦"。无论是马牙芦、对花芦、圆芦、线芦，上面多生有疙瘩瘤，这也是山参的特点。

野山参的性状鉴别除了以上特点外，总起来应具备：主根短粗，与根茎等长或较短，多具两个主要支根，形似人体。上端有细而深的横环纹。根茎细长，一般长3~9厘米，上部扭曲，习称"雁脖芦"，芦碗密集，下部无芦碗而较光滑，俗称"圆芦"。

须根稀疏，长约为主根的 1 ~ 2 倍，柔韧不易折断，有明显的疣状突起。全体呈淡黄白色，皮细、光润。气香浓厚，味甘微苦。

鉴别山参时有一套经验顺口溜：即马牙雁脖芦，下伸枣核芋，身短体横灵，环纹深密生。肩膀圆下垂，皮紧细光润，腿短二三个，分裆八字形，须疏根瘤密，山参特殊形。

野山参以横灵体，八字分开，五形全美（芦、蓸、根、须相称），皮紧细，纹深。芋帽不超过主根25%者为佳。

【山参等级区别】

一等参：纯野山参的根部、主根粗短呈横灵体，支根八字分开（俗称武形），五形全美（芦、蓸、纹、体，须相称）。有元芦。芋中间丰满，形似枣核。皮紧细。主根上部纹紧密而深。须根清疏而长，质坚韧（俗称皮条须）有明显的珍珠疙瘩。表面牙白色或黄白色，断面白色。味甜微苦。每支重100克以上，芋帽不超过主根重量的25%。二等：每支重55克以上，其余同一等。三等：每支重32.5克以上，其余同一等。四等：每支重20克以上，其余同一等。五等：每支重12.5克以上，芋帽不超过主根重量的40%，其余同一等。六等：呈横灵体、顺体、畸形体（俗称笨体），每支重6.5克以上，芋帽不大，其余同一等。七等：有芋或无芋。每支重4克以上，其余同一等。八等：每支重2克以上，间有芦须不全的次品，其余同一等。

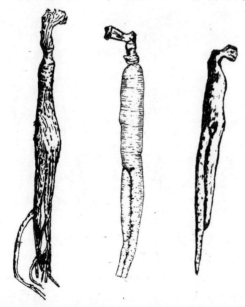

图4　干人参　图5　白参　图6　边条参

园参边条参：

【性状鉴别】

本品为长条圆柱形。全长约 13 ~ 20 厘米，中部直径约0.8 ~ 2 厘米。芦长约2.5 ~ 4 厘米，直径约4 ~ 7 毫米，黄色略柴质，顶端芦碗稍大凹陷较深，中下端略圆形有节状棱纹。主体红棕色半透明，或略带黄色粗皮，俗称"黄马褂"。肩部有不太明显的环纹。全身有不规则的纵形抽皱。腿二、三条，红棕色。质坚实。断面红棕色，有光泽，显菊花纹。本品特点有三长，即芦长、身长、腿长。气无，味甜微苦。

本品按支苗和重量分等，以市斤为计量单位，如16边条红参即16支重1斤。其余25、35 ~ 80支重1斤者即分别定为25、35 ~ 80边条红参。80支不足一斤者为小边条红参。以体长坚实，棕红或棕黄色，有光泽，有皮有肉，无黄皮、破疤者为佳。一般在8 ~ 12年才能采挖。

【等级品分类区别】

园参边条鲜参：

一等：根呈圆柱形，芦长、身长、腿长，有分枝 2～3 枝，须芦齐全。体长不短于 20 厘米。浆足丰满，艼帽不超过 15%，每支重 125 克以上。二等：体长不短于 18.3 厘米，每支重 85 克以上，其余同一等。三等：体长不短于 16.7 厘米，每支重 60 克以上，其余同一等。四等：体长不短于 15 厘米，每支重 45 克以上，其余同一等品。五等：体长不短于 13.3 厘米，每支重 35 克以上，其余同一等品。六等：体长不短于 13.3 厘米，每支重 25 克以上，其余同一等品。七等：呈长圆柱形，须芦齐全，浆足丰满，每支重 12.5 克以上。八等：根呈长圆柱形，凡不符合以上规格和缺须少芦，破断根条者，每支重 5 克以上。

圆参普通鲜参：

特等：根呈圆柱形，有分枝，须芦齐全，浆足，每支重 100～150 克。一等：每支重 62.5 克以上，其余同特等。二等：每支重 41.5 克以上，其余同特等。三等：每支重 31.5 克以上，其余同特等。四等：每支重 25 克以上，其余同特等。五等：每支重 12.5 克以上，其余同特等。六等：每支重 5 克以上，不合以上规格和缺须少芦折断者。

十六支边条红参：

一等：根呈长圆柱形，身长、芦长、腿长，体长 18.3 厘米以上。有分枝 2～3 个，表面棕红色或淡棕色，有光泽。上部色较淡有皮有肉，质坚实，断面角质样。气香、味苦。每 500 克 16 支以内，每支 31.3 克以上。二等：表面棕红色或淡棕色，稍有黄皮，抽沟，上部色较淡、干疤。其余同一等。三等：色泽较差。有黄皮、抽沟、破疤，腿红。其余同一等。

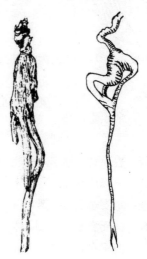

图 7 红参 图 8 掐皮参

二十五支边条红参：

一等：根呈长圆柱形，芦长、身长、腿长，体长 16.7 厘米以上，有分枝 2～3 个。表面棕红或淡棕色，有光泽。上部色较淡、有皮有肉，质坚实，断面角质样。气香、味苦。每 500 克 25 支以内，每支重 20 克以上。二等：稍有黄皮、抽沟、干疤。其余同一等品。三等：色泽较差。有黄皮、抽沟、破疤、腿红，其余同一等。

边条红参从 16 支到 80 支共分六种：16 支、25 支、35 支、45 支、55 支、80 支。每种又分三等共 18 等。每种的支数是指每 500 克内，应具备的支数，以此类推，支数越多质量越差。等级越多质量越次。

生晒参：

【性状鉴别】

本品是人工栽培的品种，是园参中加工方法最简单的一种。将挖回的鲜参洗净泥

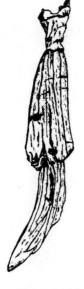

土，用硫磺熏蒸后晒干即可。本品有两种规格，掐去细腿、须根的成品为生晒参；保持原形不去腿须的品种为全须生晒参。

生晒参与红参形象相同，全须生晒参与白人参形象相同。唯未经蒸熟或排针吃糖。表面淡黄色，环纹稀疏，并有不规则的纵抽皱。体略轻泡。断面略粉质，不透明，显菊花纹。气无，味甘微苦。

全须生晒参：以体轻饱满，芦须全、深土黄色，皮老而细，横纹深者为佳。

生晒参：以体轻饱满，去净芋须、深土黄色、皮细、无破疤者为佳。

【等级品分类鉴别】

生晒参：

一等：根呈圆柱形，体轻有抽沟，去净芋须。表面黄白色，断面黄白色，气香、味苦。每500克60支以内。二等：每500克80支以内，其余同一等。三等：每500克100支以内，其余同一等。四等：每500克130支以内，其余同一等。五等：死皮，每500克130支以外，其余同一等。

图9 生晒参

全须生晒参：

一等：根呈圆柱形，有分枝。体轻有抽沟，芦须全，有芋帽。表面黄白色或较深。断面黄白色。气香味苦。每支重10克以上，绑尾或不绑。二等：每支重7.5克以上，其余同一等。三等：每支重5克以上，其余同一等。四等：大、小支不分，芦须不全，间有折断，其余同三等。

白干参：

本品属于生晒参类品种：即挖回鲜园参，掐去细腿、须根，洗净泥沙，用竹刀刮去表皮，用硫磺熏蒸数次，晒干或烘烤干燥即成。

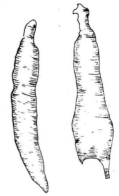

图10 白干参

【性状鉴别】

本品略似生晒参。唯因已刮去表皮，颜色较白净，环纹已不明显，纵皱少、或有或无，质较生晒参坚实。断面白色，显菊花纹。气无，味甘微苦。

【等级品分类区别】

一等：根呈圆柱形，皮细，色白，芦小，质充实肥壮，去净枝根。断面白色。气香，味苦。每500克60支以内，支条均匀。二等：表面白色，每500克80支以内，其余同一等。三等：稍有抽沟、水锈，每500克100支以内，其余同一等。四等：表面黄白色，有抽沟、水锈，每500克100支以外。其余同一等。

白糖参：

【性状鉴别】

白糖参属于白人参的下档货。一般圆参的低档药材做糖参，常缺芦、破皮，吃糖较重。表皮上常析出糖的结晶粒，其余与白人参相同。

【等级品分类区别】

一等：根呈圆柱形，芦、须齐全。表面白色，体充实，支条均匀。断面白色。味甜、微苦。不返糖碎芦。二等：大小不分，其余同一等。

附轻糖直须：

一等：根须呈长条形，红棕或棕黄色半透明，粗条均匀，质充实。味甘，微苦。长13.3厘米以上，不返糖碎芦。二等：条不均匀，长13.3厘米以下，其余同一等。

【主要成分】

根含人参皂贰等：人参素（人参奎酮）、人参烯、人参宁、人参酸、人参醇、人参三糖（A，B，D）、维生素 B_1、B_2；及苦味质、无机盐、黏液、蔗糖、葡萄糖、果糖、麦芽糖、胆碱、各种氨基酸和肽类等。

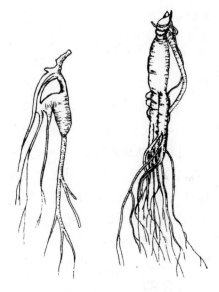

图11　白糖参　图12　园参水子

从以上主要成分中证明：人参有滋补强壮作用，其原理为：

（1）能增强性机能：人参有促性腺激素样作用，使男女性腺机能兴奋，故能治疗性机能衰弱。

（2）兴奋神经系统：人参对中枢神经系统，特别是高级部位，有某种特殊作用。能改善神经系统的活动过程灵活性，缩短神经反射的潜伏期，加快神经冲动传导，故前人认为人参能"开心益智""令人不忘"，提高分析功能，提高工作效能。

（3）强心：人参能使心脏收缩力加强，其作用特点与强心贰相似等。

【含量测定】　照高效液相色谱法（附录Ⅵ D）测定。

色谱条件与系统适用性试验　以十八烷基硅烷键合硅胶为填充剂；以乙腈为流动相A，以水为流动相B，按下表中的规定进行梯度洗脱；检测波长为203nm。理论板数按人参皂苷 Rg_1 峰计算应不低于6000。

时间（分钟）	流动相 A（%）	流动相 B（%）
0～35	19	81
35～55	19→29	81→71
55～70	29	71
70～100	29→40	71→60

对照品溶液的制备　精密称取人参皂苷 Rg_1 对照品、人参皂苷 Re 对照品及人参皂苷 Rb_1 对照品，加甲醇制成每1ml各含0.2mg的混合溶液，摇匀，即得。

供试品溶液的制备　取本品粉末（过四号筛）约1g，精密称定，置索氏提取器中，加三氯甲烷加热回流3小时，弃去三氯甲烷液，药渣挥干溶剂，连同滤纸筒移入100ml锥形瓶中，精密加水饱和正丁醇50ml，密塞，放置过夜，超声处理（功率250W，频率

50kHz）30 分钟，滤过，弃去初滤液，精密量取续滤液 25ml，置蒸发皿中蒸干，残渣加甲醇溶解并转移至 5ml 量瓶中，加甲醇稀释至刻度，摇匀，滤过，取续滤液，即得。

测定法 分别精密吸取对照品溶液 10μl 与供试品溶液 10～20μl，注入液相色谱仪，测定，即得。

本品按干燥品计算，含人参皂苷 Rg$_1$（C$_{42}$H$_{72}$O$_{14}$）和人参皂苷 Re（C$_{48}$H$_{82}$O$_{18}$）的总量不得少于 0.30%，人参皂苷 Rb$_1$（C$_{54}$H$_{92}$O$_{23}$）不得少于 0.20%。

【性味功能主治】

甘、微苦，温。大补元气，固脱生津，安神定志。治劳伤虚损，反胃吐食，食少，倦怠。虚咳喘促，阴虚盗汗，惊悸健忘，眩晕头痛，妇女崩漏，产后暴脱，久虚不复。一切气血津液不足引起的病证。

【用法与用量】

内服，煎汤 3～10 克，独参汤大剂量可用 10～30 克。或入丸、散，亦可熬膏。

【宜忌】

实证、热证忌服。反藜芦。服人参期间，忌食萝卜、浓茶。

【单方、验方、与饮食疗法】

①治消渴引饮无度：人参、瓜蒌根各等分，生研末，炼蜜为丸，梧桐子大，每次服 30 丸，麦冬水送下。②治消渴引饮：人参研末，鸡子清调用 3 克，1 日 3～4 次。③止血后此药补之，人参 60 克（去芦），枣五枚。久煎，每服水 6 克，煎一盏，细呷之，服后睡一觉，诸病除根。④治小儿惊后瞳仁不正常者：人参、阿胶（糯米炒成珠）各 3 克。水一盏，煎七分。温服，日再服，愈乃止。⑤治疗急重症。心力衰竭或休克，呼吸短促，脉搏微弱，冷汗自汗，手脚冰凉，气虚将脱等症。人参 30 克（独参汤），煎煮取浓汁灌服。⑥治慢性低血压症：人参 10 克，麦冬 15 克，五味子 6 克，水煎服。偏气虚者加黄芪 12 克；阴虚者加女贞子、旱莲草各 10 克。1 日 2 次，1 剂分早晚服。⑦治疗老年性继发性阳萎和性交次数减少，勃起困难，早泄、射精不足或丧失性欲者。人参酊，每次 15 毫升，日服 3 次。⑧治疗恶性肿瘤，改善自觉症状，延长患者的生命。人参皂甙片，每日 3 次，每次 3 片，疗程 4 周。

【不良反应、中毒与解救】

人参是滋补强壮药，唯有虚损方才宜用。所以健康无病，特别是青少年、婴儿，切不可滥用。中医就有"少不服参"之说。意思是对于生机勃勃的"纯阳之体"的小儿来说，不宜服人参，否则，非但无益，反而致害。特别是素体阴虚火旺或内有实热之人，服用人参，出现毒副作用更显著，这些都是应用人参所必须注意的。有的人因服用人参不当出现头痛，眩晕，鼻干燥，严重时会出现流鼻血，饮食减退，胸闷腹胀等症状，称之为"滥用人参综合征。"严重者会危及生命，所以说服用补益药一定要了解药性及适应证方可应用。①费氏报道：一人因服用人参而致目盲，不能视物。经服用黎汁，每天 1 碗，连服一月症状才消失。《中国中药杂志》1989（2）P52。②郑氏报道：过服红参（1 日 1 次 40 克）致死一例。患者素体健康，夏至自服红参过量，认为系因虚阳亢盛，升发无制，血与气并走于上。血溢外病机。《浙江中医杂志》1984（9）：417。③红参炖狗肉可引起高烧：××患者，持续高烧39℃以上1周，经查问病史，原来病因为服食"红参炖狗肉"后所致。

红参乃参中温补功效最强之品，狗肉乃甘减温之品，两者均为温补，相加则温性上升为火，适宜虚寒证之人服食。今食之人脉证合参非虚寒之体。因此出现"高热不退"是符合病理病机的。后服用解热退烧药，一周后才退热。

附：含人参成分的中成药

生脉饮

【药物组成】红人参，麦冬，五味子。

【功能】养阴生津，益气复脉。

【主治】心悸气短，脉微自汗。

【方药分析】红人参大补元气，麦冬养阴清心．五味子收敛固汗。

【用法用量】一次10毫升，一日三次，

参松养心胶囊

【药物组成】人参，麦冬，五味子，山茱萸，丹参，炒枣仁，赤芍，寄生，土鳖虫，甘松，黄连，龙骨。

【功能】益气养阴，活血通络，清心安神。

【主治】冠心病，室性早搏，属于气阴两虚，心络瘀阻证。

症见心悸不安，气短乏力，动则加剧，胸部闷痛，失眠多梦倒汗，神倦懒言。

【方药分析】人参，麦冬，益气养阴，五味子，山茱萸，寄生养阴敛汗，丹参，赤芍，土鳖虫活血通络散瘀。龙骨，炒枣仁，黄连清心安神理其失眠多梦，心悸不安气短乏力。甘松理气治胸痛早搏。

【用法用量】一次2~4粒，一日三次。

人参大补酒《全国中成药产品集》

【药物组成】红参、玉竹、茯苓、白术、黄芪、甘草。

【功能】健脾补气。

【主治】脾胃虚弱，精神疲乏。

【方药分析】红参、茯苓、甘草、黄芪健脾益气；玉竹滋补胃阳。

【用法与用量】每日1次，每次30毫升。

人参大补膏《全国医药产品大全》

【药物组成】 制首乌、谷芽、麦芽各240克，黄芪、五味子、生地、熟地各180克，党参、太子参、玉竹、黄精、女贞子各120克，当归、杞子、茯苓、陈皮各90克，白人参、阿胶各30克，白砂糖4000克。

【功能】 气血并补，滋养肝肾。

【主治】 气虚血少，呼吸短促，四肢乏力，面色萎黄，失眠健忘，绪虚百损等。

【方药分析】 白人参、党参、太子参、黄芪补脾益气；黄精补脾，益精；熟地、当归、阿胶滋阴补血；枸杞子、女贞子、五味子滋补肝肾、养阴补血；生地、玉竹养阴生津；谷芽、麦芽健脾消食；陈皮、茯苓健脾渗湿；制首乌补肝肾、益精血；白砂糖滋阴润肺。

【用法与用量】 内服，1次10～15克（约一汤匙），1日1～2次，用开水化服。

人参口服液《全国医药产品大全》

【药物组成】 鲜人参提取液3000克，鲜人参芳香水，白砂糖各2000克，附加剂10克。

【功能】 大补元气。强身壮骨。

【主治】 体弱多病补之。

【方药分析】 鲜人参芳香水，人参提取液大补元气，补脾益肺，生津，安神；白砂糖滋阴润肺。

【用法与用量】 内服，1日1～2支，宜于清晨或临睡前服用。

【宜忌】 久置有微量沉淀，但不影响质量。

人参卫生丸《广东省药品标准》

【药物组成】 芡实1139克，茯苓570克，黄芪（炙）569克，狗脊、枸杞子、党参、熟地黄、山药各427克，菟丝子（制）、巴戟天（制）、首乌（制）、当归各284克，泽泻（炒）、白术（制）、白芍（制）、续断各213克，胡芦巴170克，人参142克，锁阳（制）、酸枣仁（炒）、甘草（炙）、肉苁蓉（制）、石菖蒲各106克，楮实100克，白豆蔻（制）56克。

【功能】 补肝肾、益气血。

【主治】 体质虚弱，气血亏损，遗尿，肾虚，遗精。

【方药分析】 巴戟天、肉苁蓉、锁阳（制）、胡芦巴、菟丝子、楮实、续断、狗脊补肝肾，强筋骨，益精髓；制首乌、枸杞子补肝肾，益精血；人参、党参、茯苓、白术、山药、甘草健脾益气；黄芪补气升阳；白芍、熟地、当归补血调血；白豆蔻、石菖蒲健脾，化湿，行气止呕；芡实固肾涩精，健脾止泻；酸枣仁养心益肝，安神，敛汗；泽泻利水渗湿。

【用法与用量】内服，1 次 1 丸，1 日 1 次。

人参女金丸《辽宁省药品标准》

【药物组成】香附（醋制）500 克，当归 400 克，白芍（酒炒）、茯苓、牡丹皮各 200 克，白术（炒）150 克，红参、川芎、藁本、白芷、元胡（醋制）各 100 克，白薇 75 克，赤石脂（醋煅）、沉香、肉桂各 50 克，没药（炒）25 克。

【功能】调经养血，逐瘀生新。

【主治】月经不调，赤白带下，子宫寒冷，行经腹痛。

【方药分析】人参、茯苓、白术健脾益气；白芍、当归、川芎养血补血；没药、元胡、香附、沉香活血，行气，止痛；牡丹皮、白薇清热凉血，活血散瘀；肉桂温中散寒而止痛；藁本、白芷发表散寒而止痛；赤石脂止血生肌。

【用法与用量】内服，1 次 1 丸，1 日 2 次。

【宜忌】孕妇忌服。

人参小儿健脾丸《全国中成药产品集》

【药物组成】人参、焦白术、茯苓、扁豆、山药、莲子。

【功能】开胃健脾。

【主治】消瘦久泻，脾胃失调。

【方药分析】人参、焦白术、茯苓、山药健脾和中；扁豆、莲子和胃除湿。

【用法与用量】内服，1 日 2 次，1 次 1 丸。

人参天麻酒《全国中成药产品集》

【药物组成】人参、天麻、黄芪、牛膝。

【功能】益气补血，祛风通络。

【主治】气血不和，四肢疼痛，筋脉拘挛。

【方药分析】人参、黄芪补中益气；天麻、牛膝强筋壮骨。

【用法与用量】每日 2 次，每次 10 毫升。

人参王浆片《黑龙江省药品标准》

【药物组成】人参（生晒参）80 克，蜂王浆粉 56.7 克，辅料适量。

【功能】大补元气，强心固脱，安神生津。

【主治】营养不良，食欲不振，精力减退，年老体衰，久病体虚，神经衰弱；亦用于消化道溃疡的辅助治疗。

【方药分析】人参（生晒参）大补元气，生津止渴，安神；蜂王浆粉补气血，强心安神。

【用法与用量】内服，1次3片，1日3次，小儿酌减。

人参片《辽宁省药品标准》

【药物组成】生晒参1500克，红参、红参须各750克，辅料适量。

【功能】大补元气，强心固脱，安神生津。

【主治】虚脱，心衰，气短喘促，自汗肢冷，心悸怔忡，久病体虚，神经衰弱。

【方药分析】人参味甘，大补元气，补脾益肺，生津，安神。

【用法与用量】内服，1次2~4片，1日2次，小儿酌减。

人参五味子片《黑龙江省药品标准》

【药物组成】五味子150克，人参100克，辅料适量。

【功能】益气敛阳，安神镇静，敛汗生津。

【主治】病后体弱，汗多体倦，气短口渴，神经衰弱。

【方药分析】人参味甘，大补元气，补脾益肺，生津，安神；五味子味酸，敛肺滋肾，生津敛汗，涩精止泻。

【用法与用量】内服，1次2~4片，1日2次。

人参五味子口服液《全国中成药产品集》

【药物组成】人参、五味子。

【功能】益气敛阴，安神镇静。

【主治】用于病后体衰，神经衰弱。

【方药分析】人参补气；五味子滋阴。

【用法与用量】每日2次，每次10毫升。

人参五味子冲剂《黑龙江省药品标准》

【药物组成】五味子1000克，人参（生晒参）670克。

【功能】益气敛阳，安神镇静，敛汗生津。

【主治】病后体弱，汗多体倦，气短口渴，神经衰弱等。

【方药分析】五味子敛阴安神，人参益气生津。

【用法与用量】内服，1次1~2块，1日3次，温开水冲服。

人参五味子酒《全国中成药产品集》

【药物组成】五味子、人参、党参。

【功能】补气安神，敛肺止咳。

【主治】肺虚咳喘，神经衰弱。

【方药分析】五味子滋补阴液；人参，党参补中益气。

【用法与用量】每晚服 30 毫升（约一酒杯）。

人参五味子糖浆《辽宁省药品标准》

【药物组成】五味子 20000 克；白糖参 350 克；砂糖 10000 克；尼泊金 10 克；蒸馏水适量。

【功能】益气敛阴，安神镇静。

【主治】病后体衰，神经衰弱，肺虚咳嗽，津亏口渴。

【方药分析】人参味甘，大补元气，补脾益肺、生津、安神；五味子味酸，敛肺滋肾，生津敛汗，涩精止泻；砂糖滋阴益气，辅佐人参五味子共行益气敛阴，安神镇静之功效，加尼泊金防腐；用蒸馏水调成浆液。

【用法与用量】内服，1 次 10 毫升，1 日 2 次。

人参五味子晶《全国中成药产品集》

【药物组成】人参、五味子。

【功能】益气敛肺，安神镇惊。

【主治】病后体衰，神经衰弱，肺虚咳嗽，津亏口渴。

【方药分析】人参健脾益气，五味子滋补阴液。

【用法与用量】每日服 2 次，每次 10 克。

人参石斛晶《全国中成药产品集》

【药物组成】人参、石斛。

【功能】益气生津。

【主治】气虚乏力，津少口渴。

【方药分析】人参益气生津，石斛滋补阴液。

【用法与用量】每日 2 次，每次 10～15 克。

人参归脾丸《辽宁省药品标准》

【药物组成】黄芪（制）300 克，白术（炒）、茯苓、当归各 150 克，红人参 125 克，干龙眼肉 120 克，远志（制）、酸枣仁（炒）、陈皮各 75 克，木香、甘草（制）各 50 克。

【功能】补气健脾，养血安神。

【主治】怔忡健忘，崩漏带下，惊悸盗汗，贫血失眠。

【方药分析】人参、茯苓、黄芪、白术、甘草扶脾益气，鼓舞生化之源；龙眼肉、当归补血养血；酸枣仁，取其养心安神；木香理气醒脾，陈皮协助木香行气健脾，使补而不滞。

【用法与用量】内服，1日2次，1次1丸（丸重10克）。

人参归脾片《河北省药品标准》

【药物组成】人参150克，甘草135克，当归、黄芪、白术、龙眼肉、酸枣仁（炒）、茯苓各105克，远志37.5克，木香30克。

【功能】益气养血，健脾安神。

【主治】心脾两亏，身体虚弱，食少贪睡，心悸不眠，腰酸腿软，记忆衰退。

【方药分析】人参、茯苓、黄芪、白术、甘草扶脾益气，鼓舞生化之源；龙眼肉、当归活血养血；酸枣仁，取其养心安神；木香理气醒脾、使之补而不滞。

【用法与用量】每日2次，每次内服4片。

人参北五味子晶《全国医药产品大全》

【药物组成】人参（糖参）35.6克，北五味子54克，白砂糖粉1000克，乙醇58.7克。

【功能】、【主治】、【方药分析】均同人参五味子糖浆。

【用法与用量】内服，每日早晚各服5克。用适量温开水送服。

人参北芪片《黑龙江省药品标准》

【药物组成】人参50克、黄芪膏粉200克。

【功能】扶正固本，补气升阳，强心固脱，补虚生津。

【主治】体虚欲脱，肢体倦怠，神疲乏力，多梦健忘等症。

【方药分析】人参大补元气，补脾益肺，生津，安神；黄芪补气升阳，固表止汗，两药合用为扶正固本之要药。

【用法与用量】内服，1次4~6片，1日3次。

人参北芪酒《全国中成药产品集》

【药物组成】人参、黄芪。

【功能】补气安神，敛肺止咳。

【主治】肺虚咳喘，神经衰弱。

【方药分析】人参、黄芪健脾益气，以助气血生化之源。

【用法与用量】内服，每日2次，每次10克。

人参宁坤丸《山东省药品标准》

【药物组成】人参、川牛膝各20克，炙甘草15克，沉香5克，益母草300克，橘红、生地黄、香附（酒炒）、白术（麸炒）、乌药、茯苓、川芎、熟地黄、当归（酒炒）、白芍（酒炒）各50克，紫苏叶、黄芩、砂仁、木香、阿胶（蛤粉烫）、琥珀各25克。

【功能】益气养血。

【主治】血虚体弱，月经量少，经后腹痛。

【方药分析】人参、白术、茯苓、甘草健脾益气；当归、白芍、川芎、熟地补血调血；生地黄、阿胶滋阴补血；沉香、木香、香附、乌药行气止痛；川牛膝、益母草活血化瘀；砂仁、橘红行气化湿；紫苏叶行气宽中；黄芩清热燥湿，止血，安胎；琥珀镇惊安神，活血散瘀。

【用法与用量】内服，每日2~3次，每次1丸。用黄酒或温开水送服。

人参再造丸 《上海市药品标准》

【药物组成】蕲蛇（去尖）400克，葛根、全蝎（漂淡）、威灵仙、槲寄生各250克，红参、天麻、茯苓、防风、熟地黄、当归、川芎、羌活、黄连、萆薢、豆蔻、片姜黄、白芷、草豆蔻、广藿香、黄芪（蜜制）、肉桂、酒元参、酒大黄、虎骨（制）、炙麻黄、何首乌、炙甘草、琥珀、穿山甲（制）各209克，香附（制）、朱砂、淡附片、天竺黄、沉香、僵蚕（炒）、青皮、胆南星、制乳香、制没药、白术、赤芍、骨碎补、乌药（酒炒）、龟版、细辛各100克，红花、血竭各80克，厚朴（制）、松香（制）、地龙各50克，苏合香50克，冰片25克。

【功能】舒筋活络，祛风化痰。

【主治】用于寒湿入络，筋骨疼痛，四肢麻木，半身不遂，口眼歪斜，手足拘挛，左瘫右痪，语言謇涩。

【方药分析】红人参、黄芪、白术、茯苓、甘草补其气，当归、熟地补其血，并助滋阴之力，共收气血双补之功；元参、龟版滋其阴；附子、肉桂、骨碎补助其阳；麻黄、细辛、羌活、灵仙、防风、白芷、萆薢、葛根祛风邪；天麻、全蝎、僵蚕、地龙平肝熄风；朱砂、琥珀安神镇惊；川芎、姜黄、乳香、没药、红花、血竭通经活络，活血化瘀；蕲蛇、穿山甲内走脏腑，外达皮肤，搜风通络；寄生、虎骨祛风定痛，强筋壮骨；青皮、草蔻、香附、沉香、木香、乌药、厚朴行气解郁；松香、木香、苏合香芳香开窍；黄连、大黄清胃肠实热；胆南星祛风豁痰解痉。综观全方，具有温阳补气，滋阴养血，疏风祛邪，舒筋活络，镇肝熄风、豁痰解痉，芳香开窍，强筋骨之功。

【用法与用量】内服，每日1~2次，每次1丸。饭前用温开水送服。

【宜忌】发热者慎服。

注：全国人参再造丸方有6个，其药物组成有所不同，而功能主治基本相同。《全国中成药产品集》方中，只有12味药。药物组成的方中，《浙江省药品标准》药味最多，共59味药。

人参再造片 《全国医药产品大全》

【药物组成】人参等。

【功能】舒筋活血，化痰通络，镇心安神。

【主治】中风，口眼歪斜，半身不遂，手足麻木，拘挛，疼痛，语言謇涩。

【用法与用量】内服，1日2次，每次6片。温开水送服。

【宜忌】孕妇忌服。

人参百岁酒《浙江省药品标准》

【药物组成】红人参1克，玉竹、何首乌各15克，熟地黄9克，麦冬6克，红花、炙甘草各3克，白酒1072毫升，蔗糖100克。

【功能】补益气血，宁神生津，乌须黑发。

【主治】气血虚弱，心悸失眠，腰膝酸软，须发早白。

【方药分析】红人参大补元气；麦冬、熟地、玉竹养阴生津；首乌滋阴养血，为乌发之要药；红花活血化瘀；蜂蜜平补阴阳；甘草调和诸药；配白酒更具补而不滞，而增活血之功。

【用法与用量】内服，1日2次，每次15～30毫升。约1小酒杯。

【宜忌】高血压患者及孕妇慎用。

人参至宝丸《全国医药产品大全》

【药物组成】人参、玳瑁、朱砂、犀角、天竺黄、琥珀、雄黄（制）、安息香各100克，牛黄、天南星各50克，冰片、麝香各10克。

【功能】清热解毒，镇痉开窍。

【主治】用于时邪内陷，热入心包，神昏谵语。

【方药分析】本方即《局方》至宝丹去金银箔，加人参、天竺黄、天南星而成。牛黄、犀角功在清热开窍，尤清血中热毒为优；麝香、安息香、冰片芳香开窍；朱砂、琥珀、玳瑁镇痉宁心安神；雄黄、天南星、天竺黄豁痰开窍；妙在于清热驱邪、镇痉宁心、豁痰开窍药物之中，加入人参一味，以助正气，鼓邪外出，并有生津增液之功。

【用法与用量】内服，每日1～2次，1次1丸。3岁以下儿童酌减。温开水送服。

【宜忌】孕妇忌服。

人参延寿晶《全国中成药产品集》

【药物组成】人参、何首乌。

【功能】补气益肾。乌须黑发。

【主治】虚脱心衰，神经衰弱，头发早白。

【方药分析】人参补气生津，何首乌滋补肾阴，乌须黑发。

【用法与用量】内服，1日3次，每次6克，温开水送服（冲剂）。

人参多糖胶囊《全国中成药产品集》

【药物组成】人参多糖。

【功能】调节免疫机制。增强性机能。

【主治】慢性活动性肝炎，及某些免疫功能低下疾病。如性功能减弱等。

【方药分析】人参益气扶正，大补元气。

【用法与用量】内服，1日3次，一次4~6粒。温开水送服。

人参红果冲剂《全国中成药产品集》

【药物组成】人参、山楂。

【功能】生津止渴，消食化积。

【主治】身体虚弱，高脂血症。

【方药分析】人参益气生津；山楂消食化积。

【用法与用量】内服，每日2次，1次10克。

人参花粉素口服液《全国中成药产品集》

【药物组成】人参、花粉素。

【功能】抗老延寿。

【主治】补气滋阴。

【方药分析】人参、花粉素益气生津。

【用法与用量】内服，1日2次，1次1瓶。

人参花粉液素口服液《全国医药产品大全》

【药物组成】主要成分含人参1%，长白花粉素2%，椴蜜65%。

【功能】补气滋阴，益寿延年。

【主治】用于老幼虚弱之症。

【方药分析】人参大补元气，花粉素养血生津，蜂蜜平补阴阳。

【用法与用量】内服，成人1次1瓶，1日2次。

人参花粉晶《全国中成药产品集》

【药物组成】人参、花粉。

【功能】补气养阴，健脾开胃，益智强身。

【主治】身体虚弱之头昏目眩，记忆减退，心烦气短。

【方药分析】人参益气生津；花粉滋阴止渴。

【用法与用量】内服，日服2次，每次6克。

人参花精 《全国中成药产品集》

【药物组成】 人参花蕾。

【功能】 生津止渴，滋补健身。

【主治】 神衰体弱。

【方药分析】 人参补气生津。

【用法与用量】 内服，1日2次，一次1支。

人参皂甙胶囊 《全国中成药产品集》

【药物组成】 人参总皂甙。

【功能】 滋补强壮。

【主治】 免疫功能低下。

【方药分析】 人参益气生津，安神。

【用法与用量】 内服，1日2次，1次6粒。

人参补心丸 《全国中成药产品集》

【药物组成】 人参、玄参、丹参、酸枣仁、石菖蒲、远志、五味子、生地黄、当归、茯苓。

【功能】 养血安神。

【主治】 心血不足，心烦多梦。

【方药分析】 人参、茯苓健脾祛湿；当归、五味子滋阴养血；玄参、生地黄、丹参凉血祛瘀；酸枣仁、石菖蒲、远志养心安神，诸药合用益气养血，养心安神。

【用法与用量】 内服，1日2次，1次1丸。

人参灵芝冲剂 《黑龙江省药品标准》

【药物组成】 灵芝600克，人参（生晒参）120克。

【功能】 滋补强壮，补气养血，安神益智，健脾。

【主治】 体质虚弱，气短乏力，失眠多梦，头晕倦怠，食欲不振，自汗心悸等。

【方药分析】 人参大补元气，健脾生血；灵芝平补阴阳，安神益智。

【用法与用量】 内服，开水冲服，1次1袋，1日2次。

人参灵芝精 《全国中成药产品集》

【药物组成】 人参、灵芝、五味子、黄芪。

【功能】 益气生津，养心安神。

【主治】 气虚失眠，盗汗眩晕。

【方药分析】人参、黄芪益气健脾；五味子、灵芝滋阴安神。

【用法与用量】内服，1日2次，1次1支。温开水送服。

人参阿胶益寿膏《全国中成药产品集》

【药物组成】人参、阿胶。

【功能】补气补血，止渴生津，健脾益胃。

【主治】年老体弱，气血亏损。

【方药分析】人参健脾益气，阿胶滋阴益精。

【用法与用量】内服，1日3次，1次1匙。

人参阿胶膏《安徽省药品标准》

【药物组成】白芍400克，阿胶360克，人参100克。

【功能】养血安神，生津止渴，补气补血，健脾益胃。

【主治】体弱气虚。

【方药分析】人参益气，阿胶、白芍养血。气血强盛，体自强健。

【用法与用量】内服，1日2次，1次20克。用温开水调服。

人参英雄丸《全国中成药产品集》

【药物组成】制川乌、制草乌、半夏、人参、木瓜、川牛膝、制天南星。

【功能】强筋壮骨，祛风除痰。

【主治】瘫痪，筋骨疼痛，风湿麻木，腰膝痿软。

【方药分析】制川草乌通络止痛；制半夏、木瓜、天南星祛风除湿化痰；人参健脾益气；川牛膝强筋壮骨。

【用法与用量】每日2次，1次20克，内服，温开水送服。

人参果金沙泉水饮料《全国中成药产品集》

【药物组成】人参果果汁、泉水。

【功能】强身保健。

【主治】暑热口渴。

【方药分析】人参果果汁、泉水益气生津，止渴。

【用法与用量】内服，每次250毫升。

人参果甙片《全国中成药产品集》

【药物组成】人参果甙。

【功能】滋补强壮，安神益智。

【主治】久病体虚，神经衰弱，饮食减退，疲劳过度。

【方药分析】人参大补元气，生津安神。

【用法与用量】内服，1日2次，1次4～6片。温开水送服。

人参固本丸《北京市药品标准》

【药物组成】人参（去芦）150克，山药600克，生地黄、熟地黄、山茱萸（酒炒）、泽泻、牡丹皮、茯苓、麦冬、天冬各300克。

【功能】培元、固本、生津。

【主治】脾肾元气不足引起体形瘦弱，气短心跳，腰痛耳鸣，阴虚咳嗽，自汗盗汗，大便燥结，小便赤涩。

【方药分析】熟地、山萸、山药、丹皮、茯苓、泽泻六味滋肾壮水；人参益气生津；生地滋阴清热；天冬、麦冬养阴润燥。

【用法与用量】内服，1日2次，1次1丸。

人参金芍酒《全国中成药产品集》

【药物组成】生晒参、参须、白芍。

【功能】益气养血，健肺强身。

【主治】气血不足，乏力眩晕。

【方药分析】生晒参、参须益气生津；白芍养血敛阴。共奏益气养阴之功。

【用法与用量】内服，1日2次，1次15～30克。

人参药酒《辽宁省药品标准》

【药物组成】红参、五味子、熟地黄各100克，麦冬、淫羊藿（制）各150克。

【功能】益气养血，宁心安神。

【主治】用于神疲体倦，失眠健忘，及气血虚弱，头目眩晕。

【方药分析】人参大补元气，麦冬、熟地滋阴养血；淫羊藿壮阳；五味子养阴敛津，宁心安神；全方共奏益气养血，宁心安神之功。

【用法与用量】内服，1日2次，1次5～10毫升。

注：人参药酒方有3个。《吉林省药品标准》方，善治脾胃虚寒，功能为温胃散寒。《黑龙江省药品标准》的方功能养心安神，健脾消食。因含有红花，活血化瘀，孕妇忌服。

人参胃宁散《吉林省药品标准》

【药物组成】人参、茯苓、白术、甘草、木香、藿香各150克，葛根200克，陈皮、泽泻各100克。

【功能】健脾和胃，渗湿止泻，生津止渴。

【方药分析】人参、白术健脾；茯苓、泽泻淡渗利湿；木香、陈皮理气和胃；葛根生津止渴；藿香醒脾辟秽止泻；甘草调和诸药。

【用法与用量】内服，成人1日3次，1次1包，1周岁以内，每次1/10包，周岁以上，1次1/5包，温开水送服。

人参香茶片《全国医药产品大全》

【药物组成】红人参、香茶菜。

【功能】扶正固本。

【主治】用于胃癌术后，扶正固本，提高免疫功能，延长生命。

【方药分析】人参补中益气，扶正固本；香茶菜性凉味苦，功效清热解毒，和胃健脾，活血。

【用法与用量】内服，1日3次，1次4片，饭后服。

人参保肺丸《河北省药品标准》

【药物组成】罂粟壳160克，苦杏仁、陈皮、枳实、甘草、玄参、川贝母各80克，人参60克，五味子（醋制）、麻黄、石膏、砂仁各40克。

【功能】益气补肺，止嗽定喘。

【主治】肺气虚弱，津液亏损，虚劳久嗽，久咳气短，倦怠懒言，语言低微。

【方药分析】人参益气补肺，玄参滋阴润肺，麻黄宣肺平喘，杏仁宣肺止嗽，川贝化痰润肺，三味均能止咳，生石膏清泻肺热，五味子、罂粟壳敛肺定喘，砂仁、陈皮、枳实理气和胃，并防过于收敛而气塞，甘草止咳并调和诸药。

【用法与用量】内服，1日2次，1次1丸。

【宜忌】外感咳嗽表邪未解者，肺中有实邪者，均禁用。

人参首乌口服液《黑龙江省药品标准》

【药物组成】人参（红参）47克，制何首乌70克，蜂蜜400克，枸橼酸3克，苯甲酸钠3克。

【功能】补肝肾，益气血。

【主治】气血虚弱，须发早白，神经衰弱，失眠健忘，饮食不振，乏力等。

【方药分析】人参大补元气，健脾安神，补肾气血，首乌补益肝肾，养血生津，乌发；蜂蜜平补阴阳，养血生津。

【用法与用量】内服，1日3次，1次1支（10毫升）。

人参首乌冲剂《安徽省药品标准》

【药物组成】首乌215克，人参10克。

【功能】补肝肾，益气血。

【主治】气血虚弱，失眠健忘，头目眩晕，须发早白。

【方药分析】人参大补元气，健脾安神，首乌补益肝肾，养血生津，乌发。

【用法与用量】1 日 2~3 次，1 次 30 克，温开水冲服。

人参首乌胶囊《黑龙江省药品标准》

【药物组成】人参（红参）400 克，制何首乌 600 克，辅料适量。

【功能】补肝肾，益气血。

【主治】气血虚弱，神经衰弱，健忘失眠，食欲不振，须发早白，疲劳过度等。

【方药分析】何首乌补肝血，强肾精；人参益气养血。

【用法与用量】1 日 3 次，1 次 2~3 粒，温开水送服。

【宜忌】高血压及动脉硬化者忌服用。

人参首乌精《黑龙江省药品标准》

【药物组成】制首乌 600 克，红人参 400 克，乙醇（30%）适量。

【功能】补气养血，宁心益智。

【主治】气血虚弱，健忘失眠，阳痿早泄，肢体倦怠。

【方药分析】红人参大补元气，宁神益智滋补强身，何首乌补益精血，滋养肝肾，乌须黑发。

【用法与用量】1 日 3 次，1 次 2~3 毫升，饭前 30 分钟温开水冲服。

【宜忌】患高血压及动脉硬化者忌服。

人参首乌精口服液《全国中成药产品集》

【药物组成】人参、何首乌（制）。

【功能】补元气，益精血，增强体质，抗衰老。

【主治】体虚早衰，气血不足。

【方药分析】红人参温补阳气，何首乌补肾益精，两药相结合扶正固本，补气益精。

【用法与用量】内服，1 日 2 次，1 次 1 支（10 毫升）。

人参健补浆《全国中成药产品集》

【药物组成】人参、党参、太子参、维生素 C。

【功能】滋补强壮。

【主治】元气虚弱，气血亏损。

【方药分析】人参、党参、太子参大补元气，滋阴生津，益智宁神。

【用法与用量】内服，1 日 2~3 次，1 次 1 支（10 毫升）。

人参健脾丸《辽宁省药品标准》

【药物组成】桔梗、炒麦芽、炒神曲各 200 克，山药、茯苓、薏仁米、香附（醋炒）、陈皮、炒白术、厚朴（姜制）、炒山楂、炒莲子肉、茨实（炒）、白扁豆（炒）、枳壳（炒）、当归各 150 克，青皮（炒）、甘草、砂仁、白糖各 100 克。

【功能】健脾养胃，止泻消食除胀。

【主治】脾胃虚弱，食少纳呆，胸腹胀满，久泻便溏，面色萎黄，精神倦怠。

【方药分析】人参、白术补中益气，健脾养胃；山药、薏仁米、莲子肉、茨实、茯苓、白扁豆燥湿健脾；山楂、六曲、麦芽消食导滞；香附、砂仁、厚朴、枳壳、青皮、陈皮行气理脾；辅以当归养血；桔梗保肺；甘草调和诸药。

【用法与用量】内服，1 日 2 次，1 次 1 丸，温开水送服，小儿酌减。

【宜忌】忌油腻生冷，孕妇忌服。

人参健脾片《全国中成药产品集》

【药物组成】人参、当归、黄芪、白术、龙眼肉、木香。

【功能】益气养血，健脾安神。

【主治】心脾两虚，体弱食少，心悸不眠，腰酸腿软，记忆力衰退。

【方药分析】本方主治心脾两虚，气血不足之证，以人参、黄芪益气健脾；当归、龙眼肉补血养心；白术、木香运脾理气，使之而不滞。诸药合用，心脾得补，气旺血充，则诸证可愈。

【用法与用量】内服，1 日 3 次，1 次 3~6 片。

人参健脾膏《河南省药品标准》

【药物组成】薏苡仁（炒）144 克，山药、莲子肉（去心）各 100 克，六曲（炒）、茨实（炒）、山楂、当归、陈皮、砂仁、青皮（醋炒）、白扁豆（炒）、麦芽（炒）、白术（炒）各 72 克，人参、茯苓、木香各 54 克，甘草、枳壳（炒）各 36 克。

【功能】健脾益气，开胃消食。

【主治】脾胃虚弱，消化不良，胸腹胀满，肠鸣腹泻，面色萎黄，精神倦怠。

【方药分析】人参、白术、茯苓、甘草补气健脾，佐以薏苡仁健脾利湿；六曲、山楂、麦芽消食化滞；木香、砂仁、陈皮、枳壳、青皮行气除胀，理脾和胃；茨实、莲子补脾益肾固精；当归养血滋阴。

【用法与用量】内服，1 次 10 克，1 日 2 次，开水冲服。

人参酒《全国医药产品大全》

【药物组成】全支鲜人参 2 支，白酒 52 度。

【功能】大补元气，健脾益肺，生津安神。

【主治】身体虚弱，神疲乏力，脾虚纳减，肺虚气短，失眠健忘，气虚自汗等。

【方药分析】人参，培补元气，补气以生血养津，故可用于体虚诸症，加白酒取其辛散活血之功。

【用法与用量】内服，1日2~3次，1次10~30毫升。

人参益母丸《辽宁省药品标准》

【药物组成】益母草500克，白术（炒焦）、当归各100克，熟地85克，红参、茯苓、甘草（制）、川芎、白芍（酒炒）各75克。

【功能】补气养血，逐瘀生新。

【主治】用于产后恶露不尽，血瘀腹痛，赤白带下，崩漏不止。

【方药分析】方中重用益母草，为主药，去瘀生新调经；加八珍汤补中益气，养血滋阴，全方补而不滞，行而不伤正气。

【用法与用量】内服，1次1丸，1日2次，黄酒或温开水送服。

【宜忌】忌生冷食物。

人参养血丸《吉林省药品标准》

【药物组成】熟地黄250克，乌梅150克，当归100克，人参（去芦）、赤芍、川芎、蒲黄炭各50克。

【功能】补气养血，调经止带。

【主治】气虚血亏引起的经血不调、行经腹痛、血色不正、崩漏带下、体倦乏力、盗汗失眠。

【方药分析】熟地、当归生血养血；赤芍、川芎行血活血，调经化瘀；人参补中益气；蒲黄炭、乌梅止血收敛，固涩止带。

【用法与用量】内服，1次1丸，1日2次，温开水送服。

人参养荣丸《青海省药品标准》

【药物组成】白芍（酒炒）634克，肉桂、黄芪（炙）、白术、当归、陈皮各422克，人参401克，五味子、茯苓、熟地黄各295克，远志211克。

【功能】培补气血，养心安神。

【主治】气血双亏、心脾两虚。如形弱神疲、乏力、健忘少寐、惊悸怔忡、食少纳呆、脾虚便溏；虚劳；骨劳等。

【方药分析】人参、黄芪、白术、茯苓、甘草补气；当归、熟地、白芍养血；远志、五味子宁心安神；陈皮理气健脾，奏补而不滞、气血两生之效；肉桂温肾助阳、鼓舞元血生长。

【用法与用量】内服，1次1丸，1日2次。

【宜忌】心火亢盛致心悸少寐等诸症忌用。

人参养荣液《新疆维吾尔自治区药品标准》

【药物组成】熟地黄 160 克，麦冬、白芍、黄芪（蜜制）、白术（麸炒）、茯苓、当归各 80 克，远志（去心，甘草炙）、陈皮、甘草各 56 克，人参（去芦）、五味子（酒制）各 20 克。

【功能】补血益气，调卫养荣。

【主治】精神不振，发热盗汗，惊悸健忘，身体消瘦，毛发脱落，面色萎黄，小便赤涩。

【方药分析】人参、黄芪、白术、茯苓、甘草补中益气；熟地、当归、白芍、麦冬养血滋阴；陈皮理气；五味子敛心气而安神；远志安心神而定志。

【用法与用量】内服，用前摇匀，1 次 10~20 毫升，1 日 2 次。

人参菊花冲剂《安徽省药品标准》

【药物组成】菊花 60 克，人参 30 克。

【功能】大补元气，清热散风，安神，生津。

【主治】头痛眩晕，久病体虚，气促喘促，失眠健忘等。

【方药分析】人参补气健脾，生津，安神益智；菊花疏风清热，清利头目。两药相伍，共奏大补元气，清热散风，安神，生津之效。

【用法与用量】内服，开水冲服，1 次 15 克，1 日 2 次。

人参菊花晶《全国中成药产品集》

【药物组成】人参、菊花。

【功能】大补元气，清热散风，安神生津。

【主治】虚脱，头眩，久病体虚，神经衰弱。

【方药分析】人参益气生津，菊花清肝明目。

【用法与用量】1 日 2 次，1 次 15~30 克，内服。

人参银耳浆《湖北省药品标准》

【药物组成】白木耳 14.3 克，人参 2.9 克，蔗糖 286 克，防腐剂适量。

【功能】补气，滋阴，补肾。

【主治】气血津液不足之症。

【方药分析】人参益气生津，白木耳滋补肾阴。

【用法与用量】内服，1 次 20 毫升，1 日 3~4 次。

人参银耳晶冲剂《全国中成药产品集》

【**药物组成**】人参、白木耳。

【**功能**】益气养阴，生津增液。

【**主治**】气阴两虚，神疲乏力，肺虚气喘，津少口渴。

【**方药分析**】人参益气生津；白木耳滋补阴津。

【**用法与用量**】内服，1日2次，1次20克。

人参银耳精《上海市药品标准》

【**药物组成**】生晒人参、银耳各1000克。

【**功能**】益气养阴，生津增液，补肺健脾。

【**主治**】气阴两虚，神疲乏力，肺虚气喘，脾胃虚弱，津液亏损，咽喉干燥等症。

【**方药分析**】人参大补元气，银耳专力增液滋阴，尤力在滋补肺阴。

【**用法与用量**】内服，1次20克，1日2～3次，吞服或开水冲服。

人参鹿尾精《全国中成药产品集》

【**药物组成**】蜂王浆、椴树蜜、人参、黄芪、鹿尾。

【**功能**】增强机体活力，补气养血。

【**主治**】气血不足，体虚乏力。

【**方药分析**】蜂王浆、人参、黄芪、鹿尾补气滋阴；椴树蜜活血通络。

【**用法与用量**】内服，1日2次，1次1支。

人参鹿茸丸《上海市药品标准》

【**药物组成**】菟丝子、当归、桂圆肉、五味子（酒蒸）、巴戟天、补骨脂（盐水炒）、杜仲（盐水炒）、黄柏、怀牛膝、黄芪（蜜炙）、香附（制）、茯苓各400克，人参250克，鹿茸200克，冬虫夏草100克。

【**功能**】补血生精，补气壮阳。

【**主治**】气血两虚的失眠健忘，视物昏花，耳聋，遗精盗汗，腰膝酸软。

【**方药分析**】鹿茸补肾阴，益精血；人参、黄芪补气健脾；冬虫夏草、杜仲、牛膝、补骨脂补肾壮阴，强筋壮骨；当归、桂圆肉养血安神；香附理气活血；茯苓健脾利湿；黄柏降火，使壮阳而不助火。

【**用法与用量**】内服，1次1丸，1日2次，用黄酒或温开水送服。

人参鹿茸片《吉林省药品标准》

【**药物组成**】红参（红参70%、红参须30%；去芦）510克，鹿茸（去毛）90克。

【功能】补气血，益心肾。

【主治】神疲气短，腰膝酸软，阳痿遗精。

【方药分析】同人参鹿茸精方。

【用法与用量】内服，1次3~5片，1日2次。

人参鹿茸酒《全国医药产品大全》

【药物组成】龙眼肉15790克，黑枣12632克，黄芪（炙）、黄精各5264克，何首乌（制）4210克，山药、熟地黄各3158克，当归、大芸、远志、菟丝子、白术各2632克，茯苓、锁阳、党参各2106克，冬虫夏草2100克，杜仲、枸杞子各1580克，补骨脂1264克，人参1052克，鹿茸736克，沙苑子、川芎各526克。

【功能】补气养血，壮腰健肾。

【主治】神疲乏力，身体虚弱，病后失调，气血两亏。

【方药分析】人参、党参、黄芪、白术、山药、茯苓大补元气，补中健脾；鹿茸、杜仲、大芸、补骨脂、菟丝子、锁阳补肾壮阳；熟地、当归、枸杞子、龙眼肉、何首乌、沙苑子养血滋阴，冬虫夏草、黄精平补阴阳；加川芎行血，补而不滞；远志养心安神。

【用法与用量】内服，1日1~2次，1次15~30毫升。

【宜忌】外感发热时勿服。

人参鹿茸晶《全国中成药产品集》

【药物组成】人参、鹿茸。

【功能】补气血，益心肾。

【主治】体虚怕冷，心悸气短，腰膝酸软，阳痿遗精，神倦乏力。

【方药分析】人参益气生津，鹿茸温肾壮阳。

【用法与用量】内服，1日1~2次，1次15~30克。

人参鹿茸精《北京市药品标准》

【药物组成】红人参、鹿茸各2500克，乙酸乙酯50毫升，25%乙醇加至10万毫升。

【功能】补中益气，温肾壮阳，健脾强身。

【主治】神疲乏力，失眠健忘，食少纳呆，阳痿早泄。

【方药分析】人参大补元气健脾胃，鹿茸补肾壮阳益精血。

【用法与用量】内服，1日3次，1次2毫升。饭前半小时服用。

人参蜜浆《全国中成药产品集》

【药物组成】人参、杏花蜜。

【功能】大补元气，安神生津。

【主治】久病体虚，失眠健忘。

【方药分析】人参益气安神，杏花蜜滋阴生津。

【用法与用量】内服，1日1~2次，1次15~30毫升。

人参搜风丸 《北京市药品标准》

【药物组成】人参（去芦）、防风、羌活、僵蚕（麸炒）、独活、紫荆皮、生姜、香加皮、茯苓、白术（麸炒）、白鲜皮、青皮（醋炙）、乌药、香附（醋炙）、凤仙花、白芍、川芎、何首乌（黑豆酒炙）、没药（醋炙）、当归、牡丹皮、乳香（醋炙）、熟地黄、白蔹、赤芍、黄芩、甘草节、玄参（去芦）各180克，秦艽、菊花、蕲蛇（酒炙）、全蝎、天麻、小茴香、官桂、丁香、细辛、麻黄、木瓜、白芷、沉香、红花、川牛膝（去头）、地黄、黄连、甘草各90克。

【功能】活血通络，散风化痰。

【主治】外受风寒湿邪，经络不和引起：关节疼痛，四肢麻木，口眼歪斜，半身不遂，痰涎壅盛。

【方药分析】人参、白术益气健脾，有鼓邪外出之功；防风、羌活、独活、秦艽、香加皮，木瓜祛风除湿；白芷、麻黄、细辛辛温散寒解表；蕲蛇、紫荆皮、全蝎、僵蚕、天麻祛风、活络；官桂、丁香、小茴香温中散寒通络；青皮、香附、沉香行气理气；川芎、没药、乳香、红花、赤芍、川牛膝、凤仙花、申姜行血活血，祛瘀通络；理气药与理血药同用有气行则血行，血行风自灭之功；再加熟地黄、白芍、当归、何首乌、玄参养血生津，以防大剂祛风理气活血通络之品伤阴之弊；黄芩、黄连、白蔹、丹皮、白鲜皮、菊花清热解毒，以防热药之燥；甘草调和诸药，其为祛风除痹，活血通络之品。

【用法与用量】内服，温黄酒或温开水送服，1次1丸，1日3次。

【宜忌】孕妇忌服。

人参蛤蚧精 《全国中成药产品集》

【药物组成】人参、蛤蚧。

【功能】滋补强壮，益肺肾，定喘促。

【主治】精神不振，失眠健忘，病后衰弱，肺肾不足，气逆喘促。

【方药分析】人参补益阳气，蛤蚧补肾纳气。

【用法与用量】内服，1日2次，1次1支。

人参滋补片 《上海市药品标准》

【药物组成】鸡血藤600克，仙鹤草500克，狗脊（制）、首乌藤各400克，菟丝子、女贞子（制）、桑寄生、墨旱莲各300克，合欢皮200克，续断、生地黄、熟地黄、白术各 150 克，生晒人参、糖参各 150 克。

【功能】补气血，填精髓，强筋骨。

【主治】气血两亏，精神疲倦，失眠健忘，腰膝酸软，肢体倦怠等。

【方药分析】人参、白术补气健脾；二地、鸡血藤滋阴补血；狗脊、川断、菟丝子、桑寄生补肾益阳，壮筋骨；旱莲草、女贞子滋阴补肝肾；夜交藤、合欢皮养阴安神。

【用法与用量】内服，每次服 3~4 片，1 日 3 次，温开水送服。

人参滋补膏《上海市药品标准》

【药物组成】鸡血藤 600 克，仙鹤草 500 克，狗脊（制）、首乌藤各 400 克，桑寄生、菟丝子、女贞子（制）、墨旱莲各 300 克，合欢皮 200 克，续断、地黄、熟地黄、白术（麸炒）各 150 克，人参 30 克。

【功能】、【主治】、【方药分析】均同人参滋补片。

【用法与用量】内服，1 次 9~15 克，1 日 2 次。

人参滋补蜜《全国医药产品大全》

【药物组成】人参、冬虫夏草、首乌、麦冬、淫羊藿、枸杞子、党参、蜂蜜。

【功能】扶正固本，益气安神，调和阴阳，滋补肝肾。

【主治】元气虚弱，肺虚喘咳，食少倦怠，腰膝无力，失眠健忘，病后体虚。

【方药分析】人参、党参补气健脾，扶正；首乌、麦冬、枸杞养血滋阴，增液生津；淫羊藿助阳；冬虫夏草、蜂蜜平补阴阳。

【用法与用量】内服，1 次 10 毫升，1 日 2 次。

人参蜂皇浆（1）《湖南省药品标准》

【药物组成】王浆 30 克，人参（去芦）20 克（20% 人参醇液 100 毫升），蜂蜜 1000 克。

【功能】益气健脾，滋补强身。

【主治】用于气血衰弱，神倦体虚，病后体虚，气少乏力等。

【方药分析】方中人参培补元气，补益心肺脾肾各脏腑之气；蜂王浆具滋补强壮，益肝健脾之功效；蜂蜜平补气血，滋阴增液，综观全方，共奏大补元气，益智安神，健脾益肝之功效，用于气血衰弱，神疲体虚，气少乏力等诸证。

【用法与用量】内服，1 次 10 毫升，1 日 1 次，早或晚空腹时服。

人参蜂皇浆（2）《全国中成药产品集》

【药物组成】人参、蜂王浆、蜂蜜。

【功能】滋补强壮，益气健脾。

【主治】体质虚弱，食欲不振，营养不良，神经衰弱，神经官能症，代谢机能衰退。

【方药分析】人参益气健脾；蜂王浆、蜂蜜滋阴生津。

【用法与用量】内服，1次1支，1日3次。

人参精《上海市药品标准》

【药物组成】红参100克，28%乙醇适量，苯甲酸钠2克。

【功能】大补元气，安神益智，滋补强身。

【主治】中气不足，神倦体虚，食少纳呆，气虚自汗，惊悸健忘，津伤口渴等症。

【方药分析】人参培补元气，气胜则自强，故可用于体虚诸症。

【用法与用量】内服，1次2~3毫升，1日3次，饭前半小时用温开水冲服。

人参精口服液《浙江省药品标准》

【药物组成】人参（红参）30克，蔗糖200克，葡萄糖70克，苯甲酸钠2.6克。

【功能】、【主治】、【方药分析】均同人参精方。

【用法与用量】内服，1次10毫升，1日2次，饭前用塑料管吸服。

人参糖《吉林省药品标准》

【药物组成】人参等。

【功能】补气养血，止渴生津，调营养卫。

【主治】用于气血虚弱，神疲体倦，失眠健忘等。

【方药分析】人参大补元气，调营和卫，补气养血。

【用法与用量】内服，1次10克，1日2次，开水冲服。

人参鳖甲煎丸《金匮要略》

【药物组成】鳖甲（炙）、赤硝各9克，柴胡、蜣螂（熬）各4.5克，芍药、牡丹（去心）、䗪虫（熬）各3.7克，蜂窝（炙）3克，乌扇、黄芩、鼠妇（熬）、干姜、大黄、桂枝、石韦（去毛）、厚朴、紫葳、阿胶（炙）各2.3克，瞿麦、桃仁各1.5克，葶苈子、半夏、人参各0.75克，灶中灰600毫升，清酒900毫升。

【功能】行气化滞，除痰消癥，杀虫止疟。

【主治】久疟不愈，痞块攻痛，风湿痰气，癥瘕疟母。

【方药分析】鳖甲为主药，化症块，除寒热；佐以射干（即乌扇）、桃仁、丹皮、芍药、紫葳、芒硝、大黄祛瘀通滞；协以鼠妇、䗪虫、蜂窝、蜣螂软坚杀虫截疟之效更著；葶苈、石苇、瞿麦利水道；柴胡、桂枝、半夏、厚朴、黄芩、干姜理气机，调寒热；人参、阿胶补气血；灶中灰主症瘕坚积；清酒行药势，合而为寒热并用，攻补兼施，行气化瘀，除痰消癥，杀虫止疟之方剂。

【用法与用量】 内服，空腹服7丸，每日3次。

【宜忌】 久病体虚者须与补益剂合用。

参麦冲剂 《湖北省药品标准》

【药物组成】 麦冬、红参、南沙参、黄精、山药、枸杞子。

【功能】 养阴，生津。

【主治】 面黄肌瘦，津少口渴，腰膝瘦软，食欲不振，头晕眼花，心悸气短，神经衰弱。

【方药分析】 红参可补气益阳；麦冬、南沙参、黄精、山药、枸杞子可养阴生津，添精增液。

【用法与用量】 开水冲服，1次25克，1日3次。

参麦注射液 《四川省药品标准》

【药物组成】 本品每1毫升灭菌水溶液相当于人参、麦冬生药各0.1克。

【功能】 益气，固脱，养阴，生津，敛汗，生脉。

【主治】 ①心肌梗塞和其他原因引起的心源性休克；②升压，特别是心脏衰弱引起的低血压；③改善手术后病人的微循环；④气虚多汗者止汗。也可用于热性病的津液耗伤。

【方药分析】 人参益气固脱；麦冬养阴生津。

【用法与用量】 肌肉注射，1次2~4毫升，1日1次，静脉滴注，1次5~20毫升，用5%葡萄糖注射液250~500毫升稀释后应用，或遵医嘱。

参杞补酒 《全国中成药产品集》

【药物组成】 人参、枸杞子、熟地黄。

【功能】 补气养血。

【主治】 气血不足，腰膝酸软，食少便溏，四肢乏力。

【方药分析】 人参大补元气，补脾益肺，生津益智；熟地黄、枸杞子滋阴补血。

【用法与用量】 内服，1日2次，1次30毫升。

参杞精 《全国医药产品大全》

【药物组成】 人参、枸杞子等。

【功能】 益髓，添精；补气，养血，增智，爽神，强身，健骨。

【主治】 肾亏遗精，腰痛腿软，神昏健忘，气虚羸瘦。

【方药分析】人参大补元气；枸杞子益髓添精。

【用法与用量】每服10毫升，日服2次，早晚内服。

参杞晶　《全国中成药产品集》

【药物组成】黄芪、黄精、人参。

【功能】大补元气，强心固脱，益肝明目，抗衰健身。

【主治】气血两亏，疲乏无力。

【方药分析】人参大补元气，补脾益肺，强心固脱；黄芪补气升阳，助人参强心固脱；黄精补脾润肺，助黄芪补中益气，以培补气血之源。

【用法与用量】内服，每次6克，日服2次。

参花晶　《全国中成药产品集》

【药物组成】人参花蕾。

【功能】益气生津，养心安神。

【主治】虚脱心衰，心悸怔忡，久病体虚，神经衰弱。

【方药分析】人参花蕾具有益气生津，宁心安神之效。

【用法与用量】内服，每次5克，日服2次。

参芪二仙片　《全国中成药产品集》

【药物组成】红参、黄芪、仙茅、淫羊藿。

【功能】补肾填精，调补冲任，益气养血。

【主治】气血不足，冲任不固，月经不调。

【方药分析】人参大补元气；黄芪补气升阳；淫羊藿、仙茅补肾壮阳，调补冲任。

【用法与用量】内服，每次4片，日服2次。

参芪王浆　《全国中成药产品集》

【药物组成】人参、黄芪、蜂王浆。

【功能】补气强身。

【主治】身体羸瘦，食欲不振，营养不良。

【方药分析】人参、黄芪补脾肺益气；蜂王浆滋补强壮。

【用法与用量】内服，1次1支，日服2次。

参芪王浆养血精　《全国中成药产品集》

【药物组成】王浆、人参、当归、黄芪。

【功能】补气补血。

【主治】气血两亏，眩晕乏力。

【方药分析】人参、黄芪大补元气；当归补血和血；王浆滋补强壮。

【用法与用量】内服，1次1支，日服2次。

参芪冲剂《全国中成药产品集》

【药物组成】人参、黄芪。

【功能】补益元气，强心固脱。

【主治】气血不足，失眠健忘。

【方药分析】人参大补元气，宁神益智；黄芪补气升阳，固表止汗。

【用法与用量】内服，1日2次，1次10克。

参芪阿胶胶囊《全国中成药产品集》

【药物组成】党参、枸杞子、黄芪、人参、阿胶。

【功能】补气补肾，养血生津。

【主治】气虚血亏，久病体弱。

【方药分析】人参、党参、黄芪补脾益肺，益气生津；枸杞子滋补肝肾，益精明目；阿胶滋阴补血。

【用法与用量】内服，1次5粒，1日2次。

参芪蛤蟆精《全国中成药产品集》

【药物组成】人参、黄芪、蛤士蟆油。

【功能】补气养血，益气填精。

【主治】气阴不足，乏力少津。

【方药分析】人参大补元气，生津益智；黄芪补气升阳；蛤士蟆油滋补强壮。

【用法与用量】内服，1次1支，1日2次。

参补灵片《全国医药产品大全》

【药物组成】人参15克，五味子、糖粉各5克，维生素C2.5克，维生素 B_1 0.5克。

【功能】益气，补虚。

【主治】神经衰弱，体倦神疲，食欲不振等症。

【方药分析】人参味甘性温，大补人身之元气；五味子酸甘可补五脏之虚。

【用法与用量】内服，1次2片，1日2次。

参灵王浆《全国医药产品大全》

【药物组成】以人参、野生灵芝、蜂王浆为主要原料并配以其他药物制成。含人参皂甙、人参酸、多种维生素（B$_1$、B$_2$、B$_{12}$、A 等十几种）、麦角甾醇、有机酸、多糖类、甘露醇、蛋白质、多种氨基酸（21 种）、激素、无机盐，尚含有抗癌因子等。

【功能】滋补强壮，宁神益智，促进生长发育，刺激性腺机能。

【主治】神经衰弱，冠心病，肝炎，慢性气管炎，年老衰弱，风湿性关节炎，类风湿性关节炎，对癌症患者有治疗和延长寿命的作用。

【方药分析】人参、灵芝、蜂王浆均为补益气血津液之品，以其为主药，共达补虚强身之功效。

【用法与用量】内服，早饭前 1 支，温开水送下，必要时可于晚饭前增服 1 支。

参苓白术丸《山东省药品标准》

【药物组成】人参、茯苓、白术（炒）、山药、甘草各100克，白扁豆（炒）75克，莲子、薏苡仁（炒）、砂仁、桔梗各50克。

【功能】补脾胃，益肺气。

【主治】脾胃虚弱，食少便溏，气短咳嗽，肢倦乏力。

【方药分析】人参、茯苓、白术、甘草补中焦之气；白扁豆、薏苡仁健脾利湿和胃；山药、桔梗滋肺阳、开肺气；莲子益心肺，砂仁理脾胃；甘草又调诸药。

【用法与用量】内服，1次6~9克，1日2~3次。

【宜忌】实热证慎用。

参苓白术胶囊《全国中成药产品集》

【药物组成】人参、白术、茯苓。

【功能】健脾化湿，益气和胃。

【主治】脾胃虚弱，食少便溏，消瘦乏力。

【方药分析】人参大补元气，补脾益肺，生津益智；白术燥湿健脾益气；茯苓渗湿健脾。

【用法与用量】内服，1日2次，1次4粒。

参苓白术散《太平惠民和剂局方》

【药物组成】白茯苓、人参（去芦）、甘草（炒）、白术、山药各1000克，白扁豆（姜汁浸去皮、微炒）各750克，莲子肉（去皮）、薏苡仁、缩砂仁、桔梗（炒，令深黄色）各500克。

【功能】健脾，益气，和胃，渗湿。

【主治】脾胃虚弱，湿自内生，饮食不消，或吐或泻，面色萎黄，形体虚羸，四肢无力，胸脘胀满，苔白腻，脉虚缓。

【方药分析】人参、茯苓、白术、甘草补益中气；配以山药、扁豆、砂仁、莲子肉健脾和胃；扁豆、薏苡仁助茯苓、白术健脾渗湿；桔梗载药上行，以助脾气之升清。

【用法与用量】原方为细末，每服二钱，枣汤调下，小儿量岁数加减服。现代用法：为细末，每服6克，枣汤调下，日服2次。或作丸剂吞服。也可作汤剂，水煎服，用量按原方比例酌减。

【宜忌】实证不用。

参乳维 E 胶丸《全国中成药产品集》

【药物组成】人参、蜂王浆、维生素 E。
【功能】滋补营养，延缓衰老。
【主治】神经衰弱，早衰。
【方药分析】人参大补元气，补脾益肺，生津益智；蜂王浆滋补强壮，延缓衰老。
【用法与用量】内服，1日2次，1次4粒。

参茸八仙长寿膏《全国中成药产品集》

【药物组成】人参、鹿茸、牡丹皮、茯苓、泽泻、麦冬。
【功能】滋阴扶阳，益气养血。
【主治】体质虚弱，气血不足，年老体衰。
【方药分析】人参大补元气，补脾益肺；鹿茸壮元阳，生精髓；茯苓、泽泻渗湿健脾；麦冬滋阴润肺；丹皮活血行瘀。
【用法与用量】1日2次，1次5克，内服。

参茸三七补片《全国中成药产品集》

【药物组成】人参、鹿茸、三七。
【功能】补肾添精，健脾强身。
【主治】身体虚弱，心脏衰弱，头昏耳鸣，阴虚盗汗，月经不调。
【方药分析】人参大补元气，鹿茸壮元阳，生精髓；三七活血祛瘀，止血。
【用法与用量】内服，日服2次，1次4片。

参茸三肾粉《全国中成药产品集》

【药物组成】鹿肾、黄毛茸、生晒参。
【功能】滋阴补髓，助阳益气。
【主治】肾气不足，精关不固引起精神衰弱，阳痿遗精，肾囊湿冷，腰酸腿疼，烦渴咽干，盗汗失眠。

【方药分析】鹿肾、黄毛茸暖肾壮阳，补精填髓；人参大补元气，补脾益肺，生津宁神。

【用法与用量】内服，1 日 2 次，1 次 5 克。

参茸三七酒《全国医药产品大全》

【药物组成】三七（熟）150 克，白术、五味子（蒸）、肉苁蓉、补骨脂（盐炙）、麦冬各 90 克，茯苓（蒸）、枸杞子、巴戟天（盐炙）各 60 克，淮牛膝（酒炙）30 克，人参、鹿茸各 15 克，蔗糖 45 克，白酒 10000 克。

【功能】益气，补血，养心，安神。

【主治】气血不足，病后虚弱，阳痿遗精，失眠健忘。

【方药分析】人参、鹿茸补气壮阳；配以肉苁蓉、巴戟天、补骨脂以增加壮阳之效；三七、淮牛膝等通血活络；白术、茯苓健脾渗湿；五味子、枸杞子滋阴益精；麦冬、蔗糖补肺脾之阳。

【用法与用量】内服，1 次 10 毫升，1 日 2～3 次。

【宜忌】高血压及感冒热证忌用，孕妇慎用。

参茸三鞭丸《全国中成药产品集》

【药物组成】人参、鹿肾、鹿茸、狗肾、驴肾、熟地黄。

【功能】补肾助阳，益气生津。

【主治】肾阳不足，肾水亏虚引起的阳痿遗精，两目昏暗，精神疲倦，腰膝乏力。

【方药分析】鹿肾、鹿茸、狗肾、驴肾暖肾壮阳，补精填髓；人参大补元气，生津益智；熟地滋阴，以补阴配阳，阴生阳长。

【用法与用量】内服，1 日 2 次，1 次 1 丸。

参茸大补丸《吉林省药品标准》

【药物组成】黄芪 20000 克，党参 10000 克，茯苓、炒白术各 7500 克，鹿茸（去毛）、枸杞子、五味子各 5000 克，当归、山药、杜仲炭、盐泽泻各 4000 克，大青盐 3500 克，砂仁、橘红、焦山楂、焦麦芽、焦神曲、姜厚朴、炒枳壳、肉苁蓉、炒酸枣仁、盐补骨脂、煅阳起石各 3000 克，干姜、甘草、仙茅、锁阳、肉桂、豆蔻、覆盆子、焦槟榔、牡丹皮、制附子、韭菜子、山茱萸、炒莱菔子各 2500 克，川芎、牛膝、盐茴香、制远志、九节菖蒲、白芍各 2000 克，红参 1500 克，麦门冬、天门冬各 1250 克，烫海马、烫驴肾 1000 克，烫狗肾 50 个。

【功能】补气，养血，益肾壮阳。

【主治】气血两亏，神经衰弱，腰腿酸痛，肾囊潮湿，梦遗滑精，阳痿精冷，四肢无力。

【方药分析】方中黄芪、党参、茯苓、干姜、甘草、砂仁、山药、豆蔻、炒白术、焦山楂、焦麦芽、焦神曲、姜厚朴、炒枳壳、焦槟榔、炒莱菔子补脾健胃，消食导泻；红参、鹿茸、仙茅、锁阳、肉桂、覆盆子、枸杞子、五味子、杜仲炭、制附子、肉苁蓉、韭菜子、山茱萸、烫海马、烫驴肾、烫狗肾、盐补骨脂等为补肾壮阳，添精益髓之品；当归、川芎、牛膝、白芍、天门冬、麦门冬、酸枣仁、九节菖蒲、远志等益心肺之阴，养心肝之血；橘红宣肺；牡丹皮清郁热；盐泽泻、大青盐皆可引诸药入肾。

【用法与用量】内服，1次1~2丸，早晚空腹服。

参茸大补液《全国医药产品大全》

【药物组成】熟地黄、山药各39克，牛膝（制）29克，甘草（蜜炙）、当归、白术（制）各26克，桑寄生、龙眼肉各23克，党参（蜜炙）16克，川芎（制）、首乌（制）各13克，肉桂6克，人参1.17克，鹿茸（制）0.39克，蔗糖30克，乙醇适量，防腐剂适量。

【功能】补益气血。

【主治】身体虚弱，气血两亏，脑力不足，精神疲倦等症。

【方药分析】人参大补元气；鹿茸、肉桂补益元阳；熟地黄、山药、牛膝、白芍、甘草益脾胃之气；当归、龙眼肉、川芎养血益心，通脉活络。

【用法与用量】内服，1次15~30毫升（约1汤匙），1日2~3次。

【宜忌】感冒发热勿服。

参茸大补膏《全国中成药产品集》

【药物组成】人参、鹿茸、肉桂、黄芪、白芍。

【功能】滋阴补肾，益气养血，扶正固本。

【主治】体质虚弱，腰膝酸软，食减肌瘦，气短心悸。

【方药分析】参、芪益气养血；鹿茸壮元阳，填精髓；肉桂善补命门火；白芍养血敛阴，平肝阳。

【用法与用量】内服，1日2次，1次10克。

参茸丸《广东省药品标准》

【药物组成】地黄（熟）104克，山药100克，茯苓、百合各96克，党参（炙）94克，大枣（去核）、芡实、莲子（去心盐制）各80克，枸杞子（盐制）56克，龙眼肉45克，续断（蒸）、白术（蒸）、甘草（炙）、锁阳、丹参、肉苁蓉（蒸）各40克，柏子仁（炒）、远志（姜制）、麦门冬各24克，五味子（盐蒸）20克，棉花仁（炒）8克，人参（去芦）、鹿茸（去毛）各6克。

【功能】补益气血，健脾和胃。

【主治】体质虚弱，耳鸣心跳，遗精早泄，贫血萎黄。

【方药分析】人参大补元气；鹿茸壮元阳，补气血；柏子仁、莲子、远志、五味子、龙眼肉、大枣、百合、麦门冬益心气，补心血，安神定志；熟地黄、续断、枸杞子、芡实、棉花仁、锁阳等补肾益精，壮阳强身，涩精；党参、白术、茯苓、甘草补益中气；丹参活血通络，使补而不滞。

【用法与用量】 内服，1 次 1~3 克，1 日 2 次。

【宜忌】 感冒发热勿服。

参茸卫生丸《辽宁省药品标准》

【药物组成】 白术（麸炒）200 克，龙眼肉、陈皮各 160 克，茯苓 120 克，大枣 88 克，熟地黄、酸枣仁（炒）、香附（醋制）、杜仲（炒）、肉苁蓉（酒制）、甘草各 80 克，砂仁 76 克，山茱萸、当归各 64 克，川牛膝 56 克，朱砂 52 克，黄芪、琥珀各 48 克，红参、鹿茸、党参、山药、白芍、莲子、巴戟天（甘草水制）、槲寄生、锁阳、木香各 40 克，补骨脂（盐水制）、覆盆子各 32 克，牡蛎（煅）、肉桂、枸杞子、续断、沉香、麦冬、何首乌（酒制）、龙骨（煅）各 24 克，远志（甘草水制）20 克，乳香（醋制）、附子（制）、生地黄、苍术（草）各 16 克，没药（醋制）8 克。

【功能】 滋阴补肾，益气添精。

【主治】 气血不足，脏腑失调引起的身体羸瘦、腰腿酸软、四肢无力、失眠健忘、头晕目暗、阴虚盗汗、须发早白、肾寒精冷、梦遗滑精。

【方药分析】 参茸峻补元阳；党参、黄芪、茯苓、砂仁、白术、苍术、陈皮健脾，和胃，益气；附子、肉桂、肉苁蓉、巴戟天、补骨脂、锁阳均为温壮肾阳之品；远志、牡蛎、朱砂、龙眼肉、琥珀、龙骨均可养心安神；山药、白芍、地黄、酸枣仁、麦冬、当归、何首乌等可滋阴养血；莲子、山茱萸、覆盆子等益肾固精；乳香、没药、香附、沉香、木香、川牛膝、槲寄生舒筋活络，强筋健骨，降气调中；枸杞子、何首乌添肾精；续断、杜仲壮筋骨；大枣补中气。

【用法与用量】 内服，1 次 1 丸，1 日 2 次。

【宜忌】 孕妇忌服。

参茸木瓜药酒《吉林省药品标准》

【药物组成】 麻黄、当归、防风、槲寄生、续断、老鹳草各 500 克，人参（去芦）、木瓜、地龙、烫狗脊、炒苍术、桂枝、独活、五加皮、牛膝、制川乌、制草乌、红花、羌活、威灵仙各 400 克，海风藤、桃仁、乌梢蛇、川芎、甘草、清风藤、白芷、秦艽、赤芍各 300 克，细辛 200 克，鹿茸（去毛）100 克，白糖 5000 克，50 度白酒 260 千克。

【功能】 散风祛寒，舒筋活血。

【主治】 腰腿疼痛，肢体麻木。

【方药分析】 人参、鹿茸补气壮阳，可温阳散寒；木瓜除湿活络止痛；麻黄、桂枝、防风、独活、威灵仙、羌活发散风寒，除湿通络；槲寄生、续断、老鹳草、地龙、狗脊、苍术、五加皮、牛膝、制川乌、制草乌、乌梢蛇、海风藤、清风藤、秦艽均为舒筋活络，祛风除湿通痹之品；当归、红花、桃仁、川芎、赤芍活血化瘀，寓治风先治血，血行风自灭之意；白芷、细辛可散寒止痛。

【用法与用量】1次10~15毫升，1日2~3次，内服。

【宜忌】孕妇忌服。

参茸王浆《全国中成药产品集》

【药物组成】人参、鹿茸、蜂王浆。

【功能】滋补强壮。

【主治】气阳不足，乏力畏寒。

【方药分析】人参大补元气，补脾益肺；鹿茸壮元阳，生精髓，且参、茸相合，善救命门火之衰；蜂王浆滋补强壮。

【用法与用量】内服，1日2次，1次10克。

参茸片《上海市药品标准》

【药物组成】人参80克，鹿茸14克。

【功能】补气血，益心肾。

【主治】体虚怕冷，心悸气短，腰膝酸软，阳痿遗精。

【方药分析】人参味甘，大补元气，健脾胃以助后天之本，资气血之源；鹿茸既能充精血，又能壮肾阳。

【用法与用量】口服，1次3~5片，1日2次。

【宜忌】感冒停服。

参茸白凤丸《广东省药品标准》

【药物组成】地黄（酒蒸）775克，党参（炙）399克，白芍（酒制）390克，黄芪（酒炒）、当归（酒蒸）、益母草（酒制）各388克，香附（酒醋制）311克，续断（酒制）、川芎（酒制）、葫芦巴（盐制）、白术（米汁炙）、黄芩、甘草各300克，元胡（酒醋制）、砂仁各288克，桑寄生210克，鹿茸（酒制）94.1克，人参82.2克。

【功能】补血调经，安胎。

【主治】月经不调，经期腹痛，经漏早产，气血不足。

【方药分析】人参甘温，大补元气，强五脏；鹿茸味咸性温，禀纯阳之质，含生发之气，两药相合则有补气健脾，益髓填精，气血双补的作用，是为主药。黄芪、党参、白术味甘性温，健脾益气以助阳；当归、川芎、白芍、熟地辛苦温并酸寒入肝肾补血滋阴以调经；葫芦巴、续断、寄生味甘苦性温，固肾安胎，强筋骨；元胡、香附、砂仁、益母草味辛苦性温，理气，活血化瘀，使诸补药补而不滞；黄芩清热安胎，甘草调和诸药。

【用法与用量】内服1次1丸，1日1次。

【宜忌】感冒发热，食滞忌服，孕妇遵医嘱。

参茸延龄片《吉林省药品标准》

【药物组成】炒韭菜子、盐补骨脂各 200 克，淫羊藿 150 克，制何首乌、蒸黄精各 100 克，红参（去芦）、鹿角霜、黄芪、五味子、仙茅各 50 克，胡桃仁、枸杞子、巴戟天、酒菟丝子、地龙、制龟版、鹿角胶各 25 克，炒乳香、沉香、炒没药各 12.5 克，鹿茸（去毛）5 克，紫河车 1 具，蛤蚧（去头、足）。

【功能】滋阴壮阳，调补气血。

【主治】身体虚弱，耗神过度，肾亏阳痿，腰背疼痛，四肢倦怠。

【方药分析】鹿茸、紫河车、蛤蚧、鹿角胶、鹿角霜血肉之品峻补精髓，北元阳为主药；配以胡桃、淫羊藿、仙茅、巴戟、韭菜子、补骨脂辛热温补之品，助主药补肾阳，生精血之功；龟版、五味子、首乌、枸杞子、菟丝子滋阴补血，合主药可谓阳得阴助而生化无穷；人参、黄芪、黄精健脾益气，以助生化之源；乳香、没药、地龙、沉香活血理气，使滋补之品滋而不腻，补而不滞。对于因肾之阴阳亏损而引起的身体虚弱、阳痿、腰背疼痛、四肢倦怠尤为适宜。

【用法与用量】内服，1 次 4~5 片，1 日 3 次。

【宜忌】外感发热勿服。

参茸多鞭酒《辽宁省药品标准》

【药物组成】鹿茸（片）18500 克，红参 15000 克，菟丝子、阳起石（煅）、肉桂、附子（制）各 13500 克，枸杞子、熟地黄、石燕（煅）各 7500 克，大青盐 6000 克，天冬、巴戟天、川牛膝、地骨皮、刺猬皮（烫制）、肉苁蓉（制）各 3000 克，补骨脂（盐炒）2500 克，锁阳、韭菜子、干家雀各 2250 克，公丁香 2000 克，淫羊藿（制）、海马（制）、砂仁、杜仲（炭）各 1500 克，狗鞭（烫制）835 克，甘草 750 克，牛鞭（烫制）266 克，驴鞭（烫制）133 克，貂鞭（烫制）63 克，高粱酒 3000 千克，白糖 500 千克。

【功能】补血生精，健脑生髓，滋阴壮阳。

【主治】体质虚弱，失眠多梦，血虚头晕，肾阳虚衰，腰酸背痛，阳痿早泄等证。

【方药分析】鹿茸、海马、驴鞭、狗鞭、貂鞭、牛鞭、干家雀血肉甘润之品，能生精补髓，壮元阳，强筋骨；更配以补骨脂、巴戟天、锁阳、肉苁蓉、菟丝子、枸杞子、杜仲、淫羊藿、川牛膝温补肝肾之品，以助其充精血、壮元阳之功；天冬、熟地黄滋阴补血；红参、甘草、白糖健脾益气，以助生化之源；砂仁醒脾理气，使补而不滞；刺猬皮苦甘，行瘀止痛，固精；附子、肉桂、公丁香、韭菜子、阳起石、温肾助阳，取少火生气之义；石燕、地骨皮性寒可制诸热之辛燥；大青盐咸寒，引诸药入肾；白酒辛温大热，和血通络，助药力。

【用法与用量】内服，1 次 25~50 毫升，1 日 2 次。

【宜忌】感冒发烧勿服。

参茸补丸《广东省药品标准》

【药物组成】党参 525 克，熟地黄、莲子、茯苓、山药、百合、锁阳、大枣、芡实各 394 克，续断 263 克，丹参 197 克，巴戟天、枸杞子、石菖蒲、菟丝子（盐水制）、白术、龙眼肉、肉苁蓉各 131 克，酸枣仁 104 克，甘草 66.6 克，陈皮、麦门冬、柏子仁各 66 克，人参、鹿茸各 22.2 克。

【功能】培补气血，滋阴壮阳。

【主治】气虚体弱，耳鸣心跳，目眩头晕，腰膝酸软，自汗盗汗，失眠健忘。

【方药分析】人参、山药、党参、莲子、芡实、甘草、大枣益气健脾；白术、茯苓、陈皮渗湿理脾，合前药共培气血之源；鹿茸、巴戟天、锁阳、菟丝子、苁蓉、续断补肾填精，壮元阳；百合、熟地、元肉、枸杞子滋阴补血，又能助鹿茸补阳药壮肾阳；柏子仁、枣仁安神益智；丹参活血祛瘀；石菖蒲芳香开窍，和中祛湿，使补中有活。

【用法与用量】内服，1 次 1 丸，1 日 1 次。

【宜忌】感冒发热者勿服。

参茸补血酒《全国医药产品大全》

【药物组成】党参、熟地黄、黄芪各 240 克，白术（麸炒）、茯苓、白芍、当归各 160 克，川芎、甘草（蜜制）、肉桂各 80 克，人参、鹿茸各 16 克，三七 8 克。

【功能】壮肾阳，益精血，强筋骨。

【主治】心肾阳虚，气血两亏，腰膝酸软，精神疲乏，头昏耳鸣，盗汗遗精，子宫虚寒，崩漏带下。

【方药分析】人参大补元气，益脾肺，鹿茸壮肾阳，益精血，强筋骨为主药；肉桂补水中之火，助鹿茸壮肾；党参、白术、黄芪、茯苓、甘草健脾益气，熟地、白芍、当归、川芎补血；三七活血祛瘀，使补而不滞；酒通血脉，行药势。

【用法与用量】内服，1 次 10 毫升，1 日 2 次。

【宜忌】有实热者勿服。

参茸补肾丸（1）《云南省药品标准》

【药物组成】党参 105 克，大枣、莲子、山药、芡实、百合、熟地黄各 79 克，续断 53 克，丹参 40 克，枸杞子、肉苁蓉、石菖蒲、锁阳、白术、菟丝子（盐制）、桂圆肉、巴戟天各 26 克，酸枣仁 20 克，陈皮、柏子仁（去油）、甘草、麦齐各 13 克，人参、鹿茸各 4.5 克。

【功能】培补气血，滋阴壮阳。

【主治】气弱体弱，耳鸣心悸，目眩头晕，腰膝酸软，自汗盗汗，失眠健忘。

【方药分析】人参大补元气，鹿茸壮元阳，生精髓，强筋骨；党参、山药、白术、莲子、芡实、茯苓、大枣、甘草健脾益气，陈皮理气醒脾；巴戟天、肉苁蓉、锁阳、续断、菟丝子壮肾阳，续筋骨；百合、麦冬、熟地黄、桂圆肉、枸杞子滋阴补血；枣仁、柏子仁养心安神；丹参祛瘀；石菖蒲和中辟浊。

【用法与用量】内服，1次1丸，1日1~2次。

【宜忌】忌食生冷，寒滞食物，萝卜。

参茸补肾丸（2）《辽宁省药品标准》

【药物组成】补骨脂（炒）125克，熟地黄、附子（制）、核桃仁各100克，肉桂、韭菜子（炒）、小茴香、车前子（炒）、肉苁蓉（制）、枸杞子、怀牛膝、杜仲炭、母丁香、柏子仁霜、楮实子（炒）、锁阳、淫羊藿、红参、茯苓、泽泻各50克，大青盐25克，鹿茸15克，海马驹5克，狗肾（烫）2具，驴肾（烫）1具。

【功能】补血填精，益气壮阳。

【主治】用于阳痿早泄，腰腿疼痛，四肢酸懒，身体虚弱，气血亏损。

【方药分析】鹿茸、狗肾、驴肾、海马、驹血肉有情之品合肉苁蓉、锁阳、淫羊藿、核桃仁、杜仲等壮阳益肾之药，具有大补精血，壮元阳之功；山萸肉、怀牛膝、益智仁、韭菜子补肝益肾固精；熟地、枸杞子、菟丝子、楮实、大青盐甘寒滋阴补血，有补阴配阳之意；人参、山药补脾肺益气，以资后天之本，且人参与鹿茸相伍能救命门火之衰；附子、肉桂、母丁香、小茴香温肾壮阳；茯苓、泽泻、车前子去湿浊，以利脾肾；柏仁安神益智。

【用法与用量】内服，1次1丸，1日2次。

【宜忌】孕妇需遵医嘱服用。

参茸阿胶（1）《全国医药产品大全》

【药物组成】驴皮、冰糖、绍酒、豆油、人参、鹿茸。

【功能】补血生精。

【主治】失眠健忘，目暗耳聋，腰腿疼痛，盗汗遗精。

【方药分析】驴皮补血生精；人参大补元气；鹿茸壮元阳；生精髓；冰糖、豆油味甘补脾益气；绍酒通利血脉，助药力。

【用法与用量】内服，1~2次，每次3~9克，用绍酒或白水炖化冲服。

【宜忌】有实火者勿用。

参茸阿胶（2）《山东省药品标准》

【药物组成】驴皮1000克，甘草12克，当归6克，香附5克，川芎4克，党参3克，白芍、茯苓、肉桂、玉竹、白芷、陈皮、地黄、牡丹皮各2克，熟地、白术、清半夏、红花、木香、麦冬各1克，人参、鹿茸、砂仁各0.5克。

【功能】补血生精。

【主治】血虚头晕，神疲体倦，月经不调。

【方药分析】驴皮补血生精；人参大补元气，气旺则血生；鹿茸壮元阳，生精髓，精充则血足；当归、白芍、熟地、川芎补血；白术、茯苓、半夏、党参、木香、砂仁、甘草补气健脾醒胃；地黄、麦冬、玉竹甘寒补阴，肉桂补阳，两者相合，阴阳调和；红花、丹皮活血行瘀；香附、白芷理气醒脾；使本方补中有活，可谓滋而不腻，补而不滞，对精血不足，脾胃虚者颇为适宜。

【用法与用量】、【宜忌】同参茸阿胶。

参茸固本片《吉林省药品标准》

【药物组成】熟地黄 240 克，酒菟丝子、山茱萸、炒山药、茯苓各 120 克，当归、杜仲炭、枸杞子各 90 克，酒白芍 75 克，牡丹皮 48 克，五味子 45 克，盐泽泻 36 克，红参（去芦）30 克，鹿茸（去毛）5 克，鹿茸血 1.5 克。

【功能】补气血，强精神。

【主治】气血两亏，诸虚百损，耳鸣目眩，形容憔悴，四肢倦怠。

【方药分析】本方系壮水之剂。方中有补有泻，寓泻于补，为通补开合之辈。有熟地黄、白芍、当归、枸杞子、菟丝子、鹿茸血之腻补肾水，就有泽泻之宣泄肾浊以济之；有山茱萸、五味子、川断之温涩肝经，即有丹皮之清泻肝火以佐之；有山药之收摄脾经，又有茯苓之淡渗脾湿以和之；人参大补元气；鹿茸充精血，壮元阳，且参、茸相合善救命门火之衰。

【用法与用量】内服，1 次 5~6 片，1 日 3 次，饭前温开水送下。

【宜忌】感冒发烧者勿服。

参茸固本还少丸《甘肃省药品标准》

【药物组成】熟地黄 60 克，黑豆（炒）50 克，白蒺藜（去皮刺，盐炒）、阿胶、鹿筋（带骨刺）各 40 克，牛膝（去头）36 克，山药（麸炒）、菟丝子（炒）、麦芽（炒）、六神曲（炒）、当归（酒炒）、制附片、枸杞子、茯苓（去皮）、首乌（蒸）、山楂（去子）各 30 克，砂仁（炒）、小茴香（盐炒）、五味子（蒸）、木瓜（酒炒）各 25 克，莲子（去心，炒）、白术（焦）、黄芩、螃蟹（酥油制）、淫羊藿（酥油制）、土鳖虫（酥油制）、黄芪（蜜制）、地龙、肉苁蓉、地黄、贝母、龙骨（煅）、肉桂（去粗皮）、菊花、党参（去芦）、鱼鳔（炮）各 20 克，甘草（蜜制）、人参（去芦）各 16 克，补骨脂（盐炒）、杜仲（炭、盐炒）、川芎（酒炒）各 15 克，白芍（炒）、巴戟天（去心，制）、川牛膝（去头、酒炒）、仙茅（酒炒）、山茱萸（去核蒸）各 14 克，白芥子（炒）、花椒（去目，炒）、远志（去心，炒）、龟版（醋制）、龟版胶、麦门冬、木香、陈皮、母丁香、法半夏、柏子仁、天冬、墨旱莲、阳起石、阴起石、鹿茸（去毛、酥油制）各 10 克，硼砂 8 克，朱砂 5 克，海马（酥油制）0.5 克。

【功能】滋补强壮，安神益智。

【主治】年老体衰，性机能减退，肾气不足，下元寒冷，梦遗滑精，阳痿不举，少寐多梦，健忘，气血亏虚，头晕眼花，脾胃虚弱，面黄肌瘦，腰膝乏困，四肢无力，妇女月经不调，赤白带下。

【方药分析】本方是个气、血、阴、阳并补的强壮剂。方中以香砂六君子汤（人参、白术、茯苓、甘草、法半夏、陈皮、木香、砂仁）合党参、黄芪、山药、莲子、六神曲、麦芽、山楂益气健脾，消食和胃；以四物汤（熟地黄、白芍、川芎、当归）合首乌、阿胶补血；生地、龟版、龟版胶、鱼鳔、墨旱莲、黑豆、天冬、麦门冬滋阴；鹿茸、海马、巴戟天、肉苁蓉、补骨脂、仙茅、母丁香、小茴香、制附片、肉桂、淫羊藿、阳起石充精血，壮肾阳；阴起石祛湿助肾阳；山茱萸、菟丝子、枸杞子、杜仲益肝肾，补精血；鹿筋祛风湿，强筋骨；脾胃虚弱，肾阳虚衰之体，湿易内生，故用二陈汤（法半夏、陈皮、茯苓、甘草）合贝母、白芥子、花椒、硼砂、白蒺藜燥湿健脾，理气化痰；远志、五味子、柏子仁、龙骨、朱砂养心镇静安神；红花、土鳖虫、螃蟹、川牛膝、地龙活血化瘀，使补而不滞；少加黄芩、菊花苦寒清热，是为反佐。

【用法与用量】用盐开水或温开水送服，1次1丸，1日2次。

【宜忌】高血压患者及孕妇忌服。

参茸固精丸《全国医药产品大全》

【药物组成】杜仲（盐炙）132克，熟地黄、茴香（盐炙）、狗脊（砂炒）各88克，枸杞子73克，秋石、菟丝子（盐炙）、补骨脂（盐炙）各66克，人参、党参各55克，巴戟天（盐炙）53克，葫芦巴（盐炙）50克，茯苓48克，肉苁蓉44克，鹿茸33克。

【功能】壮阳补血，保肾固精。

【主治】精血亏损，阳痿遗精，下元虚冷，气逆气虚。

【方药分析】鹿茸、巴戟天、肉苁蓉、葫芦巴、茴香、补骨脂壮元阳，生精髓，强筋骨；狗脊、菟丝子、杜仲补肝肾，益精血；秋石涩精；熟地黄滋阴补血；人参、党参、茯苓益气健脾，气旺则血生。

【用法与用量】内服，1次1丸，1日2次。

【宜忌】感冒忌用。

参茸虎骨丸《吉林省药品标准》

【药物组成】醋川乌2875克，防风1500克，防己、当归各500克，甘草、红参（去芦）各250克，虎骨、鹿茸各50克。

【功能】祛风散寒，除湿止痛。

【主治】风湿引起的骨节痛，腰腿痛，手足麻木。

【方药分析】人参、鹿茸补元气，充精血，助正气以祛邪；虎骨散风寒，健筋骨；

川乌、防己、防风祛风湿止痛，且与虎骨相合，其散风寒，祛湿止痛之力更著；当归补血；甘草和中益气。

【用法与用量】内服，成人1次3丸，10~15岁，1次2丸，或遵医嘱，1日2次，温开水送下。

【宜忌】孕妇与高热者忌服。

参茸虎骨药酒（1）《辽宁省药品标准》

【药物组成】红曲4500克，淫羊藿、陈皮、萆薢、熟地黄、怀牛膝、薏苡仁、虎骨各3600克，松节1800克，没药（炒）900克，乳香（炒）750克，补骨脂、红花、川乌（制）、川芎、草乌（制）、官桂、香加皮、檀香、白芷、续断、苍术、牡丹皮、木瓜、佛手、独活、白芍（酒炒）、枸杞子、当归、蕲蛇、木香、红参、杜仲炭、乌药、羌活、鹿茸、玉竹、白豆蔻、砂仁、紫草、防风、公丁香、青皮（炒）各225克，麝香9克，砂糖79200克，白酒79200克。

【功能】舒筋活血，止痛散风。

【主治】关节酸痛，筋骨麻木，半身不遂，腰腿疼痛，一切风湿等症。

【方药分析】虎骨、蕲蛇、川乌、草乌、萆薢、香加皮、羌活、独活、乌药、松节、木瓜、防风祛风除湿通经络；麝香、檀香、白芷、木香、公丁香芳香透络；邪之所凑，其气必虚，故方中以熟地、当归、白芍、川芎、玉竹补血；以人参、陈皮、苍术、砂仁、豆蔻、佛手、苡仁、青皮益气健脾，助后天之本，气血之源；鹿茸、淫羊藿、补骨脂、枸杞子、续断、杜仲、官桂补精髓，壮肾阳，化精血，助正气；红花、乳香、没药、牛膝活血祛瘀，取"治风先治风"之意；少佐丹皮、紫草凉血清热是为辛热之药较多而设；砂糖甘温益脾；白酒行血脉，助药力。

【用法与用量】内服，1次10毫升，1日2次，将酒温热服之。

【宜忌】孕妇忌服。

参茸虎骨药酒（2）《吉林省药品标准》

【药物组成】熟地黄1000克，当归、龙眼肉、麻黄各750克，千年健、甘草、炒苍术、红花、制草乌、牛膝、栀子、茜草、续断、独活、陈皮、穿山龙、防己、杜仲炭、制川乌、木瓜、地枫皮、紫草、人参（去芦）、黄芩、枳壳、炒没药、炒乳香各500克，川芎、防风、羌活、乌梢蛇、砂仁、秦艽、钩藤、制马钱子各300克，桂枝、五加皮各250克，鹿茸（去毛）100克，虎骨胶40克，白糖16千克，白酒（50度）400千克。

【功能】祛风散寒，舒筋活血。

【主治】肢体麻木，腰腿疼痛，胃脘寒痛，气血虚弱。

【方药分析】虎骨胶、乌梢蛇、制川乌、制草乌、制马钱子、麻黄、千年健、独活、苍术、穿山龙、防己、木瓜、地枫皮、羌活、防风、秦艽、五加皮散风寒，通经络，强筋骨，祛湿止痛；熟地、当归、元肉补血；人参、甘草益气；陈皮、枳壳、砂仁理气醒脾，以助生化之源；鹿茸生精，壮元阳；牛膝、续断、杜仲补肝肾，充精血；红花、茜草、乳香、没药、川芎活血祛瘀，通络止痛；栀子、紫草、黄芩、钩藤能防诸祛风药辛热升散太过，取升中有降之意，使阴阳调和；砂糖益气；白酒通血脉，助药力。

【用法与用量】 内服，1 次 10～15 毫升，1 日 2 次。

【宜忌】 孕妇忌服。

参茸虎骨酒《黑龙江省药品标准》

【药物组成】 威灵仙、桑寄生、麻黄各 10 克，川乌（制）、骨碎补、独活、续断、杜仲（炭）、羌活、白花蛇、地枫、千年健、木瓜、马钱子（制）、草乌（制）、红曲各 8 克，当归、人参、鹿茸（去毛）、虎骨、红花、桂枝、土鳖虫、鹿鞭（烫）、海风藤、补骨脂、肉豆蔻（煨）、肉桂、山药、熟地黄、鸡内金、砂仁、丁香、没药各 6 克。

【功能】 祛风除湿，活血止痛，强筋壮骨。

【主治】 风寒腰腿疼痛，周身麻木，脾虚肾寒，筋骨酸软。

【方药分析】 人参大补元气；鹿茸、鹿鞭充精血，壮元阳，强筋骨，且人参、鹿茸相合可救命门火之衰；熟地、当归滋阴养血；山药、砂仁、内金、红曲健脾理气，红曲和胃消食，活血止痛；肉桂、补骨脂、丁香、豆蔻温补脾肾之阳；桂枝温经通阳；虎骨、白花蛇散风寒健筋骨，通络止痛，再伍以马钱子、川乌、草乌、年健、地枫、海风藤、威灵仙、羌活、独活、木瓜、麻黄散风寒，祛湿，通络止痛之效更著；续断、杜仲、寄生、骨碎补益肝肾，强筋骨；红花、土鳖虫、没药活血祛瘀，通经络。

【用法与用量】、【宜忌】 皆同参茸虎骨药酒。

参茸药酒（1）《全国医药产品大全》

【药物组成】 菟丝子 150 克，熟地黄、牛膝、肉苁蓉各 100 克，人参、鹿茸、附子（制）、黄芪、五味子、茯苓、山药、当归、龙骨、远志（制）各 50 克，红曲 25 克。

【功能】 滋补强壮，助气固精。

【主治】 气血两亏，腰酸腿疼，手足寒冷，梦遗滑精，妇女血亏、血寒、带下淋漓，四肢无力，行步艰难。

【方药分析】 人参大补元气，益气固脱；鹿茸壮元阳，生精髓，且参、茸相合可救命门火之衰；制附子、肉苁蓉、菟丝子补肾壮阳，生精补髓；熟地、当归滋阴补血，此乃阴中求阳之意；黄芪补气升阳固表，合茯苓、红曲健脾益气，以资化源；远志、五味子、龙骨养心安神，涩精固肾；牛膝引诸药下行直达肝肾。

【用法与用量】 内服，1 次 10～15 毫升，1 日 2 次。

【宜忌】 孕妇忌服。

参茸药酒（2）《吉林省药品标准》

【药物组成】熟地黄 1000 克，当归、龙眼肉、麻黄各 750 克，千年健、甘草、炒苍术、红花、制草乌、牛膝、栀子、茜草、续断、独活、陈皮、防己、穿山龙、杜仲炭、制川乌、木瓜、地枫皮、紫草、人参（去芦）、黄芩、枳壳、炒没药、炒乳香各 500 克，川芎、防风、羌活、乌梢蛇、砂仁、秦艽、钩藤各 300 克，桂枝、五加皮各 250 克，制马钱子 150 克，鹿茸（去毛）100 克，白糖 16 千克，50 度白酒 400 千克。

【功能】祛散风寒，舒筋活血。

【主治】肢体麻木，腰腿疼痛，胃脘寒痛，气血虚弱。

【方药分析】乌梢蛇、制川乌、制草乌、秦艽、防风、防己、羌活、独活、五加皮、千年健、地枫皮、穿山龙、苍术、木瓜、麻黄、桂枝、马钱子祛风寒除湿，通络止痛；红花、乳香、没药、川芎、牛膝、茜草活血止痛；人参大补元气；鹿茸壮元阳，生精髓，强筋骨；续断、杜仲补肝肾，强筋骨；熟地黄、龙眼肉、当归滋阴养血；枳壳、陈皮、砂仁理气健脾；甘草和中；栀子、黄芩、紫草、钩藤是为反佐，苦寒以去其标热；白糖缓中益脾；酒通血脉，助药力。

【用法与用量】内服，1 次 10～15 毫升，1 日 2 次，温服。

【宜忌】孕妇忌服。

参茸王浆胶囊《全国中成药产品集》

【药物组成】人参、鹿茸、蜂王浆。

【功能】滋补壮阳，温肾益气，健脾强筋。

【主治】病后体虚，疲乏无力，食欲减退，神经衰弱，健忘失眠，心悸气短。

【方药分析】人参大补元气，补脾益肺；鹿茸壮元阳，生精髓，且参、茸相合善救命门火之衰；蜂王浆滋补强壮。

【用法与用量】1 日 2 次，1 次 3～5 粒。

参茸追风酒《黑龙江省药品标准》

【药物组成】川乌（制）、草乌（制）、干姜（炮）、薄荷、当归、淡竹叶、陈皮、甘草、红花各 100 克，人参 20 克，鹿茸（去毛）5 克。

【功能】逐风驱寒，舒筋活络，止痛。

【主治】四肢麻木，屈伸困难，筋骨疼痛，风寒湿痹。

【方药分析】制川乌、制草乌、薄荷祛风散寒，除湿止痛；红花活血祛瘀通络；人参大补元气；鹿茸生精髓，壮元阳；炮姜温中回阳；甘草补脾益气；陈皮、竹叶理气健胃，燥湿化痰；当归养血和营；酒通血脉。

【用法与用量】内服，1 次 15 毫升，1 日 2 次，早晚服。

【宜忌】孕妇忌服。

参茸豹骨酒《吉林省药品标准》

【药物组成】 豹骨（酥）800 克，贯众 500 克，肉桂、防己、木瓜、白花蛇各 400 克，防风、秦艽、羌活、当归、杜仲、乳香、没药、马钱子（炙）、牛膝各 200 克，人参、鹿茸、续断、龟胶、补骨脂各 100 克，白酒（60 度）160 千克，冰糖 9.6 千克。

【功能】 舒筋活血，止痛散风。

【主治】 筋骨疼痛，麻木不仁，半身不遂，胃酸寒胀，抽风拘挛，腰酸腿痛，瘫痪痿痹，一切风寒湿病。

【方药分析】 豹骨、白花蛇、马钱子、防己、防风、桂枝、麻黄、秦艽、羌活、木瓜、威灵仙祛风、寒、湿，通经络止痛；人参大补元气；鹿茸、肉桂壮肾阳，生精血，强筋骨，且参茸相合，可救命门火之衰；龟胶、当归滋阴补血，益肾健骨；续断、杜仲、补骨脂补肝肾，强筋骨；乳香、没药、血竭行瘀止痛；牛膝破血通经，利关节，且可引诸药下行直达肝肾；贯众清热；冰糖、陈皮益脾；酒助药力。

【用法与用量】 内服，每次 15～30 毫升，临睡前服。

【宜忌】 孕妇忌服。

参鳖补膏《全国中成药产品集》

【药物组成】 人参、黄狗肾、鳖甲、山药、熟地黄、五味子、麦冬、淫羊藿、锁阳。

【功能】 补肾养肝，滋阴助阳，填精髓，强筋骨；养心安神，增强免疫功能。

【主治】 肝肾不足，虚劳眩晕，耳鸣耳聋，腰膝酸软，阳痿遗精。

【方药分析】 人参大补元气，宁神益智；山药补脾胃，益肺肾；黄狗肾、锁阳、淫羊藿暖肾壮阳，补精填髓，强筋骨；鳖甲滋阴潜阳；熟地、麦冬、五味子滋阴补血，且五味子能涩精止泻。

【用法与用量】 内服，1 日 2 次，1 次 10 克。

参鳖补精《全国中成药产品集》

【药物组成】 人参、鳖鱼、黄狗肾、山药、茯苓、麦冬、巴戟天、淫羊藿。

【功能】、**【主治】**、**【方药分析】** 同上方。

【用法与用量】 1 日 2 次，1 次 10 毫升。

参茸酒（1）《黑龙江省药品标准》

【药物组成】 菟丝子 12 克，怀牛膝、熟地黄、肉苁蓉各 8 克，鹿茸（去毛）、人参、附子（制）、黄芪、五味子、茯苓、山药、当归、龙骨、远志（蜜制）各 4 克，红血 2 克。

【功能】滋补强壮，助阳固精。

【主治】气血两亏，腰酸腿疼，步行艰难，手足寒冷，梦遗滑精，妇女血亏、血寒、带下淋漓，四肢无力。

【方药分析】人参大补元气，补脾益肺，宁神益智；鹿茸壮元阳，生精髓，且参茸相合可救命门火衰；附子、肉苁蓉、菟丝子壮肾阳，充精血；熟地、当归滋阴补血，此乃阴中求阳之意；黄芪补气升阳，合茯苓、红曲益气健脾，以资气血之源；远志、五味子、龙骨养心安神，涩精固脱；牛膝补肝肾，引诸药下行直达下焦。

【用法与用量】内服，1次6~9毫升，1日2次，温服。

【宜忌】孕妇忌服。

参茸酒（2）《江苏省药品标准》

【药物组成】薏苡仁、淫羊藿、萆薢、地黄（熟）、牛膝、陈皮、玉竹各360克，人参、鹿茸、红曲、木瓜、续断各60克，补骨脂（炒）、佛手、红花、砂仁、苍术（炒）、紫草、乌药、防风、乌梢蛇、枸杞子、羌活、五加皮、肉桂、白芍（炒）、当归、青皮（炒）、白芷、杜仲（制）、木香各30克，川芎（炒）、草乌（制）、檀香、豆蔻、川乌（制）、丁香各15克。

【功能】滋补强壮，舒筋活血，健脾和胃。

【主治】身体衰弱，脾胃不振，精神萎靡。

【方药分析】人参大补元气，补脾益肺生津；砂仁、薏仁、木香、乌药、檀香、青皮、丁香、佛手、红曲、豆蔻、陈皮理气健脾，温中除湿，以助后天之本；鹿茸合淫羊藿、补骨脂、肉桂壮元阳，生精血，强筋骨；牛膝、续断、杜仲补肝肾，强筋骨；脾胃不健，肾阳虚衰之辈，易感风寒、罹湿邪，故加乌梢蛇、川乌、草乌、木瓜、苍术、萆薢、羌活、独活、五加皮、白芷、防风祛风寒除湿，温经止痛；脾胃虚弱，气血不足，肾阳虚衰，精血不充，若辛燥之品太多，易伤阴血，故加地黄、玉竹、当归、枸杞子、白芍、川芎滋补阴血以佐之；红花、紫草活血祛瘀，使补而不滞。

【用法与用量】内服，1次10~15毫升，1日2次。

【宜忌】孕妇忌服，高血压患者慎用。

参茸培元丸《全国中成药产品集》

【药物组成】人参、鹿茸、熟地黄、肉桂、肉苁蓉、黄精、当归、黄芪、菟丝子、楮实子。

【功能】补气养血，培元健脾。

【主治】气血亏损，头晕目眩，脾胃虚弱，病后失调。

【方药分析】参、芪、黄精益气健脾；鹿茸壮元阳，生精髓；苁蓉补肾助阳；肉桂补命门火衰；熟地、当归滋阴补血；菟丝子、楮实子补肝肾，益精髓。

【用法与用量】1日2次，1次1丸。

参茸雪蛤精《全国医药产品大全》

【药物组成】 生晒参、鹿茸、蛤士蟆油、淫羊藿、炼蜜等 12 味。

【功能】 补肾，强身，益神，健脑。

【主治】 失眠健忘，精神不振，体倦无力，多梦，阳痿或宫寒，早衰等。

【方药分析】 人参补脾益肺，宁神益智；鹿茸、淫羊藿壮元阳，生精血，充脑髓；蛤士蟆油补虚。

【用法与用量】 内服，1 次 10 毫升，每日 2 次。

【宜忌】 有实热者忌服。

参茸鹿尾精（1）《新中成药便览》

【药物组成】 人参、鹿尾、鲜蜂王浆。

【功能】 益气补血，滋肾壮阳。

【主治】 神经衰弱，久病虚亏，食欲不振，肾虚腰痛，小便频数，阳痿遗精，足膝酸软等有显著疗效。亦可治疗肝炎，贫血，低血压，胃溃疡等。

【方药分析】 人参大补元气，健脾益气生津，宁神益智，为补虚要药；鹿尾为雄鹿之尾，其气血于尾部最盛，除大补气血外，又能补肾壮阳；蜂王浆滋补强壮。

【用法与用量】 内服，成人每日 1 支，早饭前温开水冲服，必要时晚饭前可增服 1 支。

【宜忌】 感冒，发烧者勿服。

参茸鹿尾精（2）《全国中成药产品集》

【药物组成】 人参、鹿茸、鹿尾。

【功能】 益精补虚滋阴，促进新陈代谢。

【主治】 肝炎，贫血，风湿性关节炎。

【方药分析】 人参大补元气；鹿茸壮元阳，填精髓；鹿尾暖腰膝，益肾精，强筋骨。

【用法与用量】 内服，1 日 2 次，1 次 1 支。

参茸鹿胎丸《吉林省药品标准》

【药物组成】 红花、当归各 5000 克，杜仲炭 3000 克，益母草炭、川芎、荆芥穗炭、白芍、醋香附各 2500 克，人参（去芦）、橘红、熟地黄、丹参、盐茴香、炒桃仁各 2000 克，炒莱菔子、炒白术、肉桂、银柴胡、泽泻、焦槟榔、姜厚朴、炒神曲、制附子、炒麦芽、赤芍、焦山楂、醋延胡索、炒苍术、续断、砂仁、海螵蛸、茯苓、乌药、牡丹皮、牛膝、豆蔻、山药各 1500 克，盐吴茱萸、醋龟版、木瓜、木香、沉香、甘草各 1000 克，鹿茸（去毛）500 克，鹿胎 1 具。

【功能】调经活血，温宫止带，逐瘀生新。

【主治】月经不调，行经腰腹疼痛，四肢无力，子宫寒冷，赤白带下，久不受孕，骨蒸痨热，产后腰痛。

【方药分析】鹿胎、鹿茸益精血，壮元阳，强筋骨；肉桂、附子、吴茱萸、小茴香、乌药温补脾肾之阳；人参、白术、茯苓、山药、甘草、麦芽、莱菔子、山楂、神曲健脾益气；橘红、香附、木香、厚朴、砂仁、豆蔻、沉香、槟榔、木瓜、泽泻、苍术理气温中，燥湿健脾，脾气健，脾阳足，则肾阳亦充；龟版、熟地、白芍、当归、川芎滋阴补血，此乃阴中求阳之意，阳得阴助而生化无穷；续断、杜仲补肝肾，益精血；阳虚气亦虚易于瘀滞，故加桃仁、红花、丹参、益母草、赤芍、元胡、丹皮活血行瘀；荆芥炭、海螵蛸固涩止带；银柴胡能退虚热；牛膝活血且能引诸药下行，直达下焦。

【用法与用量】内服，1 次 1 丸，1 日 1~2 次，空腹，红糖水或温开水送下。

【宜忌】孕妇忌服。

参茸鹿胎膏 《吉林省药品标准》

【药物组成】红花、当归各 5000 克，杜仲炭 3000 克，益母草炭、川芎、荆芥穗炭、白芍、醋香附各 2500 克，人参（去芦）、橘红、熟地黄、丹参、盐茴香、炒桃仁各 2000 克，炒莱菔子、炒白术、肉桂、银柴胡、泽泻、焦槟榔、姜厚朴、炒神曲、制附子、炒麦芽、赤芍、焦山楂、醋延胡索、炒苍术、续断、砂仁、海螵蛸、茯苓、乌药、牡丹皮、牛膝、豆蔻、山药各 1500 克，盐吴茱萸、醋龟版、木瓜、木香、沉香、甘草各 1000 克，鹿茸（去毛）500 克，鹿胎 1 具，红糖 11000 克。

【功能】、【主治】、【方药分析】同参茸鹿胎丸。

【用法与用量】内服，1 次 10 克，1 日 2 次，温黄酒或温开水送下。

【宜忌】同参茸鹿胎丸。

参茸蛤蚧保肾丸 《全国医药产品大全》

【药物组成】肉苁蓉 130 克，蛤蚧 70 克，熟地黄、枸杞子、茯苓、山药各 60 克，当归、山茱萸、巴戟天、杜仲、远志、白术、益智（制）、补骨脂各 30 克，沉香 16 克，鹿茸 13 克，红参 6 克。

【功能】温肾补虚。

【主治】肾虚腰痛，夜尿频多，病后虚弱，头晕眼花，疲倦乏力。

【方药分析】红参、白术、茯苓、山药益气健脾，以助生化，培补肾气；鹿茸生精髓，壮肾阳；蛤蚧补肺肾，生精血，纳气定喘，且参、茸、蛤蚧三者相合，其充精血、壮元阳之功更著；《景岳全书》："善补阳者，必于阴中求阳……；善补阴者，必于阳中求阴……"故加熟地、当归、枸杞子滋阴补血；配肉苁蓉、巴戟天、补骨脂补肾壮阳；

山茱萸，杜仲补肝益肾；益智、沉香温脾肾，摄涎缩便；远志宁心安神。

【用法与用量】内服，1次3克，1日2次。

【宜忌】感冒发热者勿服。

参茸黑锡丸《全国中成药产品集》

【药物组成】人参、鹿茸、母丁香。

【功能】益气补阳，堕痰定喘。

【主治】肺肾阳虚，痰壅气喘，四肢厥逆。

【方药分析】人参大补元气，补脾益肺，宁神益智；鹿茸壮元阳，填精髓；母丁香温中降逆，且能助鹿茸壮肾阳。

【用法与用量】内服，1日2次，1次1丸。

参茸貂鞭药酒《吉林省药品标准》

【药物组成】熟地黄、肉苁蓉、菟丝子饼、淫羊藿、炒韭菜子、肉桂、锁阳、黄芪、盐补骨脂、煅牡蛎、烫狗脊、枸杞子各1500克，红参（去芦）、杜仲炭、大海米各500克，鹿茸（去芦）250克，海马75克，驴肾2克，貂肾10具，狗肾2具，白糖40千克，60度白酒500千克。

【功能】滋补腰肾，壮阳祛寒。

【主治】肾虚精冷，腰腿酸痛，阳痿不举，肾囊潮湿，头晕耳鸣。

【方药分析】人参、黄芪大补元气，益气健脾；鹿茸、貂肾、驴肾、狗肾、海马、大海米血肉有情之品能补肾壮阳，填精补髓；肉苁蓉、淫羊藿、韭菜子、锁阳、补骨脂补肾壮阳，强筋骨；菟丝子、杜仲补肝肾，益精血，强筋骨；熟地、枸杞子滋阴养血；肉桂辛温大热，可救命门之火；白糖益脾；酒通血脉，助药力。

【用法与用量】内服，1次20毫升，1日2~3次，温服。

【宜忌】感冒发热勿服。

参茸强身丸《全国医药产品大全》

【药物组成】熟地（酒制）15千克，黑豆（炒）13.5千克，阿胶（蛤粉炒）、蒺藜（去刺炒）、鹿筋（土发）各10千克，怀牛膝（酒蒸）9千克，六曲（炒）、山药（炒）、菟丝子（酒炒）、麦芽（炒）、当归（酒浸）、附子（制）、茯苓（去皮）、何首乌（制）、枸杞子、山楂（炒）各7.5千克，砂仁、小茴香（盐炒）、木瓜、五味子（酒蒸）各6.4千克，莲子（去心炒）、白术（炒焦）、黄芩（酒炒）、螃蟹、土鳖虫、淫羊藿（羊油制）、肉苁蓉（酒蒸）、黄芪（炙）、地龙（去土）、生地、肉桂（去粗皮）、党参（去芦）、菊花、川贝母（去心）、龙骨（煅）、鱼鳔（蛤粉制）各5千克，甘草（炙）4千克，杜仲（盐炒炭）、补骨脂（盐炒）、川芎各3.9千克，巴戟天（盐制）、白芍（酒炒）、川牛膝（酒蒸）、仙茅、山萸肉（酒蒸）各3.5千克，白芥子

（炒）、远志（甘草水制）、龟版（醋制）、花椒（去目炒）、龟版胶（蛤粉炒）、麦门冬、陈皮、广木香、法半夏、鹿茸（嫩、去皮、炙）、人参（去芦）、天门冬、旱莲草、阳起石（煅）、母丁香、柏予仁（炒）、阴起石（煅）各2.5千克，硼砂2千克，朱砂1.4千克，海马（制酥）0.12千克。

【功能】强身健脑，补气血，益肝肾，健脾胃。

【主治】老年体弱，脾虚肾亏，腰膝酸软，阳痿早泄，萎黄肌瘦，月经不调。

【方药分析】人参、党参、黄芪、白术、茯苓、陈皮、砂仁、法半夏、广木香、山药、莲子、甘草、六曲、麦芽、山楂健脾益气，醒胃消食；熟地、当归、白芍、川芎、阿胶、何首乌、菟丝子补血；龟版、龟版胶、鱼鳔、旱莲草、黑豆、天门冬、麦门冬、生地滋阴；鹿茸、海马壮元阳，生精髓，强筋骨；巴戟天、补骨脂、淫羊藿、肉苁蓉、仙茅、附子、肉桂、小茴香、阳起石、母丁香补肾阳，强筋骨；阴起石祛湿助肾阳；白芥子、川贝母、硼砂理气化痰；花椒、木瓜温中化湿；蒺藜、菊花、黄芩平肝明目，祛风止痒，山萸肉、杜仲、枸杞子、鹿筋、怀牛膝补肝肾，强筋骨；土鳖虫、川牛膝、螃蟹、地龙活血通经络，使补而不滞；五味子敛肺肾，滋阴涩精；柏子仁、远志、龙骨、朱砂养心镇静安神。

【用法与用量】内服，每服15~45粒，早晚空腹淡盐汤送下。根据体质强弱，酌量增减。

【宜忌】伤风感冒、高血压患者及孕妇忌服。

参茸强肾片《吉林省药品标准》

【药物组成】熟地黄250克，烫驴肾、枸杞子各150克，烫牛肾100克，烫羊肾、肉苁蓉、炒韭菜子、山药、酒菟丝子、淫羊藿、黄芪、盐补骨脂各50克，牛膝、红参（去芦）、五味子、鹿角胶、盐茴香各25克，鹿茸（去毛）12.5克。

【功能】滋阴补肾，壮阳生精。

【主治】肾虚腰痛，阳痿不举。

【方药分析】鹿茸、羊肾、牛肾、驴肾、鹿角胶为血肉有情之品，既能生精补髓，又能壮元阳；红参大补元气，而与鹿茸、羊肾等药相合，使鹿茸生精补髓，温肾壮元之功更著；参、芪、山药益气健脾；熟地、枸杞子滋阴补血；五味子敛肺肾，滋阴涩精；肉苁蓉、韭菜子、淫羊藿、补骨脂、盐茴香、菟丝子温补肾阳；牛膝活血行瘀，使补而不滞，且能引诸药下行，直达肝肾。

【用法与用量】内服，1次5~6片，1日2次。

【宜忌】感冒发热者勿服。

参茸蜂王浆《全国中成药产品集》

【药物组成】红参、鹿茸、蜂王浆。

【功能】大补元气。

【**主治**】气阳不足，畏寒乏力。

【**方药分析**】红参大补元气；鹿茸壮元阳，填精髓，且参、茸相合善救命门火之衰；王浆滋补强壮。

【**用法与用量**】内服，1日2次，1次10毫升。

参茸鞭丸《辽宁省药品标准》

【**药物组成**】鹿茸（片）12500克，红参10000克，菟丝子、阳起石（煅）、肉桂、黑顺片各9000克，枸杞子、熟地黄、石燕各5000克，大青盐4000克，巴戟天、地骨皮、天冬、川牛膝各2000克，补骨脂（盐炒）、干家雀、锁阳、韭菜子各1500克，公丁香1250克，砂仁、杜仲（炭）、淫羊藿（制）、海马（制）各1000克，甘草500克，硫磺（制）150克，牛鞭（烫制）133克，驴鞭（烫制）67克，狗鞭（烫制）17克，貂鞭（烫制）14克，淀粉10500克。

【**功能**】补肾壮阳，强精增髓。

【**主治**】肾气虚，性机能减退，阳痿，遗精，早泄。

【**方药分析**】红参大补元气；鹿茸补精血，壮元阳，强筋骨，且参、茸相合，可救命门火之衰，故可治疗肾虚，阳痿，遗精，早泄等疾；巴戟天、补骨脂、菟丝子、阳起石、公丁香、淫羊藿、锁阳、硫磺、韭菜子补肾壮阳；肉桂补命门之火；黑顺片补下焦元阳；干家雀、海马、驴鞭、狗鞭、牛膝、貂鞭生津补髓，壮元阳；熟地黄、天冬、枸杞子滋阳补血，有补阴配阳之意；杜仲、川牛膝补肝肾益精血，且牛膝有活血之用，使补而不滞；砂仁理气醒脾；石燕除湿热，利小便，退目翳；地骨皮清热凉血；甘草益气和中；大青盐味咸，引诸药入肾。

【**用法与用量**】内服，1次10粒，1日2次，淡盐水或开水送服。

【**宜忌**】高血压者慎用或遵医嘱。孕妇忌服。

参桂再造片《黑龙江省药品标准》

【**药物组成**】威灵仙（酒炒）50克，肉桂、麻黄（去根）、熟地黄、甘草（蜜制）、大黄（制）、防风、片姜黄（炒）、独活、草豆蔻、乌梢蛇（去头）、白芷、玄参（酒炒）、赤芍（炒）、苍术（麸炒）、草薢、桑寄生、葛根、狗脊（制）、苦参、巴戟天、鸡血藤、仙鹤草、丹参各40克，香附30克，红参、青皮（麸炒）、僵蚕、乳香（制）、乌药（酒炒）、没药（制）、骨碎补（去毛酒炒）、穿山甲（砂烫）、白附子（制）、红花、厚朴（制）、地龙（制）各20克，冰片5克。

【**功能**】舒筋活络，祛风行血。

【**主治**】筋骨疼痛，四肢麻木，腰酸背痛，疲劳无力。

【**方药分析**】本方由祛风通络之品与扶正药物组成。红参、甘草补气益中；熟地黄、玄参滋阴补血；肉桂、附子温补命门火，温经止痛；巴戟天、骨碎补、狗脊、槲寄生补肾壮阳，强筋骨，祛风湿，这是扶正的一面。麻黄、防风、白芷、独活、威灵仙祛风散寒；乌梢蛇、僵蚕、白附子祛风，解痉，止痛；地龙、葛根、穿山甲、鸡血藤舒筋缓痉；乳香、没药、丹参、红花、赤芍、片姜黄、大黄活血化瘀；香附、乌药调畅气机；苍术、厚朴、草蔻、萆薢、苦参燥湿健脾；冰片芳香透络；血瘀之体易致血不循经而溢于脉外，故加仙鹤草一味，以凉血止血。

【用法与用量】内服，1次4片，1日3次。

【宜忌】孕妇忌服。

参桂养荣酒 《上海市药品标准》

【药物组成】桂圆肉2千克，玉竹0.8千克，生晒人参、糖参各0.5千克，砂糖16千克，白酒（52度）224千克。

【功能】补气养血，益肺生津。

【主治】气血两亏，神疲乏力。

【方药分析】生晒人参、糖参补元气，补脾益肺生津；桂圆肉、玉竹补血；砂糖益脾；酒通血脉。

【用法与用量】内服，适量。

【宜忌】感冒发烧勿服。

参桂理中丸 《吉林省药品标准》

【药物组成】炒白术、干姜各100克，甘草80克，姜厚朴60克，制附子、醋香附、乌药、盐吴茱萸、茯苓各50克，炒苍术、砂仁各40克，人参（去芦）、肉桂各30克，木香、五味子各20克。

【功能】散寒止痛。

【主治】阴寒腹痛，脾胃虚冷，肠鸣腹泻。

【方药分析】本方由附桂理中丸（《三因方》）加味而成。是治疗脾肾阳虚之阴寒重证之剂。采用本方温补脾肾之阳，补脾益胃，使中土有权，升降复常，则诸症可除。干姜温中祛寒；肉桂、附子补肾阳而温中止痛；人参、甘草益气补脾；苍术、白术、厚朴燥湿健脾；茯苓渗湿；砂仁理气醒脾；木香、香附、乌药理气散寒止痛；吴茱萸为治厥阳肝寒之要药，其上可以温脾胃之冷，下可暖肾之虚寒，一药可三寒并治，且吴茱萸经盐制，则又可协肉桂引诸药入肾；五味子合人参能益气生脉之功。

【用法与用量】内服，1次1丸，1日2次，温开水送下。

【宜忌】忌生冷食物，孕妇忌服。

参桂鹿茸酒 《湖北省药品标准》

【药物组成】陈皮、肉桂各180克，黄芪（蜜炙）、党参、白芍、当归、玉竹、甘草、枸杞子、白术（炒）、熟地黄各150克，茯苓120克，续断90克，橘络、代代花各60克，人参、鹿茸各30克。

【功能】滋阴补肾，益气和中。

【主治】虚损劳伤，畏寒肢冷，腰膝酸软，食减便溏。

【方药分析】党参、黄芪、白术、茯苓、甘草健脾益气；陈皮、橘络、代代花理气健胃，燥湿化痰；熟地黄、当归、白芍、玉竹滋阴补血；人参大补元气，生津益胃；鹿茸壮元阳，生精髓，且人参、鹿茸相伍，善补命门之火；肉桂温中补阳；续断、枸杞子补肝肾，充精血，强筋骨。

【用法与用量】内服，1次15毫升，1日2次。

参益精《全国中成药产品集》

【药物组成】人参叶、黄精。

【功能】补气养阴，生津润燥，益肺补脾。

【主治】口干少津，神疲乏力，夜寐失眠，耳鸣心悸，食欲不振。

【方药分析】人参叶补气养阴；黄精生津润燥，补脾润肺。

【用法与用量】内服，1日2次，1次1支。

参菊晶《全国中成药产品集》

【药物组成】人参、山楂、菊花、芦丁。

【功能】清热散风，明目提神，祛暑降压，改善血循环。

【主治】高血压，头晕目眩。

【方药分析】人参大补元气，宁神益智；菊花疏风除热，清肝明目，山楂散瘀滞降压，有利于气血运行。

【用法与用量】内服，1日2次，1次10克。

参鹿补丸《全国中成药产品集》

【药物组成】红参、鹿肉、肉苁蓉、菟丝子、女贞子、山茱萸。

【功能】益肾壮阳。

【主治】身体衰弱，肾虚阳痿，腰背酸痛。

【方药分析】红参大补元气；鹿肉、肉苁蓉、菟丝子补肾壮阳，益精髓；女贞子、山茱萸滋补肝肾，涩精明目。

【用法与用量】内服，1日2次，1次1丸。

参鹿补膏《上海市药品标准》

【药物组成】鸡血藤800克，女贞子600克，墨旱莲、仙鹤草、熟地黄各400克，淫羊藿、狗脊（制）、白术（麸炒）各300克，锁阳、续断、党参各200克，鹿肉、玉竹（制）各100克，红参80克。

【功能】益气养血，补肾壮阳。

【主治】阳虚畏寒，精神疲乏，气血不足，腰膝酸软。

【方药分析】本方为气血并补，滋阴壮阳之剂。熟地黄、女贞子、墨旱莲、玉竹滋阴养血；鸡血藤补血行血，舒筋活络，使补而不滞；"血不自生，须得生阳气之药，血自旺矣"（《脾胃论》），故以人参大补元气；党参、白术益气健脾，以资生化之源；鹿肉、锁阳、淫羊藿、续断、狗脊益精补血，壮肾阳，阳旺则血自生矣；仙鹤草一味，是因阳气不足之体每由气不摄血而血外溢所备。

【用法与用量】内服，1次1羹匙，1日2次，用开水冲服。

【宜忌】感冒发烧勿服。

人参伪品及误用品的鉴别

人参是营养价值较高的滋补品，又是经济价值较贵的药材。有些人由于识别能力差，误将伪劣品当做人参服用。还有些人为了赚钱想尽一切办法利用伪品冒充人参，使广大患者在身体上，及经济上深受其害，甚者危害性命。现在市售药材中，有十多种伪品在市场上流通，如商陆、桔梗、栌蓝根、华山参、山莴苣根、金钱豹、野豇豆根、莨菪根、紫茉莉根、四叶参等。在应用人参时要注意鉴别：

商陆《本经》

【来源】

为商陆科植物商陆 *Phytolacca acinosa* Roxb. 的根。因根外形与人参有相同之处，在陕西、河南、山西、四川等地，发现有人加工伪造，冒充人参销售。

【异名】

芎根、当陆、白昌、夜呼、章柳根、见肿消、山萝卜、水萝卜、白母鸡、长不老、湿萝卜、花商陆、狗头三七、抓消肿、牛萝卜、春牛头、下山虎、大萝卜、牛大黄、野萝卜、莪山菜、猪母草、娃娃头、抱鸡婆、乌鸡婆。又名苋陆、遂薚、马尾、常蒏、蒏、茹、章陆、蓫柳、大见菜、湿苋菜、山包谷、金七娘、红苋菜、金鸡姆、猪姆耳、苋菜蓝、肥猪菜。

【鉴别特征】

多年生草本，高70～150厘米。全株无毛，根肥大，肉质，圆锥形，茎直立，多分枝，绿色或紫红色，外皮淡黄色，具纵沟。叶互生，纸质，椭圆形或长椭圆形。长10～25厘米，宽6～15厘米，先端急尖，基部楔形而下延，全绿，有柄，总状花序顶生或与叶对生，长

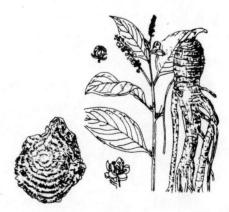

图13　商陆

10~20厘米；花两性，茎约8毫米，初为白色，渐变为淡红色，萼通常5片；雄蕊8~10枚；心皮8~10，分离但紧贴。浆果扁球形，直径约7毫米，常有8个分果组成，成熟后呈紫黑色。种子肾形，扁平，黑色。花期6~7月。果期8月到10月。

【药材鉴别】

呈不规则的块片，大小不等，外皮灰棕色或黄棕色。横切片为不规则圆形，弯曲不平，边缘多皱缩，粗糙，内肉黄白色，有许多同心环状突起。本品特征：表面凹凸不平，木质部呈多数突起的纵条纹。质坚不易折断。气微，味稍甜，后微苦，久嚼麻舌。以片大、色白、两面环纹，有粉性，身干者为佳。

【主要成分】 商陆根含商陆碱、多量硝酸钾、皂甙（甙元为商陆酸和商陆酸甲酯，近年又从商陆中鉴定出商陆多糖……等8种脂溶性成分）。

【性味功能主治】 苦，寒。有毒。通二便，泻水，散结。治水肿胀满，痈肿，疮毒，脚气，喉痹。

【用法与用量】 内服，4~9克。

【宜忌】 脾虚水肿，及孕妇忌服。

【不良反应、中毒与解救】 中毒原因：①多为真伪辨不清，误食中毒。因误服似"人参"样形状植物者为多。如1男患者错将商陆为人参，服后半小时就出现头晕、剧烈呕吐等中毒现象。经鉴定，所服之"人参"为商陆。

②用量大服用不当中毒。1女患者因血小板减少服用商陆15克，红枣10枚，煎服1剂后，突然出现诉说蚂蚁遍地皆是，老鼠在地上乱跑等精神不正常现象。是因剂量大，煎煮时间短所致。

中毒症状：多数人在服用商陆后30分钟至3小时发病。一般症状为头晕，头痛，恶心呕吐，胸闷心慌，腹痛腹泻，多尿，手足躁动，语言不清等；重者则出现四肢肌肉抽搐，呕血便血，血压下降，瞳孔散大，心跳减慢，呼吸减弱，神志恍惚或昏迷，大小便失禁等。从神志昏迷到清醒，短者10~12小时，长则达31小时。甚至中枢神经麻痹，呼吸运动障碍，心肌麻痹而死亡。孕妇可引起流产。

解毒与救治：如中毒不良反应很轻者，一般不用特殊处理，慢慢症状就会消失，也可对症疗法即可。中、重度者：①解毒用生甘草、生绿豆60~90克，水煎服。也可将其药物，捣烂，开水泡服。②输液促进利尿，排除毒素。③催吐，或用1∶5000高锰酸钾液洗胃，并用硫酸镁导泻，排毒。④绿豆50克、元米50克煎汤解毒。⑤出现精神障碍者应补充维生素B、C等；四肢抽搐时可给小剂量镇静剂如水合氯醛等；如出现心率减慢，皮肤湿冷时，是商陆拟胆碱能作用抑制心肌，可用阿托品缓解，有循环、呼吸困难或衰竭，酸碱平衡紊乱者，要及时地对症处理和抢救。

桔梗《神农本草经》

【来源】

为桔梗科植物桔梗 *Platycodon grandiflorum*（Jacq.）A. DC. 的根。除去皮，干燥而

得。始载于《本经》，列为下品。为常用中草药。因此草根结实而梗直，故名也。在辽宁发现冒充人参用。

【异名】

白药、利如、梗草、苦桔梗、卢如、房图、荠苨、苦梗、符蔰、大药、和尚头花、土人参、包袱花。

【鉴别特征】

为多年生草本，高35~100厘米，全株光滑无毛，有乳汁，根肥大肉质，长圆锥形，外皮黄褐色或灰褐色。有分枝。茎直立，单一或有分枝，叶近于无柄，生于茎中，茎中下部的叶常对生或3~4片轮生，叶片卵状披针形，长4~6厘米，宽1~2.5厘米，边缘有不整齐的锐锯齿；茎上部的叶互生，较窄。花生于茎顶，或数朵成疏生的总状花序，花萼钟状，蓝紫色或蓝白色，径3~5厘米，裂片5，长约为花冠的1/3，花期7~9月，种子卵形。

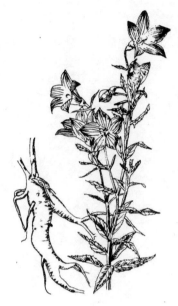

图14　桔梗

【药材鉴别】

呈长纺锤形。下部渐细，有时分枝稍弯曲，顶端具有芦头，上有许多茎痕。全长5~15厘米，直径0.6~1.5厘米。表面淡棕色或白色，皱缩，上部有横纹，通体有纵沟，下部尤多，并有类白色或淡棕色的皮扎样根痕，横向略延长。本品特征：质坚脆，易折断，断面类白色，略带颗粒状，有放射状裂隙，皮部较窄，形成层显著，淡棕色，木部类白色。气微，味微甘而后苦。以条粗匀、质坚实、色洁白、味苦者为佳。

【主要成分】 根含皂甙，而且含多量皂甙，主要为桔梗皂甙，含量多的又为桔梗皂甙元和远志酸，以及少量的桔梗酸A、B、C，葡萄糖甙，桔梗糖等。

【性味功能主治】 苦辛，平。开宣肺气，祛痰排脓。治外感咳嗽，肺痈吐脓，咽喉肿痛。

【用法与用量】 煎汤内服，3~6克，或入丸散。

【宜忌】 阴虚久嗽，气逆咳血者忌服。

栌蓝根《滇南本草》

【来源】

为马齿苋科土人参属栌蓝 *Talinum paniculatum*（Jacq.）Gaerth. 的干燥根。在北京、上海、山东、山西、陕西、河南、甘肃、江苏、浙江、江西、广东、广西、湖南、湖北、福建、四川、贵州等省区常冒充人参、白参应用。

【异名】

土人参、土白参、土力参、土洋参、水人参、参草、土高力参、假人参、紫人参、瓦坑头、福参、土红参、飞来参、瓦参。

【鉴别特征】

一年生草本，肉质，高 40～60 厘米，全体光滑无毛。主根粗壮有分枝，外表棕褐色，茎圆柱形，直立，下部有分枝，基部稍木质化。叶互生，倒卵形，或倒卵装长椭

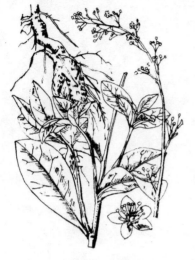

圆形，长 4～7 厘米，宽 2～3.5 厘米，先端尖或钝圆，全缘，基部渐次狭窄而成短柄，两面绿色。茎顶部分枝成圆锥状的花丛，总花柄呈紫绿色或暗绿色；花小多数，淡紫红色，直径约 6 毫米，花柄纤长，萼片 2，卵圆形，头尖，早落；花瓣 5，倒卵形或椭圆形；雄蕊 10 余枚，花丝细柔；雌蕊子房球形，花柱线形，柱头 3 深裂，先端向外展而微弯。蒴果，熟时灰褐色，直径约 3 毫米。种子细小，黑色，扁圆形。花期 6～7 月，果期 9～10 月。

【药材鉴别】

干燥根呈圆锥形，直径 1～3 厘米，长短不等，有的微弯曲，下部旁生侧根，并有少数须根残留。肉质坚实。表面棕褐色，断面乳白色。

图 15　栌蓝根

【性味功能主治】 甘平。健脾润肺，止咳，调经。治脾虚劳倦，泄泻，肺病咳嗽痰中带血，眩晕潮热，自汗盗汗，小儿遗尿，月经不调。

【用法与用量】 内服，煎汤 30～50 克。或外用；捣敷。

华山参《陕西中草药》

【来源】

为茄科植物华山参 *Physochlainna infundibularis* Kuang 的干燥根。在陕西、山西、河南、四川、宁夏、浙江等省，药农夏季麦收后采挖洗净，去粗皮，用适量甘草、麦冬、栀子、黄连、冰糖水共煮后，晒干冒充红力参、大红参出售。目前，在陕西华山有不少群众摆摊出售"人参"（实为华山参），不少游客误当人参购之，服用后引起不少中毒者。

【异名】

热参、土人参、土参、野山参。

【鉴别特征】

为多年生草本，高 20～50 厘米，根肉质而粗壮，圆柱形，茎直立，有毛，常数茎丛生。叶互生，卵形或三角状宽卵形，长 3～7 厘米，基部楔形，全缘；叶柄长 5～7 厘米。顶生或腋生伞房花序，花梗密生白色茸毛，长达 7 厘米；花萼钟形，

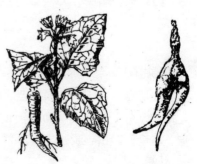

图 16　华山参

裂片 5，长椭圆形或长三角形，边缘及外面具白色毛茸，果期膨大成球状囊；花冠黄绿色，边缘以下呈紫褐色，漏斗形，长约 1 厘米，5 浅裂，裂片卵形，雄蕊 5；子房近球形，2 室。蒴果近球形，直径约 8 毫米，自中部以上盖裂，包于囊状宿萼内。花期 3~5 月。果期 5~6 月。

【药材鉴别】

干燥的根茎呈圆柱形或圆锥形，略弯曲，根头部粗，向下渐细，长 10~30 厘米，粗 1~3.5 厘米，常有数个支根，表面棕褐色、棕红色、乃至棕紫色，下部多伴灰黄色。根上通常附有长 1~10 厘米的根茎；根茎环节明显。根头表面具横纹，断面平坦，类白色，形成层环色暗而明显，木质部宽广，淡黄色，可见细密的放射状纹理。气微，味甘苦，略具麻舌感。炮制品表面具纵条纹，呈金黄色半透明、灰棕色或灰褐色。以条纹细，色金黄，具糖样气味，味甘而微苦者为佳。

【主要成分】根中有效成分为生物碱，其中脂溶性生物碱有东莨菪素（东莨菪内酯）、莨菪碱、东莨菪碱、天仙子碱及山莨菪碱等。其所含东莨菪碱内脂、东莨菪甙是治疗气管炎的有效成分。此外，含氨基酸、多糖类、还原糖、甾醇类及淀粉等。根中总生物碱含量约为 0.26% 。还含阿托品。

【性味功能主治】甘微苦涩，性热，有毒。功能：定喘，补虚，温中，安神。主治咳嗽痰喘，劳伤体弱，虚寒腹泻，心悸易惊，盗汗自汗。临床上多用于治疗慢性支气管炎。

【用法与用量】内服，煎汤 0.1~0.2 克。

【宜忌】青光眼患者忌服。忌铁器、五灵脂、皂荚、黑豆、卤水、藜芦等。

【不良反应中毒与解救】中毒原因，因含有阿托品类生物碱，误食过量而中毒。中毒症状，轻者出现口干、口麻，头晕，烦躁，视力模糊，牙痛，喉痛，面色潮红；重者语言不清或躁动谵语，瞳孔散大，两目及牙关紧闭，口唇干裂，口腔出血，四肢肌肉张力增强，心率加快，昏迷，抽搐等。

解毒与救治：①甘草 30 克，绿豆 30 克，水煎服，解毒。②催吐、洗胃、导泻。③使用拮抗剂，支持疗法以对症处理：用新斯的明 0.5mg 皮下注射，每 20 分钟 1 次。或用 5% 葡萄糖 500 毫升再加 10% 葡萄糖 500 毫升，维生素 C2 克，静脉点滴，以促进排泄。如一患者因血压低，将 15 克华山参煎汤连渣顿服，而出现口燥咽干，烦躁谵语等中毒症状。

山莴苣根《救荒本草》

【来源】

为菊科植物山莴苣 *Lactuca indica* L. 的干燥根。在黑龙江、吉林、河北、河南、山东、山西、陕西、宁夏、甘肃、湖南、四川、浙江、贵州等省区，常误作人参、土力参、朝鲜参、园参出售。

【异名】

白龙豆、苦芥菜、苦马地丁、野生菜、土莴苣、鸭子食、苦菜、驴干粮、苦马菜、野大烟。

【鉴别特征】

为一年或二年生草本，茎直立，高 80～150 厘米，被柔毛，上部分枝。体内含色浆汁，主根圆锥状或纺锤形，稍分枝，密生须根。叶互生，长椭圆状披针形，长 10～30 厘米，宽 1～5 厘米，不裂，或边缘具齿裂或羽裂，上面绿色，下面白绿色，无柄，基部抱茎，茎上部的叶呈长披针形。头状花序顶生，排列成圆锥形，总苞下部膨大，苞片多裂，呈覆瓦状排列；舌状花淡黄色，日中正开，傍晚闭合；雄蕊 5；子房下位，花柱纤细，柱头 2 裂，瘦果卵形而扁，黑色，长约 5 毫米，花期 8～9 月，果期 9～10 月。

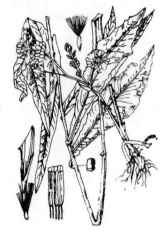

图 17　山莴苣

【药材鉴别】

根呈圆锥形，多自顶部分枝，长 5～15 厘米，直径 0.5～1.7 厘米。顶端有圆盘状芽或芽痕。表面灰黄色或灰褐色，具有细纵皱纹及横向点状须根痕；经加工蒸煮的呈黄棕色，半透明状。质坚实，较易折断。断面近于平坦，隐约可见形成层，成为不规则的环状，有时有放射状裂隙。气微，味微甜而后苦。

【主要成分】 含 β－香树脂醇，蒲公英甾醇，计曼尼醇等第三萜化合物，豆甾醇，β－谷甾醇和一种高级脂族醇，根含山莴苣素。

【性味功能主治】 味微苦，寒。有小毒。清热凉血，消肿解毒。治扁桃腺炎，妇女血崩，疖肿，乳痛。

【用法与用量】 内服，煎汤用茎叶适量。粉末涂搽，可除去疣瘤（此药不常用，用量待观察）。

金钱豹《中药真伪鉴别》

【来源】

为桔梗科植物金钱豹 *Campanumoea javanica* Bl. var. japonl－ca Makino 的干燥根。此药为不常用药材。在广东地区发现用其根加工伪充土人参或人参销售。

【鉴别特征】

为多年生草质藤本，长 1.5～2 米，无毛，有乳汁。根肥厚，长圆柱形，常分枝，表面淡黄色。茎缠绕，多分枝。叶对生，或互生，卵心形，有长柄，宽 1.5～6 厘米，长 2～7 厘米，边缘有浅钝齿。花钟状，萼生于叶腋，花萼下位，5 裂，至近基部，裂片宽披针状，长 8～10 毫米，花冠钟状，裂片狭卵形，白色，有时黄绿色，

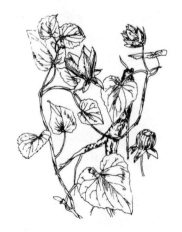

图 18　金钱豹

内面下面紫色；花期 8~9 月，浆果似球形。种子多数。

【药材鉴别】

为圆柱形根，少分枝，扭曲不直，长 10~25 厘米，直径 0.5~1.5 厘米。顶部有密集的点状茎痕。表面灰黄色。全体有纵皱纹。质硬而脆，易折断。断面较平坦，可见明显的形成层环。木质部呈黄色，木化程度较强。气微，味淡而微甜。

【性味功能主治】甘，微苦，温。健脾胃，补肺气，祛痰止咳。主治虚劳内伤，肺虚咳嗽，脾虚泄泻，乳汁不多，小儿疳积，遗尿。

注：此药不常用，用法与用量，等待观察。

野豇豆根《救荒本草》

【来源】

为豆科植物野豇豆 *Vigna vexillata*（L.）Benth. 的干燥根。在陕西、河北、河南、山东、山西、浙江、江苏、黑龙江、吉林、辽宁、上海、福建、四川等省发现以根蒸熟后，伪充吉林参、朝鲜参、红力参、大红参出售。

【异名】

野马豆、山土瓜、山马豆、大角豆、腰豆、长豆、裙带豆、豇豆。

【鉴别特征】

为多年生缠绕草本。主根圆柱形或圆锥形，外皮橙黄色。茎上被棕色粗毛，后渐脱落。复叶互生，具 3 小叶，总叶柄长 2.5~5 厘米，被长粗毛；小叶柄极短，有棕褐色粗毛；托叶卵状披针形，长 4~5 毫米，被长粗毛；顶生小叶菱状卵形，先端渐尖，基部宽楔形或近圆形，侧生小叶广卵形，外侧特宽，长 4~8 厘米，宽 2.5~4.5 厘米，两面均散生黄白色长粗毛。夏季开花，总状花序腋生；花梗极短，被棕褐色粗毛；花萼钟形，5 裂，有疏短毛；花冠蝶形，淡红紫色，旗瓣近圆形，顶端微缺，荚果圆柱形，长 9~11 厘米，种子椭圆形，黑色，有光泽。

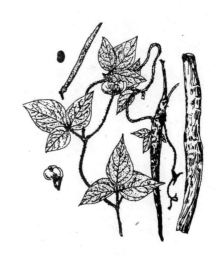

图 19 野豇豆根

【药材鉴别】

根呈圆柱形或纺锤形，不分枝或少分枝，长 10~20 厘米，直径 0.5~1.5 厘米。顶端具草质茎断痕。表面黄棕色或红棕色，微透明，可见极细的纤维伸出如绵毛状，有的具横长的皮孔样疤痕。质坚实，断面半透明角质样，具有白筋脉点。味淡，有豆腥气味。

【主要成分】含氨基苯丙氨酸、脂肪油、维生素及大量淀粉。

【性味功能主治】苦，寒。清热解毒，消肿止痛，利咽喉。治腮腺炎，疮节，咽喉肿痛，风火牙痛，小儿麻疹余毒不尽，胃痛，腹胀，大便秘结，跌打肿痛。

【用法与用量】内服，9～15克。外用鲜根适量，或捣烂敷患处。

注：①本品的变种云南野豇豆 Vigna vexillata（L.） Benth. var. yunnanensis Franch. 又称山马豆、山豆根、野汤豆、野萝卜、细活血。产于云南地区。也以根入药。效用与正品相类似。②江苏、浙江地区也有将根蒸熟加工后，充作人参使用或销售，注意鉴别。

莨菪根《纲目》

【来源】

为茄科植物莨菪 Hyoscyamus niger L. 的干燥根。《神农本草经》列为下品，但系同属另一种植物。过去仅用种子，名为天仙子。在欧洲已经开始用本品的叶，英国1809年就收入药典。现在有些地方用其根径加工后冒充人参出售，如河南省的林县、武陟等地就发现此类现象。

【异名】

山烟、铃铛草、唐葱莨菪子（藏名）。

【鉴别特征】

为二年生草本，高30～100厘米，有分枝，全身被有白色黏性腺毛，有特殊臭味。根粗壮，肉质，纺锤状，直径1～2厘米。基生叶大，丛生，成莲座状；茎生叶互生，下部叶有柄，上部叶无柄，基部下延，抱茎；近花序的叶常交叉互生，呈二列状；叶片长圆形，长7～20厘米，边缘具不规则的波状齿或羽状缺刻或深裂。夏季开花，花生叶腋，近无柄，常在茎端密集；萼杯状，长约1.5厘米，5浅裂，果时增大成壶状，长2～2.5厘米，具10条凸起的纵肋，裂片开展，先端具尖刺，密被黏性腺毛。蒴果近球形，直径约1.2厘米。包藏于增大的宿存萼内，盖裂，种子多数，肾形或卵圆形，两面略扁，直径约1毫米，灰黄色或棕黄色，有细密的网纹。

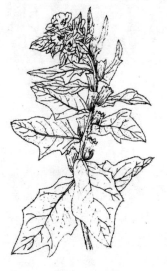

图 20　莨菪

【药材鉴别】

干燥的根呈圆柱形，分枝或不分枝。长约15～25厘米，直径约1～2.5厘米。顶端芽痕，外皮为灰黄色，具有明显横向突起的皮孔状疤痕及纵皱纹。质坚硬，易折断，断面不平坦，显淡黄色，接近形成层的韧皮部，呈棕色。无臭，味淡，微苦。

【主要成分】根中含生物碱多于叶，除了含天仙子胺和东莨菪碱外，尚含去水阿托品，阿托品碱，和四甲基二氨基丁烷。

【性味功能主治】苦，寒。有毒。治疥癣，杀虫，截疟。

【用法与用量】内服，烧存性研末，0.3~0.6克。外用，捣烂敷。

【宜忌】内服慎用，有心脏病者忌服。服量过了会令狂走。

【不良反应中毒与解救】因其根外形颇似萝卜，又有人将其根加工冒充人参出售，故有误食中毒者。其临床症状为，颜面潮红，瞳孔散大，腺体分泌减少；步伐不稳，平衡失调；意识不清，出现丰富、生动的视幻觉。上述中毒症状可能系本品所含阿托品类生物碱所致。

在近些年报道中有8例生食或熟食"胡萝卜"误食莨菪根，2~4小时后发生以上中毒症状，经一般对症治疗均获痊愈。

紫茉莉根《纲目拾遗》

【来源】

为紫茉莉科植物紫茉莉 *Mirabilis jalapa* L. 的块根。在四川、湖北、陕西省等地区发现用其根经加工后冒充人参出售。

【异名】

入地老鼠、花粉头、水粉头、粉子头、胭脂花头、胭粉豆、夜娇娇。

【鉴别特征】

为一年生草本，高可达1米。块根粗壮，纺锤形，肉质。茎直立，多分枝，节处膨大。单叶对生，下部叶具柄，上部叶常无柄；叶片卵形，长5~10厘米，宽可达3.5厘米，先端长尖，基部宽楔形或心形，边缘微波状。夏、秋开紫红、粉红、白色、黄色、也有红黄相杂的花，花1至数朵生子萼状总苞内，萼花瓣状，萼管圆柱形，上部稍扩大成喇叭状，5裂，花瓣缺，雄蕊5，子房上位，1室；瘦果近球

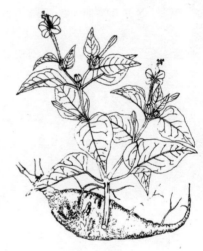

图21　紫茉莉根

形，果皮带革质，有细纵棱及横点纹，熟时黑色。种子白色，内部充满白粉色状胚乳。

【主要成分】根含有胡芦巴碱，为一种钠盐，并含半乳糖。

【性味功能主治】甘、淡、凉。清热解毒，利湿消肿，活血调经。根主治扁桃体炎，月经不调，白带，泌尿系感染，风湿性关节炎酸痛。

【用法与用量】根内服，煎汤10~15克。全草外用适量，也可将鲜品捣烂外敷，或煎汤外洗。

【宜忌】孕妇忌服。

四叶参《中草药汇编》

【来源】

为桔梗科党参属植物四叶参 *Codonopsis lanceolata* Benth. et Hook. f. 的根。在河南有人冒充人参出售。

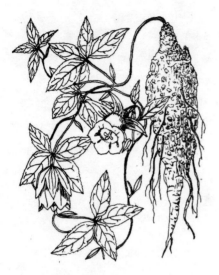

图22 四叶参

【异名】

狗头参、山海螺、羊乳、白蟒肉、奶参、乳头薯、乳薯。

【鉴别特征】

为多年生缠绕草本，长达2米以上，全株含有乳白色的液汁及特殊的臭味。根肥大粗壮，圆椎形或纺锤形，有少数须根。茎细长，多分枝，无毛，带紫色。茎生叶互生细小，着生在短侧枝顶端的叶常4片簇生，菱状卵形、长圆状披针形，或椭圆形，长3～7厘米，宽1.5～4厘米，先端尖，基部楔形，全缘，具不明显的锯齿，上面深绿色，下面灰绿色。花多单生，偶成对生于侧枝顶端，具短梗；萼5裂，裂片卵状披针形，绿色；花冠宽钟形，黄绿色，内有紫褐色斑点；雄蕊5，花丝粗短；子房下位，花柱短，柱头3裂。蒴果扁圆锥形，有宿萼。种子有膜质翅。

【主要成分】根含皂甙。

【性味功能主治】甘，平。补虚通乳。解毒排脓。主治乳腺炎，乳汁不足，肺脓疡，痈疖疮疡，及病后体虚。

【用法与用量】内服，煎汤15～60克。

西洋参《纲目拾遗》

【来源】

为五加科植物西洋参 *Panax quinquefolium* L. 的根。

【异名】

花旗参、洋参、西洋人参、西参、广东人参。

【鉴别特征】

多年生草本植物，全体无毛，根肉质，纺锤形，或长条形，有时呈分枝状，根茎短。茎圆柱形，长约20～25厘米，长条参长达35厘米。有纵条纹，或略具棱。掌状5出复叶，一般常3～4枚，轮生于茎端；叶柄长5～7厘米，小叶片膜质。广卵形至倒卵形，长4～9厘米。宽3～5厘米，先端突尖，边缘具粗锯齿，基部楔形，最下的两小叶最小，小叶柄长约1.5厘米。总花梗由茎端叶柄中央抽出；伞形花序，花多数，花梗细短，基部有卵形小苞片1枚；萼绿色，钟状花，绿白色。花期7月。果熟期9月。浆果扁圆形，成对状，熟时鲜红色，果柄长。

【药材鉴别及等级分类】

干燥根略呈纺锤状或圆柱形，长2～6厘米，粗0.5～1厘米，外表现细横纹及不规则纵皱，顶端的细纹较密呈环状。断面平坦，淡黄色，有暗色形成层环，并散有多数红棕色树脂管及细管。由于加工不同，一般分为粉光西洋参及原皮西洋参二类，每类又因野生和栽培而有不同：①粉光西洋参，野生者形较小，或有分枝，色白而光，外表横纹细密。体轻。气香而浓，味微甜带苦。栽培者，皮色白，细纹不及野生者紧密。体重质坚而味淡。②原皮西洋参，野生者形粗如大拇指，或较小。外皮土黄色，横纹色黑而细密，内部黄白色。体质轻松。气香味浓，品质优良。栽培者，形如野生者，但外皮淡黄，皮细，横纹不黑而较疏，体制结实而沉重，味较淡，表面横纹紧密，气清香，味浓者为佳。一般野生者为上品，栽培者次之。

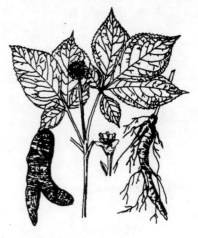

图23　西洋参

种统洋参一等，长10厘米以上，粗1~1.2厘米，重15克以上。二等参长8厘米以上，粗0.8~1.2厘米，每支重10克以上。三等参，长6~7厘米，粗0.7~0.9厘米，每支参重8克。

【主要成分】 主要含人参皂甙，又含挥发油、树脂等。

【含量测定】 照高效液相色谱法（附录Ⅵ D）测定。

色谱条件与系统适用性试验 以十八烷基硅烷键合硅胶为填充剂；以乙腈为流动相A，以0.1%磷酸溶液为流动相B，按下表中的规定进行梯度洗脱；检测波长为203nm；柱温40℃。理论板数按人参皂苷Rb_1峰计算应不低于5000。

时间（分钟）	流动相A（%）	流动相B（%）
0~25	19→20	81→80
25~60	20→40	80→60
60~90	40→55	60→45
90~100	55→60	45→40

对照品溶液的制备 取人参皂苷Rg_1对照品、人参皂苷Re对照品、人参皂苷Rb_1对照品适量，精密称定，加甲醇制成每1毫升各含人参皂苷$Rg_1$0.1毫克、人参皂苷Re0.4毫克、人参皂苷$Rb_1$1毫克的溶液，即得。

供试品溶液的制备 取本品粉末（过三号筛）约1g，精密称定，置具塞锥形瓶中，精密加入水饱和的正丁醇50ml，称定重量，置水浴中加热回流提取1.5小时，放冷，再称定重量，用水饱和正丁醇补足减失的重量，摇匀，滤过。精密量取续滤液25ml，置蒸发皿中，蒸干，残渣加50%甲醇适量使溶解，转移至10ml量瓶中，加50%甲醇至刻度，摇匀，滤过，取续滤液，即得。

测定法 分别精密吸取对照品溶液与供试品溶液各10μl，注入液相色谱仪，测定，即得。

本品含人参皂苷 Rg$_1$（C$_{42}$H$_{72}$O$_{14}$）、人参皂苷 Re（C$_{48}$H$_{82}$O$_{18}$）和人参皂苷 Rb$_1$（C$_{54}$H$_{92}$O$_{23}$）的总量不得少于 2.0%。

【性味功能主治】 甘微苦，凉。益肺阴，清虚火，生津液，除烦倦。治肺虚久嗽，咽干口渴，虚热烦倦。清肺肾，凉心脾降火。

【用法与用量】 内服，独参汤 3~6 克。

【宜忌】 反藜芦。本品性凉，能伤阳助湿，胃有寒湿者忌服。忌铁器及火炒《纲目拾遗》。

【单方验方与饮食疗法】 ①西洋参切片 3 克代茶饮，补益气血增强免疫功能。②西洋参 5 克，龙眼肉 30 克，冰糖 20 克，蒸成软膏，每日 2 次每次 1 匙。治气血虚弱，或老年津液不足心悸，补气血之良方。③西洋参 5 克，灵芝 10 克，煎水服，每日 2 次。强身健脑较好，久服令人益智不忘。④西洋参 5 克，百合 30 克，加蜂蜜 80 克，蒸熟食之，可治肺阴虚咳嗽，对于久治难愈止咳效果较好。⑤西洋参 6 克，女贞子 10 克，水煎服，治疗鼻咽癌，对防治因放疗所引起的咽干、胃口不适及白细胞下降症状有较好的效果。

【不良反应中毒与解救】 西洋参其性偏凉，用时应根据适应证服用。如脏寒者服用，就会引起腹痛或其他症状。一般停药后症状就会自愈，如果腹痛较重者，可对症治疗。

西洋参致过敏反应 1 例：患者蒋某，女 26 岁，因气候炎热，口角糜烂，大便秘结，服用西洋参 10 克，3 小时后出现头晕，头痛，寒战发热，全身出现红色片状荨麻疹。体温 39.5℃，呼吸 28 次/分。血压下降。心律 118 次。经输液等抢救，症状基本消失。（中成药 1991. 8 期 33 页。）

附：含西洋参成分的中成药

西洋参口服液《全国中成药产品集》

【药物组成】 西洋参。

【功能】 滋养五脏，清热生津。

【主治】 阴虚内热，头晕心悸，口腔溃疡，以及病后调节。

【方药分析】 西洋参性味甘微苦，凉，具有益肺阴，清虚火，生津止渴作用。

【用法与用量】 内服，1 次 10 毫升，1 日 2 次。

西洋参胶囊《全国中成药产品集》

【药物组成】 西洋参。

【功能】 补气养阴，清火生津。

【主治】 阴虚火旺，热病气阴两伤引起的喘咳，痰中带血，烦倦口渴，津液不足，口干舌燥。

【方药分析】西洋参性味甘微苦，凉，具有益肺阴，清虚火，生津止渴作用。

【用法与用量】内服，1日2次，1次4粒。

西洋参蜂王浆《全国中成药产品集》

【药物组成】西洋参、五味子、蜂王浆。

【功能】滋补强壮。

【主治】食欲不振，失眠，神经衰弱，贫血，肝炎，风湿性、类风湿性关节炎，病后产后体虚。

【方药分析】蜂王浆性味甘酸，平。具有滋补，强壮，益肝，健脾之功；五味子敛肺滋肾，西洋参具有益肺阴，清虚火作用。

【用法与用量】1次10毫升，1日2~3次，内服。

洋参冲剂《全国中成药产品集》

【药物组成】洋参。

【功能】养阴益气，生津止渴。

【主治】久病低热，头晕耳鸣，工作疲劳，肺虚咳嗽，虚不受补。

【方药分析】西洋参性味甘微苦，凉。具有益肺阴，清虚火，生津止渴作用。

【用法与用量】内服，1次1袋，1日2次。

洋参保肺丸《北京市药品标准》

【药物组成】罂粟壳120克，甘草、陈皮、杏仁、玄参、川贝母、枳实各60克，西洋参粉45克，五味子、麻黄、砂仁、石膏各30克。

【功能】滋阴补肺，止嗽定喘。

【主治】阴虚肺弱，咳嗽痰喘，胸闷气短，口燥咽干，睡卧不安。

【方药分析】西洋参补肺之气阴；阴虚则内热，遂以玄参配石膏，清其内热，而不伤阴；麻黄、杏仁宣利肺气，止咳平喘；川贝母润肺止咳化痰；枳实行气以助宣利肺气；五味子、罂粟壳敛肺止咳，以益久嗽伤肺；陈皮、砂仁理脾气以杜生痰之源，所谓"补土生金"之法；使以甘草调药和中。

【用法与用量】内服，1次2丸，1日2~3次。

【宜忌】感冒咳嗽者忌服。

洋参胶囊《全国中成药产品集》

【药物组成】西洋参（姜制）。

【功能】滋阴生津，益气扶正。

【主治】中气不足，脾肾虚弱，肺虚咳嗽，贫血头晕。

【方药分析】西洋参味微甘，性寒，入心、肺、肾三经。"益肺阴，清虚火，生津止渴"，"补阴退热，姜制益气，扶正气。"（《中药大辞典》）。主治"肺虚久嗽，失血，咽干口渴，虚热烦倦。"

【用法与用量】内服，1次4粒，1日2次。

西洋参伪品及误用品的鉴别

西洋参是比人参经济价值更高的药材，应用范围比较广。现在社会上制造假西洋参的也较多，全国各地都有发生。伪造冒充西洋参的品种有三种：①用鲜圆参加工伪造西洋参。将鲜圆参用线捆成横细密纹晒干后，以西洋参出售。②用朝鲜人参加工伪造西洋参，也是用线捆成横细纹，使其以假乱真，达到冒充西洋参出售的目的。③用能伪造人参的品种（见人参条）冒充西洋参。其性味功能主治根本不同，应引起特别注意。

党参《本草从新》

【来源】

为桔梗科植物党参 *Codonopsis pilosula*（Franch.）Nannf. 的根。党参种类甚多，"参须上党者佳，今真党参久已难得，唯防党性味和平足贵，根有狮子盘头者真，硬纹者假也"。

【异名】

东党、台党、潞党、口党、西党、纹党、晶党、岷党、白党、条党、板桥党、防党、川党。

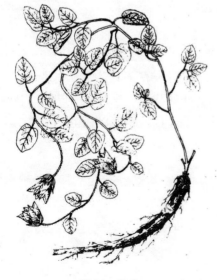

图24　党参

【鉴别特征】

多年生缠绕草本，长1~2米，幼嫩部分有细白毛，折断部分有白色乳汁，根肥大肉质，呈长圆柱形，顶端有膨大的根头，习称"狮子盘头，"具多数瘤状茎痕；茎缠绕，长而多分枝，下端分枝或不分枝，叶在主茎及侧枝上互生，在小枝上近于对生，叶片卵形，至倒卵形，长1~7厘米，宽1~5厘米，先端钝或尖。基部圆形或微心形。全缘或浅波状，上面绿色，下面粉绿色，两面有毛，8~9月开花，单生叶腋。有梗，花萼5裂，花冠钟状，直径2~2.5厘米，淡黄绿色，内面有紫斑，先端5裂，裂片正三角形，雄蕊5枚；

子房半下位，3 室，果期 9～10 月。蒴果圆锥形。种子细小，多数。

【药材鉴别及等级分类】

西党参：呈圆柱形或类圆柱形，头粗下细，长 8～18 厘米，直径 0.5～1.2 厘米。头部有庞状突起的芦头，习称"狮子头"。表面灰黄或淡棕黄色，有明显的纵沟，近根头处有紧密的环状皱纹，逐渐延下稀疏约占全体的 1/2 左右。皮孔横长，略突出，支根脱落处常见黑褐色胶状物，是皮内乳汁溢出的迹痕。本品特征：质梢坚脆，易折断，断面皮部黄白色，木质部淡黄色，头部有"狮子头"，表面有环状细密皱纹约占全身的一半。气特殊，味微甜。以根条肥匀、粗实不空、皮紧、横纹多、味甜者为佳。共分三等：一等：呈圆锥形，头大尾小，上部多横纹，外皮粗松，表面米黄色或灰黄色至灰褐色。断面黄白色，有放射状纹理。糖质多、味甜。芦下直径 1.5 厘米以上。二等：芦下直径 1 厘米以上。其余同一等。三等：芦下直径 0.6 厘米以上，油条不超过 15%。其余同二等。

东条党参：根的外形同上。其他特征：条比西党参略长，直径比西党参略粗，头大质松，外皮有明显纵皱纹，皮孔短而突出，呈点状突起。皮部占木部 1/3，皮部有横向裂隙，木部射线亦成裂隙。以条粗匀，外皮黄棕色，皮紧、肉实、皱纹多者为佳。此药分为三等：一等：干燥根呈圆柱形，头上茎痕较少而小，条较长，上端有横纹或无，下端有纵皱纹。表面糙米色。断面白色或黄白色，有放射状纹理。有糖质、味甜。芦下直径 1.2 厘米以上。二等：芦下直径 0.8 厘米以上，其余同一等。三等：芦下直径 0.5 厘米以上，油条不超过 10%。其余同一等。

潞党参：干燥根类扁圆柱形，单一，长 8～18 厘米，直径约 0.5～1.5 厘米，也有较长的，头部如"狮子头"，特别大而明显。表面浅棕色，有深而不规则的纵皱沟。其特征为近根处有细密的环纹，质较轻，易折断，断面不规则。气微香，味甜。以条粗肥壮独支，色白黄者为佳。本品分为三等。一等：呈圆柱形，芦头较小。表面黄褐色，或灰黄色。体结而柔。断面棕黄色或黄白色。糖质多，味甜。芦下直径 1 厘米以上。二等：芦下直径 0.8 厘米以上，其余同一等。三等：芦下直径 0.4 厘米以上，油条不超过 10%。其余同二等。

党参的品种较多，应用时要注意鉴别。要掌握经验鉴别的基本知识要点：长条圆柱形，狮子盘头螺丝纹，支根脱落处常见黑褐色胶状物。

【主要成分】主要含皂甙、菊糖、果糖、蔗糖、微量生物碱、植物甾醇、淀粉、黏液及树脂等。

【性味功能主治】甘，平。补中益气，健脾生津。主治脾胃虚弱，气血两亏，体倦无力，肺气不足，食少便溏，久泻脱肛。血虚头晕心慌，津亏舌干口渴等证。

【用法与用量】煎汤内服 10～15 克，大剂量可达 30～60 克；熬膏或入丸、散。

【宜忌】内有实邪者忌服。不宜与藜芦同服。

【单方验方与饮食疗法】①用党参、炙黄芪各 15 克，白术 10 克，龙眼肉 10 克。煎煮 2 次，取液，加冰糖 30 克，每日 1 剂。治气血两亏，四肢无力，头昏眼花者有效。

②党参粉 3 克，每日 2 次。治疗神经衰弱，睡眠不宁，易惊易醒效果较好。③治疗脱肛：党参 30 克，升麻 9 克，甘草 6 克，水煎，每日 2 次，日 1 剂，另用芒硝 30 克，甘草 10 克，加水 3000 毫升，煮沸 5 分钟，温洗肛部，早晚 1 次。④治疗内脏下垂，党参 15 克，黄芪 20 克，升麻 15 克，水煎服。每日一剂，早晚各 1 次。⑤治疗原发性低血压症，党参 10 克，黄芪 15 克，五味子 5 克，麦冬 5 克，肉桂 2 克，共研细粉，每日 3 次，每次 6 克，30 天一疗程，疗效显著。

【不良反应中毒与解救】党参的功能与人参近似，宜忌同人参，补益功能远不如人参，但用量过大（超过 60 克）可致心前区不适或出现心律不齐，停药后会自行恢复。

附：含党参成分的中成药

稳心颗粒

【药物组成】党参，黄精，三七，琥珀，甘松。

【功能】益气养阴，定悸复脉，活血化瘀。

【主治】气阴两虚，兼有心脉瘀阻引起的心悸不宁。气短乏力，头晕心烦。胸闷胸痛，适于各种病因引起的早搏，房颤，窦性心律过速心律失常。

【方药分析】党参，黄精补中益气养阴。三七活血散瘀止痛。甘松，琥珀镇痛通瘀，理气止胸痛治早搏。

现代药理，党参主要含皂甙，三七也主要皂甙，有增加冠状动脉血流量，减慢心律，减少心肌养消耗的作用。能增强心肌的收缩力，改善微循环对改善心律失常，有较好的调整。

【用法用量】一次一袋，一日三次。

党参一捻金《甘肃省药品标准》

【药物组成】党参（去芦）200 克，牵牛子（炒）200 克，大黄、槟榔各 100 克，朱砂 30 克。

【功能】消食化积，清热通便。

【主治】胸腹胀满，食积吐泻，痰涎壅盛，二便不利。

【方药分析】大黄、牵牛子泻下攻积，杀虫；槟榔行气消积，杀虫；党参补中益气，扶正固本；朱砂镇心安神。

【用法与用量】内服，1 次 0.6 克，1 日 2 次，不满周岁的小儿酌减。

参术健脾丸《全国中成药产品集》

【药物组成】党参、白术、砂仁、六神曲、制半夏、厚朴。

【功能】补气健脾。

【主治】脾虚气亏，神疲乏力。

【方药分析】党参益气健脾；白术燥湿健脾；砂仁理气醒脾；六神曲消食；半夏燥湿化痰；厚朴温中除满。

【用法与用量】内服，1日2次，1次6克。

参术健脾冲剂《全国中成药产品集》

【药物组成】党参、白术、茯苓、肉桂、白芍。

【功能】健脾和胃。

【主治】脾胃虚弱，消化不良，脘胀痞满，疲乏无力。

【方药分析】党参、白术、茯苓益气，健脾，祛湿；肉桂温补脾肾之阳；白芍养血敛阴。

【用法与用量】内服，1日2次，1次1袋。

参术健脾酒《全国中成药产品集》

【药物组成】党参、白术、茯苓、肉桂、白芍。

【功能】益气，健脾，和胃。

【主治】脾虚气弱，疲乏无力。

【方药分析】党参、白术、茯苓益气，健脾，祛湿；肉桂温补脾肾之阳；白芍养血敛阴。

【用法与用量】内服，1日2次，1次20毫升。

参麦固本丸《全国医药产品大全》

【药物组成】党参、生地黄、天冬、熟地黄、麦冬各100克。

【功能】益气，滋阴，润肺、止咳。

【主治】肺痨虚热，咳嗽失血。

【方药分析】方中党参益气；生地、熟地滋养肾阴以充肺阴；天冬、麦冬润肺止咳。

【用法与用量】内服，1次9克，1日2次。

【宜忌】感冒风寒，咳嗽者忌服。

参杞片《辽宁省药品标准》

【药物组成】党参、枸杞子各3000克。

【功能】补气，健脾，滋补肝肾。

【主治】气血不足，倦怠无力，虚劳精亏，阳痿遗精等症。

【方药分析】党参补脾益气；枸杞子补肾添精。

【用法与用量】内服，1 次 6～8 片，1 日 3 次。

参杞全鹿丸 《浙江省药品标准》

【药物组成】党参 250 克，枸杞子 150 克，白术、茯苓各 125 克，淫羊藿 75 克，菟丝子、甘草（炙）各 50 克，全鹿干 25 克。

【功能】补肾固精，益气培元。

【主治】阳虚体弱，精神不振，腰膝酸软，四肢乏力，老年气血不足，形寒怕冷。

【方药分析】全鹿干、淫羊藿壮元阳，填精髓；菟丝子、枸杞子补肝肾，益精血；党参、白术、茯苓、甘草益气健脾。

【用法与用量】内服，淡盐汤或温开水送服，1 次 6～9 克，1 日 2 次，早晚空腹时服。

参杞冲剂 《全国中成药产品集》

【药物组成】党参、麦冬、枸杞子。

【功能】润肺生津，健脾胃，养肝肾。

【主治】身体衰弱，腰酸遗精。

【方药分析】党参补中益气；麦冬养阴清热，润肺止咳；枸杞子补肝肾，益精明目。

【用法与用量】内服，1 日 2 次，1 次 6 克。

参杞酒 《全国中成药产品集》

【药物组成】党参、枸杞子。

【功能】补气养血。

【主治】气血不足，腰膝酸软，食少便溏，四肢无力。

【方药分析】党参补中益气；枸杞子滋补肝肾，益精明目。

【用法与用量】内服，1 日 2 次，1 次 10 毫升。

参杞蜂皇浆 （1）《浙江省药品标准》

【药物组成】党参、枸杞子各 100 克，皇浆 30 克，蜂蜜 1000 克，对羟基苯甲酸乙酯 0.5 克，橘子香精 1.5 毫升。

【功能】滋补肝肾，益气强身。

【主治】肝肾阴虚，头晕目眩，腰膝酸软，食少体倦。

【方药分析】党参补中益气；枸杞子滋补肝肾；皇浆滋补强壮；蜂蜜甘平益脾。

【用法与用量】内服，1 次 10 毫升，1 日 1～2 次。

参杞蜂皇浆（2）《全国中成药产品集》

【药物组成】蜂王浆、枸杞子、党参。

【功能】滋补肝肾，益气明目。

【主治】头晕目眩，腰膝酸软，体倦乏力。

【方药分析】蜂王浆滋补强壮；枸杞子滋补肝肾，益精明目；党参补中益气。

【用法与用量】内服，1日2次，1次10毫升。

参杞糖浆《河北省药品标准》

【药物组成】党参、枸杞子各143克，麦冬14.3克，蔗糖600克，苯甲酸3克。

【功能】补肾益气，润肺生津。

【主治】久病体重，腰酸膝软，眩晕乏力。

【方药分析】党参补中益气，以助气血之源，血足则精充；麦冬养阴润肺生津；枸杞子补肝肾，益精血。

【用法与用量】内服，1次15毫升，1日2次。

参芪大补丸《全国中成药产品集》

【药物组成】党参、黄芪。

【功能】补气益血。

【主治】体虚，消渴自汗，精神倦怠，食欲不振。

【方药分析】党参、黄芪有补中益气，健脾养胃之功。脾胃强健，则气充血足。

【用法与用量】1日2次，1次6克，内服。

参芪大补膏《全国中成药产品集》

【药物组成】党参、黄芪、白芍、龙眼肉、山药。

【功能】滋补气血，健脾益肾。

【主治】脾肾虚弱，气血两亏，头晕目眩。

【方药分析】党参、黄芪补中益气；山药补脾胃，益肺肾；白芍、元肉滋阴补血。

【用法与用量】内服，1日2次，1次10克。

参芪丸《全国中成药产品集》

【药物组成】黄芪、党参。

【功能】补益元气。

【主治】体弱气虚，四肢无力。

【方药分析】黄芪、党参均入脾肺两经，甘湿补中益气。

【用法与用量】内服，1 日 2 次，1 次 9 克。

参芪五味子片《甘肃省药品标准》

【药物组成】每片含：五味子 180 毫克，黄芪 120 毫克，党参 60 毫克，酸枣仁 30 毫克。

【功能】补益元气。

【主治】疲劳过度，神经衰弱，健忘，失眠等症。

【方药分析】方中党参、黄芪可补益脾胃中焦之气；五味子、酸枣仁可补血养心。

【用法与用量】内服常用量 1 次 3~5 片，1 日 9~15 片。

参芪五味子糖浆《甘肃省药品标准》

【药物组成】五味子酊 3000 毫升，黄芪流浸膏 60 毫升，党参流浸膏 300 毫升，酸枣仁流浸膏 150 毫升，糖精钠 0.3 克，焦糖适量，乙醇适量。

【功能】益气，补虚。

【主治】全身衰弱，疲劳过度，神经衰弱，健忘，失眠等症。

【方药分析】方中党参、黄芪可补益脾胃、中焦之气；五味子、酸枣仁可补血养心。

【用法与用量】内服常用量 1 次 5~10 毫升，1 日 15~40 毫升。

参芪片《山西省药品标准》

【药物组成】党参、黄芪各 750 克，淀粉、滑石粉及硬脂酸镁各适量。

【功能】补益元气。

【主治】气虚体弱，四肢无力。

【方药分析】党参补脾肺之气，黄芪补中焦之气，且能升阳。

【用法与用量】内服，1 日 3 次，1 次 3~4 片，温开水送服。

参芪冲剂《全国中成药产品集》

【药物组成】、党参、黄芪。

【功能】补益元气。

【主治】气虚体弱，四肢无力。

【方药分析】党参补中益气；黄芪补气升阳，固表止汗，且党参与黄芪相伍，其补益元气之力更峻。

【用法与用量】内服，1 日 2 次，1 次 6 克。

参芪胎盘片《全国中成药产品集》

【药物组成】党参、黄芪、胎盘。

【功能】补气养血。

【主治】气血不足，身体虚弱。

【方药分析】党参、黄芪补中益气；胎盘入肺肾，养血，益气，补精。

【用法与用量】内服，1日3次，1次2~4片。

参芪鹿茸精《浙江省药品标准》

【药物组成】党参、黄芪各100克，王浆40克，鹿茸10克，蜂蜜1000克。

【功能】补气益脾，滋肾壮阳，生精益髓。

【主治】阳虚畏寒，肾亏遗精，腰膝酸痛，久病体虚，神经衰弱等。

【方药分析】党参、黄芪补中益气，固表升阳；鹿茸壮元阳，生精髓，强筋骨；王浆滋补强壮；蜂蜜甘缓补中。

【用法与用量】内服，1次10毫升，1日1~2次。

参芪鹿茸蜜浆《全国医药产品大全》

【药物组成】党参、黄芪各100克，王浆40克，鹿茸10克，蜂蜜1000克，橘子香精1.5克，防腐剂适量。

【功能】补气，益脾，滋肾，壮阳，生精，益髓。

【主治】阳虚畏寒，肾亏遗精，腰腿疼痛，头晕目眩，久病体虚，食欲减退，神经衰弱等症。

【方药分析】党参、黄芪补气益脾；鹿茸补肾壮阳；蜂蜜滋补脾胃，润肺生津。

【用法与用量】内服，1次10毫升，1日1~2次。

参芪膏 (1)《四川省药品标准》

【药物组成】黄芪、党参各500克。

【功能】补益元气。

【主治】气虚体弱，四肢无力。

【方药分析】党参补脾肺之气，黄芪补中焦之气，且能升阳。

【用法与用量】内服，1次9克，1日2次。

【宜忌】痰热证忌用；阴虚火旺，舌质红绛，脉象细数者慎用。

参芪膏 (2)《全国中成药产品集》

【药物组成】党参、枸杞子、麦冬。

【功能】补肾益气，润肺生津。

【主治】久病体虚，腰酸膝软。

【方药分析】党参补中益气；枸杞子滋补肝肾，益精明目；麦冬养阴清热，润肺止咳。

【用法与用量】内服，1日2次，1次10克。

参芪糖浆《全国中成药产品集》

【药物组成】党参、黄芪、枸杞子、麦冬。

【功能】滋补气血。

【主治】体弱气虚，四肢无力。

【方药分析】党参、黄芪补中益气；麦冬养阴润肺，清热止咳；枸杞子滋补肝肾，益精明目。

【用法与用量】内服，1日2次，1次10毫升。

参苏丸（1）《太平惠民和剂局方》

【药物组成】党参、紫苏、葛根、前胡、茯苓、半夏（制）各75克，陈皮、枳壳（炒）、桔梗、甘草、木香各50克。

【功能】益气，解表。

【主治】体虚感冒，恶寒发热，咳嗽痰多，胸闷呕逆。

【方药分析】党参益气扶正，紫苏解表散寒，共为主药；葛根、前胡解肌发表，宣肺止咳，为辅药；茯苓、半夏、陈皮、桔梗、甘草开胸利气、化痰止咳；枳壳、木香宽膈除满，共为佐使药。

【用法与用量】内服，1次6~9克，1日2~3次。

【宜忌】忌食生冷油腻之物。

参苏丸（2）《四川省药品标准》

【药物组成】党参、紫苏、葛根、前胡、茯苓、姜半夏备150克，陈皮、枳壳、桔梗、甘草、木香各100克，大枣、生姜各60克。

【功能】益气，解表。

【主治】体虚感冒，恶寒发热，咳嗽痰多，胸闷呕逆。

【方药分析】党参益气扶正，紫苏解表散寒，共为主药；葛根、前胡解肌发表，宣肺止咳，为辅药；茯苓、半夏、陈皮、桔梗、甘草开胸利气，化痰止咳；枳壳、木香宽膈除满，共为佐使药。

【用法与用量】内服，1次9克，1日2次。

【宜忌】忌食生冷油腻之物。

参苏饮丸《全国中成药产品集》

【药物组成】党参、苏叶、法半夏。

【功能】散风寒，止咳嗽。

【主治】风寒感冒，头痛发热，鼻塞不通，鼻流清涕。

【方药分析】苏叶解表散寒；半夏化痰止咳；党参助正气以祛邪。

【用法与用量】内服，1日2次，1次6克。

参苏理肺丸（1）《甘肃省药品标准》

【药物组成】紫苏叶90克，葛根、前胡、茯苓（去皮）、法半夏、陈皮、枳壳（去瓤、麸炒）、桔梗（去皮）、木香、瓜蒌各60克，党参40克，甘草30克。

【功能】清肺，化痰。

【主治】流行性感冒咳嗽，发热头痛，鼻流清涕。

【方药分析】党参、紫苏叶补益脾肺，止咳化痰；葛根解表升津；前胡、茯苓、法半夏、陈皮、桔梗等药健脾清肺，化痰止咳；枳壳、木香、瓜蒌理气开胸化痰；甘草调和诸药。

【用法与用量】内服，1次1丸，1日2次，小儿酌减。

参苏理肺丸（2）《全国医药产品大全》

【药物组成】前胡、紫苏叶、半夏（制）各200克，桔梗、枳壳（麸炒）、陈皮各150克，党参、黄芩、茯苓各100克，葛根75克，木香、甘草各40克。

【功能】、解毒，宣肺，止咳，化痰。

【主治】感冒咳嗽，痰饮喘嗽，头痛身痛。

【方药分析】党参、紫苏叶补益脾肺，止咳化痰；葛根解表升津；前胡、茯苓、法半夏、陈皮、桔梗等药健脾清肺，化痰止咳；枳壳、木香理气开胸化痰；甘草调和诸药；黄芩清肺热。

【用法与用量】内服，1次10克，1日2次，姜汤为引。

【宜忌】孕妇忌服，忌食油腻物。

参苏理肺片《吉林省药品标准》

【药物组成】陈皮、枳壳（炒）、桔梗各200克，木香、甘草、黄芩各100克，党参、茯苓、葛根、紫苏叶、前胡、清半夏各75克。

【功能】散风，解热，止咳，化痰。

【主治】身体虚弱，感冒咳嗽，鼻流清涕，发热头痛。

【方药分析】党参、紫苏叶补益脾肺，止咳化痰；葛根解表升津；前胡、茯苓、清半夏、陈皮、桔梗等药健脾清肺，化痰止咳；枳壳、木香理气开胸化痰；甘草调和诸药，黄芩清肺热。

【用法与用量】内服，1次4片，1日2次。

参苏感冒片《吉林省药品标准》

【药物组成】党参 400 克，苏叶、前胡各 200 克，姜半夏、葛根、茯苓各 100 克，桔梗、陈皮、枳壳、甘草、麦门冬、桑白皮各 75 克。

【功能】祛风，解表，化痰，止咳。

【主治】伤风感冒，寒热往来，鼻塞声重，咳嗽。

【方药分析】党参、紫苏叶补益脾肺，止咳化痰；葛根解表升津；前胡、茯苓、姜半夏、陈皮、桔梗等药健脾清肺，化痰止咳；枳壳理气开胸化痰；麦门冬、桑白皮、半夏用姜制，重点在于宣肺止咳，解表化痰，其补虚作用强于参苏理肺丸（《全国医药产品大全》），甘草调和诸药。因此，较适用于体虚外感，肺失宣降所致的发热，恶风寒，汗出，鼻塞声重，咳嗽有痰等症。

【用法与用量】内服，1 次 4~6 片，1 日 3 次，温开水送下。

【宜忌】忌食油腻之物。

参苓白术片《全国医药产品大全》

【药物组成】白术（土炒）125 克，党参（去芦）、扁豆（炒）、莲子（去心微炒）、山药各 93.75 克，茯苓（去皮）、甘草（蜜炙）、桔梗（去芦）、砂仁、薏苡仁（微炒）各 62.5 克，陈皮 31.25 克。

【功能】健脾，止泻。

【主治】脾胃虚弱，不思饮食，或吐或泻，形瘦疲乏，面色萎黄（小儿尤宜）。

【方药分析】党参、茯苓、白术、甘草补中焦之气；扁豆、薏苡仁健脾利湿和胃，山药、桔梗滋肺阴，开肺气；莲子益心肺；砂仁理脾胃；陈皮补气健脾；甘草调和诸药。

【用法与用量】内服，每日服 2 次，每次成人服 6~12 片，小儿服 3 片，枣汤或稀饭送下。

参苓健儿膏《全国中成药产品集》

【药物组成】党参、茯苓、山药、白术。

【功能】温补气血。

【主治】脾肺两虚，自汗，盗汗。

【方药分析】党参、山药补脾肺益气；白术、茯苓祛湿健脾，益气安神。

【用法与用量】内服，1 日 2 次，1 次 9 克。

参茸三七补血片《全国医药产品大全》

【药物组成】大枣 57.9 克，黄芪、党参、熟地黄、五味子、当归各 42.9 克，三七

（蒸）、茯苓、白术、白芍（酒炙）、砂仁、香附（醋盐炙）各28.9克，远志（炙）23.1克，甘草23克，山药、肉桂、陈皮各17.4克，龟版胶11.6克，鹿角胶10克，人参6.4克，鹿茸2.5克。

【功能】滋阴，补肾，添精，补血，强身，健脾。

【主治】身体虚弱，心脏衰弱，头晕耳鸣，心悸失眠，阴虚盗汗，月经不调。

【方药分析】人参、党参、黄芪大补元气、中气；鹿茸、鹿角胶、肉桂、熟地、枸杞子、五味子补元阳，添肾精；当归、白芍、三七养血滋阴；茯苓、白术、砂仁、山药、大枣、陈皮、甘草等调补中焦；远志益肺安神；香附入血通络。

【用法与用量】内服，1次5~8片，1日3次。

【宜忌】感冒发热忌用。

参茸丸《广东省药品标准》

【药物组成】熟地黄87克，茯苓80克，党参（蜜炙）79克，芡实77克，莲子（去心）、红枣（去核）各67克，山药63克，枸杞子54克，龙眼肉40克，丹参39克，白术（炒）、甘草（蜜炙）、肉苁蓉、巴戟天（盐）、续断（酒蒸）各33克，柏子仁（制）、麦冬、远志（制）各20克，五味子17克，人参、鹿茸各10克，棉花仁（炒）7克。

【功能】补养气血。

【主治】气血虚弱，面黄骨瘦，怔忡失眠。

【方药分析】人参大补元气；鹿茸壮元阳，补气血；柏子仁、莲子、远志、五味子、龙眼肉、大枣、百合、麦冬益心气，补心血，安神定志；地黄、续断、枸杞子、芡实、棉花仁、巴戟天等补肾益精，壮阳强身；党参、白术、茯苓、甘草补益中气；丹参活血通络，使补而不滞。

【用法与用量】内服，每次2~4丸，1日2次。

【宜忌】感冒发热勿服。

参茸卫生丸《广东省药品标准》

【药物组成】熟地黄80克，山药、黄芪、党参、肉苁蓉、补骨脂（盐炒）、杜仲（盐炒）、白芍、龙眼肉、枸杞子、酸枣仁（炒）、牡蛎（煅）、牛膝、莲子（去心）各60克，人参、鹿茸各25克，鹿角霜、何首乌（制）、琥珀、茯苓各20克，肉桂10克，紫河车、山茱萸各8.8克。

【功能】益气养血，培补肝肾，填精补髓。

【主治】身体虚弱，精血亏损，精神萎靡，腰膝无力，食欲不振。

【方药分析】人参、党参、黄芪、茯苓益气健脾；鹿茸、鹿角霜、肉苁蓉、补骨脂、杜仲、肉桂温壮元阳；紫河车、熟地黄、何首乌、白芍、枸杞子、牛膝、山茱萸等添精滋阴养血；龙眼肉、酸枣仁、牡蛎、琥珀、莲子等养心血，安心神。

【用法与用量】内服，水蜜丸1次60～90粒，大蜜丸1次1丸，1日2次。

【宜忌】感冒忌服。

参茸保胎丸《广东省药品标准》

【药物组成】党参66克，山药60克，茯苓、杜仲各58克，黄芩56克，当归、白术（制）各50克，熟地黄、阿胶、艾叶（制）、橘红、川芎（制）、续断、白芍、香附（制）、桑寄生各41克，菟丝子、砂仁各33克，甘草（炙）28克，羌活、鹿茸、川贝、龙眼肉各20克。

【功能】补血安胎。

【主治】身体虚弱，腰膝酸痛。

【方药分析】党参、白术、茯苓、山药、甘草健脾益气；熟地黄、阿胶、当归、白芍、川芎、元肉、菟丝子滋阴补血；鹿茸生精血，壮肾阳，固冲任；杜仲、续断补肝肾，固冲任；黄芩清热；砂仁调中；寄生益血而安胎；羌活、艾叶散风寒而祛湿；香附、川贝、橘红理气化痰，以利脾之健运。

【用法与用量】内服，1次15克，1日2次。

【宜忌】感冒发热勿服。

参桂酒《全国中成药产品集》

【药物组成】党参、龙眼肉。

【功能】补中益气，养血安神。

【主治】气血不足，四肢乏力，失眠健忘。

【方药分析】党参补中益气；元肉养血安神；酒通血脉，助药力。

【用法与用量】内服，1日2次，1次10毫升。

参桂鹿茸丸《江西省药品标准》

【药物组成】党参、白术、黄芪（蜜炙）、肉桂、当归、白芍、枸杞子、远志（炙）、陈皮、甘草（蜜炙）各100克，熟地黄、茯苓各80克，人参、鹿茸各50克。

【功能】补气血，助元阳。

【主治】气血不足，精神衰败，肾亏精冷，足膝无力。

【方药分析】人参、黄芪、党参、白术、甘草益气补脾；茯苓渗湿；陈皮理气；熟地黄、白芍、当归、枸杞子滋阴养血；鹿茸生精血，壮元阳，强筋骨；肉桂温肾阳，引火归元；远志宁心安神。

【用法与用量】内服，水蜜丸1次6～9克，大蜜丸1次1丸，1日2次。

【宜忌】伤风感冒忌服。

参桂蜂乳精口服液《全国中成药产品集》

【药物组成】蜂王浆、党参、龙眼肉。

【功能】滋补强壮，补气养血，开胃健脾。

【主治】食欲不振，久病体虚，神经衰弱。

【方药分析】蜂王浆滋补强壮；党参补中益气养血；龙眼肉养血益脾，补心安神。

【用法与用量】内服，1日2次，1次10毫升。

参鹿补片《黑龙江省药品标准》

【药物组成】鸡血藤800克，女贞子600克，墨旱莲、仙鹤草、熟地黄各400克，淫羊藿、狗脊（制）、白术（麸炒）各300克，锁阳、续断、党参各200克，鹿肉、玉竹（制）各100克，红参80克。

【功能】益气养血，补肾壮阳。

【主治】阳虚畏寒，精神疲乏，气血不足，腰膝酸软。

【方药分析】本方为气血并补，滋阴壮阳之剂。熟地黄、女贞子、墨旱莲、玉竹滋阴养血；鸡血藤补血行血，舒筋活络，使补而不滞；"血不自生，须得生阳气之药，血自旺矣"（《脾胃论》），故以人参大补元气，党参、白术益气健脾，以资生化之源；鹿肉、锁阳、淫羊藿、续断、狗脊益精补血，壮肾阳，阳旺则血自生矣；仙鹤草一味，是因阳气不足之体每由气不摄血而血外溢所备。

【用法与用量】内服，1次3~4片，1日3次。

【宜忌】感冒发烧勿服。

参维补膏《上海市药品标准》

【药物组成】维生素 B_1、B_1、B_{12}，烟酰胺、枸橼酸铁铵、叶酸及党参、黄芪、大枣等。

【功能】营养药，有滋补强身，益气补脾的作用。

【主治】体倦乏力，病后体弱，食欲不振等。

【方药分析】黄芪、党参、大枣益气健脾，培补气血之源。

【用法与用量】内服，1次一汤匙（约20克），1日2次，开水冲服。

参杞糖浆《吉林省药品标准》

【药物组成】枸杞子100克，党参、五味子各80克，黄精、玉竹各70克，石菖蒲、麦门冬各60克，甘草50克，乙醇95毫升，苯甲酸钠3.5克，单糖浆750毫升。

【功能】滋补肝肾。

【主治】神疲乏力，心悸虚烦，阴虚痨咳，阳痿遗精。

【方药分析】方中枸杞子、玉竹、黄精滋补肝肾；党参、五味子、麦冬（即生脉散）益气养阴，润肺宁心；石菖蒲芳香解郁开心窍；甘草调和诸药。全方合用，既补肝肾，又益心肺。

【用法与用量】内服，1次10~15毫升，1日2~3次。

党参羊藿片《上海市药品标准》

【药物组成】党参、淫羊藿各500克。

【功能】益气扶正，壮阳宽胸。

【主治】冠心病胸闷，心绞痛等。

【方药分析】党参补中益气，可助中阳健运，胸阳得振；淫羊藿不仅益肾壮阳，并能通行经络，祛风除湿，治疗筋脉挛急。此外，两药都有一定的降压作用。故本品具备益气扶正，壮阳宣痹宽胸，缓解疼痛之效。

【用法与用量】内服，1次4片，每日3次。

党参养荣丸《上海市药品标准》

【药物组成】熟地黄300克，黄芪（蜜炙）、当归、大枣、鲜姜各200克，党参、白术（麸炒）、白芍（麸炒）各150克，茯苓100克，甘草（蜜炙）、肉桂、陈皮、五味子（制）各50克。

【功能】益气补血，养心安神。

【主治】心脾不足，气血两亏，形瘦神疲，食少便溏，病后虚弱。

【方药分析】本品由十全大补丸减去川芎，加远志、五味子、陈皮、生姜、大枣而成，因此具有补益气血的作用。五味子、远志益心补肝而安神；陈皮、生姜、大枣可助黄芪、白术益脾和胃，调和气血，使之补而不滞。

【用法与用量】内服，1次9克，每日2次，饭前服用。

党参膏《全国医药产品大全》

【药物组成】党参。

【功能】补中气，健脾胃。

【主治】气虚神疲，饮食减少。

【方药分析】本品为党参一味制成的煎膏，党参味甘性平，补中益气生津，每用治脾胃虚弱，气血两亏，体倦无力，食少者效佳。

【用法与用量】内服，1次9~15克，每日2次。

明党参《本草纲目拾遗》

【来源】

为伞形科植物明党参 *Changium smyrnioides* Wolff 的根。为常用中药。

【异名】

明党、明参、明沙参、土人参、三花根、百丈光、山萝卜、天瓠、粉沙参、红党参、金鸡爪、山花。

【鉴别特征】

为多年生草本植物，高 60～100 厘米，全体无毛。根肥厚，圆柱形或近粗短纺锤形，茎直立，中空，上部分枝，灰绿色，有细纵条纹。基生叶具长柄，柄长约 25～30 厘米，基部稍扩大，为三出二至三回羽状分裂，小裂片披针形。花茎常由一侧抽出，直立，与叶丛相距较远，夏日开白色小花，为顶生复伞形花序，侧枝花序雌蕊常不育。双悬果广椭圆形，而扁长 3～4 毫米，宽 2.5～3 毫米，光滑具纵纹，果棱不明显。

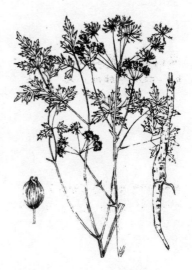

图25　明党参

【药材鉴别及等级分类】

明党参：干燥的根呈纺锤形或长纺锤形，长 8～15 厘米，直径 0.8～1.5 厘米。外表淡黄白色，具有蜡样光泽，有明显的支根痕。本品特征：质坚而脆，易折断，断面不平坦角质样，形成层与木质部极易分离。气微香，味甘。以枝粗条长、质坚实而重、皮细、色淡黄、半透明者为佳。此药共分四等。一等：长 7.5～15 厘米，粗如象牙筷，长条形（习称：银牙），色银黄。二等：（匀条）条较粗大，如中指，长不足 15 厘米，色黄尚佳。三等：（粗条）条粗光整无碎。四等：（大头）粗条，大头空心或破碎劈枝。以细长者而均匀，色泽明亮，质坚实者为佳。

【主要成分】含淀粉、挥发油、有机酸、糖类，种子含脂肪油。

【性味功能主治】甘，苦凉。润肺化痰止咳，平肝和胃止呕。主治肺燥咳嗽，胃虚呕吐，消化不良，病后虚弱。

【用法与用量】内服，煎剂 5～15 克。

【宜忌】气虚下陷，精关不固及孕妇慎服。内热烦渴者忌用。

【单方验方与饮食疗法】①治白带初起症：明党参 90 克，切片，用绍兴老酒泡蒸熟。分三次食用。②治杨梅结毒：明党参 10 克，酒煎服。③治阴虚：明党参、茯苓适量，熬膏，每日 2 次，每次 1 匙，早晚服用。

【不良反应中毒与解救】明党参性味苦，凉。脾虚下陷，滑精梦遗俱禁用。如大剂量服用会引起浮肿，停药后会慢慢消肿。

太子参《本草从新》

【来源】

为石竹科植物异叶假繁缕的 *Pseudostellaria heterophylla*（*Miq.*）Pax ex Pax et Hoffm.

的干燥根。

【异名】

孩儿参、双批七、异叶假繁缕、童参。

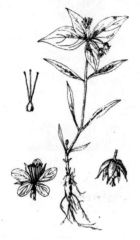

图26 太子参

【鉴别特征】

为多年生草本植物，高 10 ~ 20 厘米，地下块根长纺锤形，肉质，茎下部紫色，近四方形，上部近圆形，四周疏生须根，茎单一，不分枝，上部绿色，有明显膨大的节，光滑无毛。单叶对生，茎下部的叶最小，倒披针形，先端尖，基部渐窄成柄，全缘，向上渐大，在茎顶的叶最大，通常两对密接成4叶轮生状，长卵形或卵状披针形，长 5 ~ 9 厘米，宽 2 ~ 5 厘米，先端渐尖，基部狭窄成柄，边缘略成波状，初夏开花，腋生，花二型，闭锁花生茎下部的叶腋，花梗紫色有短柔毛，萼片4；无花瓣，普通花 1 ~ 3 朵，顶生白色；花梗细长，紫绿色，有毛，开花时直立，花后下垂，萼片5，绿色，背面及边缘有长毛，花瓣5，白色。蒴果近球形。

【药材鉴别】

干燥的根呈细长条圆柱形或长纺锤形，长 3 ~ 6 厘米，直径 0.4 ~ 0.5 厘米。表面黄白色，半透明，有细皱纹及凹下的须根痕，根头钝圆，其上常有残存的茎痕，下端渐细如鼠尾。本品特征：质脆易折断，断面黄白色，直接晒干者为白色，有粉性，长如鼠尾，短如长纺锤形，气微，味微甘。以条肥匀、黄白色、无须根者为佳。

【主要成分】 根含有皂甙、果糖、淀粉，并含精氨酸等。

【含量测定】 照高效液相色谱法（附录Ⅵ D）测定。

色谱条件与系统适用性试验 以十八烷基硅烷键合硅胶为填充剂；以乙腈为流动相 A，以水为流动相 B，按下表中的规定进行梯度洗脱；检测波长为 203nm。理论板数按太子参环肽 B 峰计算应不低于1500。

时间（分钟）	流动相 A（%）	流动相 B（%）
0 ~ 10	2→10	98→80
0 ~ 40	10→45	90→55
40 ~ 45	45→55	55→45

对照品溶液的制备 取太子参环肽 B 对照品适量，精密称定，加甲醇制成每 1ml 含 20μg 的溶液，即得。

供试品溶液的制备 取本品粉末（过四号筛）约 2g，精密称定，精密加入甲醇 50ml，称定重量，超声处理（功率 250W，频率 30kHz）45 分钟，放冷，再称定重量，用甲醇补足减失的重量，摇匀，滤过，精密量取续滤液 25ml，置圆底烧瓶中，用旋转蒸发仪浓缩至干，残渣加甲醇溶解，转移至 10ml 量瓶中，加甲醇至刻度，摇匀，即得。

测定法 分别精密吸取对照品溶液与供试品溶液各 20μl，注入液相色谱仪，测定，即得。

本品按干燥品计算，含太子参环肽 B（$C_{40}H_{58}O_8N_8$）不得少于 0.020%。

【性味功能主治】甘、苦、微酸，平。滋养强壮，补气生津，健脾。主治脾虚泄泻，食欲不振，肺虚咳嗽，神经衰弱，小儿病后体弱无力，自汗，盗汗，肝炎。

【用法与用量】内服，煎汤 10~20 克。

【单方验方与饮食疗法】①治自汗，太子参 10 克，浮小麦 20 克，水煎服，1 日 1 剂。②治慢性肝炎，太子参 30 克，玉米须 30 克，水煎服，每日一剂，早晚服。③病后体弱气血亏虚补养剂，太子参 20 克，黄芪 15 克，五味子 5 克，炒白扁豆 10 克，大枣 5 枚，煎水代茶饮，效果较好。④治盗汗（睡觉时汗出，醒后汗止），太子参 20 克，浮小麦 30 克，大枣 5 枚，水煎服。⑤治脾虚便溏，饮食减少良方；用太子参 15 克，白术 10 克，茯苓 9 克，陈皮 6 克，甘草 6 克，水煎服。⑥太子参 30 克，炖鸡，食肉，饮汤，能大补元气，治疗气血亏损，心悸乏力。⑦治消渴病，太子参 15 克，葛根、天花粉各 10 克，鸡肫皮 1 个，古房瓦 150 克（打碎），先煎古房瓦 1 小时，去渣取液，再煎群药。治疗效果良好，治疗 5 人，4 人痊愈，1 例好转。

太子参伪品及误用品的鉴别

太子参历史上有些不同争论，始见于《本草从新》，谓"虽甚细如参条，短紧结实，而有芦文，其力不下大参。"赵学敏引《百草镜》谓："太子参即辽参之小者，非别种也。"李时珍说："其似人形者，谓之孩儿参"。现在商品中则为石竹科植物孩儿参的干燥根，即异叶假繁缕。但是现在发现的伪品又有两种，如白花紫萼女娄菜、宝铎草，有的地区充作太子参销售，请注意鉴别。

白花紫萼女娄菜《中药真伪鉴别》

【来源】

为石竹科植物白花紫萼女娄菜 *Melandrium tatarinowii* (*Regel*) *Y. W. Tsuivar. albiflorum* (*Franch.*) *Z. Cheng* 的干燥块根。

【鉴别特征】

肉质根，圆锥形。茎疏散，倾卧状，基部多分枝。叶宽卵形至宽披针形。聚伞花序顶生，有花 3~7 朵，萼筒状，紫色，萼脉 10 条，先端 5 齿裂，花瓣 5，白色。蒴果长卵圆形。干燥根与孩儿参相似，主要区别点为顶端有多数疣状突起的芽痕。表面纵皱明显或有抽沟，有棕黑色横向凹陷，其中有突起的细根痕。横切面与孩儿参相似，主要区别为形成层明显，导管多为单个或数个集结呈半径向排列。味微甘、苦。

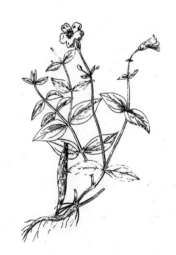

图 27　白花紫萼菜

注：本植物的根其形状与太子参相同之处较多，有的地方充作孩儿参出售，但此植物的性味功能主治不详，有待进一步观察或试验。

宝铎草《中药真伪鉴别》

【来源】

为百合科植物宝铎草 *Disporum sessile* D. Don 的块根。

【鉴别特征】

根状茎横生，簇生多数肉质块根，长圆锥形或长椭圆形或卵形，有短柄。花顶生 1 至数朵，花被 6 片，绿黄色。蒴果近球形，黑色。簇生的根，单个与太子参相似，主要区别点为顶端有疙瘩状茎基，表面灰黄色，有细密纵皱纹，断面有黄白色细木心。

本品的簇生根单个与太子参相似，有的地区冒充孩儿参销售，但是此植物的性味功能主治，及主要成分都还不清，能否入药，毒副作用都待研究。请注意鉴别。

黄芪《神农本草经》

【来源】

为豆科黄芪属植物膜荚黄芪 *Astragalus membranaceus*（*Fisch.*）Bge. 和内蒙古黄芪 *Astragalus membranaceus*（*Fisch.*）Bge. Var. mongholicus（Bge.）Hsiao 或多序岩黄芪 *Hedysarum polybotrys Hand. –Mazz* 的干燥根。

【异名】

绵芪、绵黄芪、箭芪、口芪、独根、西芪、山爆仗、箭杆花、红芪、黑皮芪、白皮芪。

【鉴别特征】

①膜荚黄芪（卜奎芪、口芪）为多年生草本植物，高 0.6 ~ 1.5 米。根直而长，圆柱形，稍带木质，长 30 ~ 50 厘米，根头部直径 1.5 ~ 3 厘米，表面淡黄棕色至深棕色，茎直立，具分枝，被长柔毛。单数羽状复叶互生，叶柄基部有披针形托叶，叶轴被毛；小叶 13 ~ 31 片，卵状披针形或椭圆形，长 0.8 ~ 3 厘米，先端稍钝，有短尖，基部楔形，全缘，两面被有白色长柔毛，无小叶柄。夏季叶腋抽出总状花序较叶稍长，有 10 ~ 22 朵小花，小花梗短，被黑色硬毛，苞片窄长；花萼 5 浅裂，筒状，花冠淡黄色，蝶形，长约 16 毫米，旗瓣长圆状倒卵形，先端微凹，翼瓣和龙骨瓣均有长爪。荚果膜质，膨胀，卵状长圆形，长 2 厘米余，直径 0.9 ~ 1.2 厘米，先端尖刺状，被黑色短毛。肾形种子，棕褐色，5 ~ 6 粒。花期 6 ~ 8 月。果期 8 ~ 9 月。②内蒙古黄芪（红蓝芪、白皮芪）形态极似膜荚黄芪，惟其托叶呈三角状卵形，小叶较多，12 ~ 19 对，小叶片短而宽，呈宽椭圆形。花冠黄色，长不及 2 厘米，荚果无毛，有显著网纹。

【药材鉴别及等级分类】

①膜荚黄芪：又名卜奎芪、北芪。干燥根呈圆柱形，少分支，上端较粗，下端渐细，长 30 ~ 60 厘米，直径 1 ~ 2 厘米，表面灰黄色，体表有纵皱纹或纵沟，皮孔横向，略有凸起。本品特征：支粗条匀，质坚而韧，断面纤维性，有粉性，皮部灰黄色，木

质部淡黄色或棕黄色，有放射状菊花纹。有豆腥香气，味微甜。等级分类如下：特等黄芪：呈圆柱形的单条，斩疙瘩头或喇叭头，顶端间有空心。表面灰白色或淡褐色。质硬而韧。断面外层白色，中间淡黄色或黄色，有粉性。味甘，有生豆气。长 70 ~ 80 厘米以上，上中部直径约 2 厘米以上，末端直径不小于 0.6 厘米。一等：长 50 厘米以上，上中部直径 1.5 厘米以上，末端直径不小于 0.5 厘米。其余同特等。二等：长 40 厘米以上，上中部直径 1 厘米以上，末端直径不小于 0.4 厘米，间有老皮。其余同一等。三等：不分长短，上中部直径 0.7 厘米以上，末端直径不小于 0.3 厘米，间有破短节子。其余同二等。

②红芪：又名红蓝芪。为豆科植物多序岩黄芪的干燥根。呈圆柱形，少分枝，上粗下细，长 15 ~ 50 厘米，直径 0.5 ~ 2 厘米。本品特征：表面黄棕色，或棕红色，

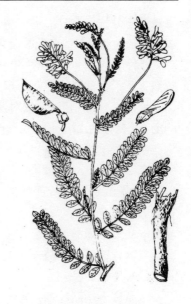

图 28　内蒙古黄芪

外皮有纵皱纹及支根痕，皮孔横向，栓皮易剥脱落。质柔韧，断面纤性，有粉性，木质部淡黄色，中心颜色较浅，有类白色放射状纹理。气微弱而特异，味微甜。以支粗条匀、外皮棕黄色、质柔韧、无芦、少分支、栓皮易剥落、中心有放射纹、气特异者为佳。等级分类：一等红芪：呈圆柱形，单条，斩去疙瘩头。表面红褐色。断面外层白色，中间黄白色。质坚、粉足、味甜。上中部直径 1.3 厘米以上，长 35 厘米以上。二等：上中部直径 1 厘米以上，长 23 厘米以上。其余同一等。三等：上中部直径 0.7 厘米以上。长短不分，间有破短节子。其余同二等。

黄芪是我国出口量较大的药材，因出口量大，规格也比较繁杂，计有：原生芪、熟芪（正口芪）、黑皮芪、白皮芪、小绵芪、红芪、芪节等。因产地不同，加工方法大同小异，名称也不一致。总之要求：无毛须、去大头、纹细、粉足、皮淡黄、茬口金黄、条顺直，成把黄芪，无断碎条，不掺入芪须和节子。水分不超过 10%。其规格如下：大条：口径 2 厘米以上。中条：口径 1.5 ~ 2 厘米。小条：口径 1 ~ 1.5 厘米。

以上规格长度均为 25 ~ 40 厘米，扎小把成捆，外套麻布，四道绳腰，每件 50 公斤。

【主要成分】 黄芪含蔗糖、葡萄糖醛酸、黏液质、数种氨基酸、苦味素、胆碱、甜菜碱、叶酸，膜荚黄芪根含二甲氧基异黄酮等。内蒙古黄芪根含 β - 谷甾醇、亚油酸及亚麻酸。

【含量测定】 　黄芪甲苷　照高效液相色谱法（附录Ⅵ D）测定。

色谱条件与系统适用性试验　以十八烷基硅烷键合硅胶为填充剂；以乙腈-水（32∶68）为流动相；蒸发光散射检测器检测。理论板数按黄芪甲苷峰计算应不低于4000。

对照品溶液的制备　取黄芪甲苷对照品适量，精密称定，加甲醇制成每1ml 含0.5mg 的溶液，即得。

供试品溶液的制备　取本品中粉约4g，精密称定，置索氏提取器中，加甲醇40ml，冷浸过夜，再加甲醇适量，加热回流 4 小时，提取液回收溶剂并浓缩至干，残渣加水10ml，微热使溶解，用水饱和的正丁醇振摇提取 4 次，每次 40ml，合并正丁醇液，用

氨试液充分洗涤 2 次，每次 40ml，弃去氨液，正丁醇液蒸干，残渣加水 5ml 使溶解，放冷，通过 D101 型大孔吸附树脂柱（内径为 1.5cm，柱高为 12cm），以水 50ml 洗脱，弃去水液，再用 40% 乙醇 30ml 洗脱，弃去洗脱液，继用 70% 乙醇 80ml 洗脱，收集洗脱液，蒸干，残渣加甲醇溶解，转移至 5ml 量瓶中，加甲醇至刻度，摇匀，即得。

测定法　分别精密吸取对照品溶液 10μl、20μl，供试品溶液 20μl，注入液相色谱仪，测定，用外标两点法对数方程计算，即得。

本品按干燥品计算，含黄芪甲苷（$C_{41}H_{68}O_{14}$）不得少于 0.040%。

炙黄芪

【含量测定】　**黄芪甲苷**　取本品中粉约 4g，精密称定，照黄芪〔含量测定〕项下的方法测定。

本品按干燥品计算，含黄芪甲苷（$C_{41}H_{68}O_{14}$）不得少于 0.030%。

毛蕊异黄酮葡萄糖苷　取本品粉末（过四号筛）约 2g，精密称定，照黄芪〔含量测定〕项下的方法测定。

本品按干燥品计算，含毛蕊异黄酮葡萄糖苷（$C_{22}H_{22}O_{10}$）不得少于 0.020%。

【性味功能主治】 甘、微温。补气固表，托疮生肌。生用益气固表，利水消肿，托毒、生肌。治疗自汗盗汗，血痹，浮肿，痈疽不溃或溃久不敛。炙用：补中益气。治内伤劳倦，脾虚泄泻，及一切气衰血虚之证。

【用法及用量】 内服：煎汤 10～50 克（大剂者 30～140 克），补阳还五汤中黄芪用量最大。入丸、散，或熬膏。

【宜忌】 实证及阴虚阳盛者忌服。

【单方验方与饮食疗法】 ①治脱肛：生黄芪 120 克，防风 10 克。水煎服。②治四肢节脱，但有皮连，不能举动，黄芪 90 克，酒浸 12 小时，焙干研，1 次用酒服 6 克，至愈而止。③治失血体虚，产后气血两亏：黄芪 80 克，当归 10 克，鸡一只燉煮后，食肉喝汤，能大补气血，恢复体质（服时可适当加清淡调料）。④黄芪气锅鸡：黄芪 60 克，子母鸡 1 只，食盐 5 克，葱茎 7 节，生姜 10 克，料酒、味精、花椒水适量。将鸡切成块，黄芪切成片，放入盛鸡的气锅内，加入葱、姜等调料。盖上锅盖，上笼屉蒸 3 小时取出，拣去黄芪，吃肉喝汤。主治气虚下陷的胃、肾下垂，子宫脱垂；气虚不摄的月经过多、崩漏、便血等。体弱者也可服食。但阴虚火旺感冒者忌服。⑤治气虚胎动，腹痛下水：糯米一合。黄芪 50 克，川芎 30 克，水煎后，分 3 次服。效果良好。⑥治疗贫血及失血体虚，黄芪 30 克，当归 9 克，何首乌 15 克，水煎服。⑦治血小板减少性紫癜：黄芪 30 克，当归、龙眼肉、五味子各 15 克，红枣 10 枚，雄黑豆 30 克。水煎服。⑧治疗妇女产后乳汁缺乏，属气血两亏者。用黄芪 30 克，当归、白芷各 15 克，炖猪蹄 2～4 枚。分 3 次服。效果良好。⑨治乳汁缺乏：生芪 30 克，当归 15 克，王不留行、路路通、丝瓜络、炮山甲各 6 克。水煎服。⑩治肺结核盗汗，生黄芪 20 克，红枣 6 枚（去核），水煎服，连服 2～3 周。⑪治各种神经性皮炎：黄芪 15 克，党参 15 克，山药 10 克，当归、莲子、苡米、荆芥、蛇床子、牛蒡子、地肤子、蝉蜕各 12 克，甘草 6 克。⑫治疗脱肛：黄芪 60 克，党参 30 克，升麻 10 克，防风、甘草各 6 克，水煎服，每天 1 剂，效果较好。

附：含黄芪成分的中成药

本书收载 8 个"黄芪丸"中成药方，从药名上来看是重复的，但是每个处方的药物组成，功能主治，都不太相同，用时请注意鉴别。

黄芪丸（1）《全国医药产品大全》

【药物组成】乌药 200 克，沙苑子、黄芪、川楝子、川乌（制）、小茴香（盐制）、赤小豆、地龙（去土）、防风各 100 克。

【功能】补气温肾，祛湿散风。

【主治】肾脏虚冷，头面浮肿，腰腿冷痛，小便频数，遍身麻木。

【方药分析】沙苑子补肾固精；黄芪升阳利水；小茴香、乌药、川乌、川楝子温肾散寒，行气止痛；赤小豆利水消肿；防风配地龙能除风散湿，通达表里。

【用法与用量】内服，1 次 1 丸，1 日 2 次。

黄芪丸（2）《太平圣惠方》

【药物组成】鳖甲（制）100 克，黄芪、麦门冬（去心）、茯神、北柴胡、甘草、生干地黄各 50 克，酸枣仁（炒）、郁李仁、杏仁（去皮尖取仁、麸炒黄）、枸杞子、人参（去芦）、黄芩各 37.5 克，百合、枳壳（去瓤、麸炒）、赤芍药、知母、秦艽各 25 克。

【功能】补虚，退热，润燥。

【主治】妇人骨蒸烦热，四肢赢瘦疼痛，口干心烦不得眠。

【方药分析】人参、黄芪、茯神、甘草补气健脾，宁心益肺；枸杞、百合、酸枣仁滋补肝肾，养心安神；生地、赤芍清热凉血；郁李仁、杏仁生津润燥；黄芩、麦冬、知母清热除烦，滋阴降火；秦艽、鳖甲除骨蒸劳热；枳壳、柴胡行气解郁。

【用法与用量】内服，每次服 30 丸，不拘时，清粥送下。

黄芪丸（3）《太平圣惠方》

【药物组成】麦门冬（去心焙）、鳖甲（涂醋炙微黄、去裙襴）各 50 克，黄芪（剉）、赤芍药、人参（去芦头）、甘草（炙微赤、剉）、胡黄连各 25 克，柴胡（去苗）1.5 克。

【功能】益气养阴，清虚热。

【主治】小儿赢瘦体热，面色萎黄，不欲乳食。

【方药分析】人参、黄芪、甘草大补元气，健脾益肺；麦门冬、胡黄连、炙鳖甲养阴清热，软坚散结；赤芍、柴胡清热行郁。

【用法与用量】内服，1 次 5 丸，不拘时，粥饮送下，量大小以意加减。

黄芪丸（4）《沈氏尊生书》

【药物组成】黄芪、乌药、地龙、茴香、川楝肉、川椒、防风、赤小豆、白蒺藜、海桐皮、威灵仙、陈皮各等份。

【功能】温肾散寒，祛风止痛。

【主治】肾脏虚风攻注，手足头面麻痹痛痒，或生疮疥，臁疮燋肿。

【方药分析】茴香、川椒、乌药温肾散寒，行气止痛；赤小豆、川楝肉、防风消肿止痛，祛风散寒；地龙、海桐皮、威灵仙祛风通络；黄芪、陈皮补气升阳，利水调中；白蒺藜古方用之补肾治风。

【用法与用量】内服，1 次 30 丸，空腹温酒送下。

黄芪丸（5）《证治准绳》

【药物组成】黄芪、鳖甲、当归（炒）各 50 克，桂心、白芍药、续断、川芎、牛膝、肉苁蓉、沉香、柏子仁、枳壳各 32.5 克，五味子、熟地黄各 25 克。

【功能】补气养血，滋阴助阳。

【主治】产后蓐劳，寒热进退，头目眩痛，骨节酸痛，气力虚乏。

【方药分析】黄芪、鳖甲、四物补气滋阴，养血调经；桂心、肉苁蓉补肾壮阳；续断、牛膝补肝肾，行血脉，强筋骨；柏子仁、五味子补虚强阴；沉香、枳壳温肾纳气，行气宽中。

【用法与用量】内服，1 次 40～50 丸，食后粥饮送下。

黄芪丸（6）《证治准绳》

【药物组成】柴胡（去苗）、鳖甲（涂醋炙令黄、去裙襕）各 25 克，黄芪（划）、麦门冬（去心、焙）、赤茯苓、白术、子芩、甘草各 0.5 克。

【功能】和解少阳，益气养阴。

【主治】小儿往来寒热，多汗心烦，小便赤黄，不欲乳食，四肢羸瘦。

【方药分析】柴胡、鳖甲、子芩和解少阳枢机，滋阴清热；麦冬清心除烦；黄芪升阳固表；白术、赤茯苓、甘草健脾利湿。

【用法与用量】内服，1 次 5 丸，1 日 3～4 次，粥饮送下。

黄芪丸（7）《太平惠民和剂局方》

【药物组成】乌药 100 克，黄芪、杜蒺藜（去丸）、川楝子、茴香（炒）、川乌（炮，去皮脐）、赤小豆、地龙（去土炒）、防风（去芦、叉）各 50 克。

【功能】补气温肾，祛湿除风。

【主治】丈夫肾脏风毒，上攻头面虚浮，耳内蝉声，头目昏眩、项背拘急，下注腰脚，脚膝生疮，行步艰难，脚下隐痛，不能踏地，筋脉拘挛，不得屈伸，四肢少力，百节酸痛，腰腿冷痛，小便滑数，及瘫缓风痹，遍身顽麻。又疗妇人血风，肢体痒痛，脚膝缓弱，起坐艰难。

【方药分析】黄芪、杜蒺藜升阳利水，补肾固精；川楝子、茴香、乌药、川乌温肾散寒，行气止痛；赤小豆利水消肿；防风、地龙祛湿除风，通经活络。

【用法与用量】内服，每服 15 丸，空腹时温酒或盐汤送下。妇人醋煎滚，候温送下。

黄芪丸（8）《证治准绳》

【药物组成】黄芪（酒炒）50 克，沙苑、蒺藜（炒、去刺）、羌活各 25 克，生黑附子1枚（大者、去皮脐）、羖羊肾1对（焙干）。

【功能】补肾利水。

【主治】肾风，耳鸣成痒。

【方药分析】黄芪升阳利水；沙菀、蒺藜补肾固精；羌活祛风除湿；附子温阳；羊肾填精补肾。

【用法与用量】内服，每服40～50丸，空腹食前煨葱盐汤，临卧温酒送下。

黄芪注射液《全国医药产品大全》

【药物组成】黄芪。

【功能】补益脾肺，益气升阳。

【主治】病毒性肝炎，消化性溃疡，萎缩性胃炎，胃下垂，冠心病，病毒性心肌炎，慢性肾炎及肾功能衰竭，支气管哮喘，慢性支气管炎等。

【方药分析】黄芪升阳利水，益气固表。

【用法与用量】肌肉注射，1次2毫升，1日2次。

黄芪建中丸《黑龙江省药品标准》

【药物组成】白芍320克，黄芪、肉桂各160克，甘草70克，大枣（去核）30克。

【功能】补气散寒，健胃止痛。

【主治】中气不足，胃脘疼痛，畏寒腹痛，身体衰弱。

【方药分析】黄芪温中补虚，益气固表；白芍缓急止痛；肉桂、甘草、大枣温中散寒。

【用法与用量】内服，1次1丸，1日2次。

消栓口服液《医林改错》

【药物组成】生黄芪、归尾、川芎、赤芍、地龙、桃仁、红花。

【功能】补气和血，通络化瘀。

【主治】用于气虚血瘀引起中风后遗症之半身不遂，口眼歪斜，言语不清，口角流涎，小便频数，下肢萎废，苔白脉缓等以及脉络阻滞之疑难杂症。

【方药分析】方中大量生黄芪以补气，辅以归尾、川芎、赤芍活血，佐桃仁、红花、地龙以化瘀通络。本方可使气血旺行，瘀去络通。

【用法与用量】内服，1次1～2支，1日2～3次。

注：本方来源于，清·王清任《医林改错》下卷瘫论"补阳还五汤"改制新的剂型而改名为消栓口服液，其用量及功能主治同原方。

【不良反应中毒与解救】黄芪为补气之药，功能甘，温补，用之不当，易生热助火。因此气滞湿阻，消化不良，阴虚火旺之症，不宜服用。若面黑形实而瘦者，服后会令人胸满气短。如出现这种不良反应时，宜用三拗汤泻之（三拗汤方药物组成麻黄、杏仁、甘草，治疗胸满气短之症）。

黄芪伪品及误用品的鉴别

黄芪为温补强壮保健之佳品，慢性虚弱病人用之多应手取效。李时珍说："芪者，长也"，黄芪色黄，补药之长，故名。今俗通作黄芪。黄芪为常用药，用量较大，但是黄芪的伪品也比较多，社会上流通的伪品有棉花根、圆叶锦葵、大野豌豆、苜蓿根、蜀葵、白香草木樨、兰花棘豆、锦鸡儿。这些植物根的性味功能主治还待研究，用时请注意鉴别。

棉花根《中药真伪鉴别》

【来源】

为锦葵科植物陆地棉 *Gossypium hirsutum* L. 的干燥根。

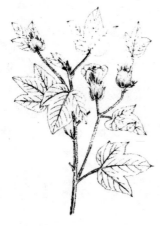

【鉴别特征】

一年生草本，高 1 ~ 1.5 米，叶互生，宽卵形或近圆形，长、宽相等，掌状 3 裂，稀 5 裂，中裂常深达叶片之半，基部心形或浅心形；叶柄长 3 ~ 14 厘米。

干燥根略呈圆锥形，有分枝，稍弯曲。长 5 ~ 30 厘米、直径 0.5 ~ 1.5 厘米。表面棕黄色或灰棕色，有细纵纹，具多数细长的支根，上部留存有圆柱形茎基。质坚硬而轻，不易折断，断面不整齐，淡黄色或黄白色。无臭，味淡，微辛。无豆腥气。功能主治不详。

图29　棉花根

圆叶锦葵《中国药材商品学》

【来源】

为锦葵科植物圆叶锦葵 *Malva rotundifolia* L. 的干燥根。

【异名】

土黄芪。

【鉴别特征】

多年生草本，根粗而深，圆柱形茎匍匐，具粗毛。叶具长柄，叶片圆肾脏形，钝五浅裂。花腋生，单生或数朵丛生，具细梗；小苞片 3，离生，花冠浅蓝紫色，长于萼。果实为多数圆扁肾脏形，含单粒种子的心皮围绕中轴组成的分果。花期 4 ~ 10 月，果期 8 ~ 11 月。

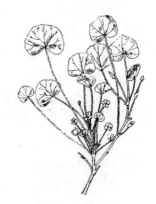

图30　圆叶锦葵

干燥的根，呈圆柱形，头部较粗，长约5~8厘米，直径0.5厘米。有数个留下的茎基，下部细，有分枝。表面黄棕色或土黄色，有许多不规则的纵皱纹及横向线状皮孔，易折断，断面皮部淡黄棕色、木部黄色。嚼之无豆腥味。

大野豌豆《中药真伪鉴别》

【来源】

为豆科植物大野豌豆 *Vicia gigantea* Bge. 的干燥根。在陕西宝鸡、咸阳等地，曾误当黄芪使用。

【异名】

野豌豆。

【鉴别特征】

多年生半灌木状草本，茎基部木质，有少而疏的分枝；高40~400厘米，茎有疏柔毛。羽状复叶，顶端具卷须，小叶2~10个，卵形，椭圆形或矩椭圆形，先端钝，有细尖，基部圆形，两面有疏柔毛，长10~30毫米，宽5~20毫米。

干燥的根呈圆柱形，直径1厘米左右，头部较粗，具多数二叉分枝的地上茎残基，较粗的根心枯松成洞，表面粗糙棕褐色，外皮糟朽易脱落，具凹凸不平的纵纹及细裂纹。质硬而脆，断面不整齐，外层棕褐色，皮部白色，木部黄色。味微苦，豆腥气甚，似坏胡桃仁味，久臭有恶心感。

苜蓿根《唐本草》

【来源】

为豆科植物苜蓿 *Medicago sativa* L. 的干燥根。在陕西个别地区，伪充黄芪使用。

【异名】

土黄芪、紫苜蓿。

【鉴别特征】

多年生草本，茎多分枝，茎梢丛生，光滑有棱。高3米以上。三出复叶，小叶3片。叶长圆或倒披针形，长2~2.5厘米。仅上部尖端有锯齿，小叶顶端有中肋突出；叶柄长而平滑。总状花序由叶腋抽出，花具8~25朵，花为紫色，故名"紫苜蓿"。荚果螺旋形，成熟时呈暗棕色或黑棕色，不开裂，种子1~8粒，种子肾形，黄褐色。

干燥根呈圆柱形，主根发达，外形略似黄芪，上粗下细，稍微弯曲，长30~40厘米，有时具地上茎残基，有分叉。表面黄白色，质坚韧，不易折断，断面不平坦，纤维性甚强呈毛状，有粉性，木质部淡黄色。气微弱，略具刺激性，味微苦。

【主要成分】 根的分泌物中含氨基酸，其中有2-氨基己二酸及另二种未知氨基酸。根还含有糖。

【性味功能主治】 苦，寒。清湿热，利尿。治黄疸，尿路结石，夜盲。

【用法与用量】 内服，煎剂15~30克，或捣汁内服。

蜀葵《本草拾遗》

【来源】

为锦葵科植物蜀葵 *Althaea rosea* Cav 的干燥根。

【异名】

一丈红、蜀季花、麻杆花、胡葵。

【鉴别特征】

二年生草本，高达 2.5 米。茎直立，具星状簇毛。叶互生，近于圆心形，有呈 5 ~ 7 浅裂，直径 5 ~ 15 厘米，边缘有不整齐的钝齿。叶柄长 5 ~ 10 厘米；花大，单生叶腋，直径 5 ~ 9 厘米，有红、紫、白、黄等各色，单瓣或重瓣，小苞片 6 ~ 7，基部合生；雄蕊多数，花丝连合成筒；子房多室，每室有胚珠一个。果盘状。熟时每心皮自中轴分离。

干燥根呈圆柱形，上端粗大，头部有地上茎残基，下部渐细，有侧根及细支根，表面土黄棕色或土黄褐色，有细纵皱纹，具明显的横向线状皮孔。断面黄白色。质坚脆。味淡，嚼之无豆腥气。

【主要成分】 根含大量黏质，一年生的根含黏质戊糖。另含有戊聚糖，甲基戊聚断，糖醛酸。

【性味功能主治】 甘，寒，无毒。清热凉血，利尿排脓。治淋病，白带，尿血，吐血，血崩，肠痈等。

【用法与用量】 内服，煎剂 30 ~ 60 克，或入丸、散。外用捣敷。

白香草木樨《中药真伪鉴别》

【来源】

为豆科植物白香草木樨 *Melilotus albs Desr.* 的干燥根。在河南、陕西有误作黄芪栽培或出售。

【异名】

白花草木樨。

【鉴别特征】

二年生草本，全株有香气。茎直立。3 小叶，叶片椭圆形或披针状椭圆形，先端截形，微凹陷，边缘具细锯齿，托叶狭三角形，先端尖锐呈尾状，基部宽。总状花序腋生；花白色，蝶形。荚果卵球形，具突起网脉，无毛。

干燥的根呈圆柱形，外形略似小黄芪。根头部较大，常有 2 ~ 10 个地上茎残基，上粗下细，分枝多。表面黄棕色，具细纵皱纹；皮孔淡黄色，明显、横向延长。横断面皮面黄白色至灰黄色，木部淡黄棕色或黄色，质脆而坚硬。具特殊香气，味微甜。

蓝花棘豆《中国药材商品学》

【来源】

为豆科植物蓝花棘豆 *Oxytropis caerulea*（*Pall.*） DC. 的干燥根。

【鉴别特征】

多年生草本，有很深的木质主根；外形似黄芪，但与黄芪的头部不同。根头上有 5～20 个二次分枝的地上茎残基。根圆柱形，表面棕黄色，具纵皱纹，栓皮较易剥落。断面韧皮部白色，约占直径的 1/2，木部黄色。质轻而极绵韧，难折断，纤维性极强。味淡。

锦鸡儿《中药真伪鉴别》

【来源】

为豆科植物锦鸡儿 *Caragana sinica*（*Buchoz*） Rehder 的干燥根。

【异名】

金雀花、金雀木。

【鉴别特征】

干燥根呈圆柱形，长 10～20 厘米，直径 1～1.5 厘米，未去皮时褐色，有纵皱，并有稀疏不规则的凸出横纹，已除栓皮者表面为淡黄色；残存横向皮孔，呈棕色。横断面皮部淡黄色，木部淡黄棕色，质脆，折断面纤维状。气弱，味淡。

山药《神农本草经》

【来源】

为薯蓣科植物薯蓣 *Dioscorea opposita* Thunb. 的干燥根茎。《本经》列为上品，为常用中药。山药原名薯蓣，因唐代宋名预，故避讳改名薯药，后又因宋英宗讳薯遂改名山药。

【异名】

怀山药、山菇、淮山、山薯、铁棍山药、山芋、署预、玉茅、野山豆、毛条山药、光条山药、薯药、白山药。

【鉴别特征】

多年生缠绕草本。根状茎短，根直生，肉质肥厚，呈圆柱状棍棒形，长可达 1 米，直径 2～7 厘米，外皮灰褐色，生多数须根，质脆，断面白色带黏性。茎细长，通常带紫色，有棱线，光滑无毛。叶对生或三片轮生，叶腋常生珠芽名"零余子"，又称"山药豆"。叶片形状多变化，三角状卵形至三角状宽卵形，长 4～7 厘米，通常 3 裂，侧裂片圆耳状，中裂片先端渐尖；叶脉 7～9 条自叶基发出。6～8 月开乳白色花。9～10 月成果，蒴果有 3 棱，呈翅状；种扁圆形，有宽翅。

【药材鉴别及等级分类】

①毛山药呈圆柱形，略弯曲而稍扁，长 15～20 厘米，直径 1.5～5 厘米，外表白色

或黄白色，有纵沟与纵皱纹。本品特征：质坚实而易折断，断面白色，见粒状粉性。气微，味甘而微酸。以质坚实而重、粉性足、色洁白、光滑、圆润者为佳。

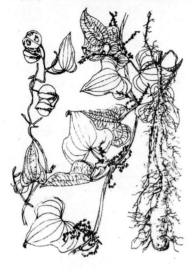

图31　山药

等级分类：一等：长15厘米以上，中部围粗10厘米以上，弯曲稍扁，有顺皱纹或抽沟，去净外皮，内外均白色或黄白色，有粉性，味淡。二等：长10厘米以上，围粗6厘米以上，其余同一等。三等；长7厘米以上，围粗3厘米以上，其余同一等。

②光山药：圆柱形，两端平齐，长9～18厘米，直径1.5～3厘米。粗细均匀，挺直，全体洁白，光滑圆润，粉性足。

等级分类：一等：长15厘米以上，直径2.5厘米以上。呈圆柱形、条匀挺直，光滑圆润，两头平齐。内外均为白色。质坚实、粉性足，味淡。二等：长13厘米以上，直径1.7厘米以上，其余同一等。三等：长10厘米以上，直径1厘米以上，其余同一等。四等：长短不分、间有碎块，直径0.8厘米以上，其余同一等。

【主要成分】块茎含皂甙、黏液质、胆碱、淀粉、精氨酸、糖蛋白和自由氨基酸、维生素C，其甙元为山药皂甙元，也是山药块茎常含有的成分。

【性味功能主治】甘，平。健脾止泻，补肺益肾。治脾虚泄泻，慢性肠炎，虚劳咳嗽，小便频数，遗精，遗尿，糖尿病，白带。

【宜忌】有实邪者忌服。

【单方验方与饮食疗法】①脾胃虚弱，不思饮食：山药、白术各30克，人参3克，共轧细面，制成糊丸，如小豆大，每日2次，一次30粒，空腹温米汤送下。②治糖尿病：山药15克，天花粉20克，沙参15克，知母10克，五味子10克。水煎服。③山药糯米粉治腹泻，饮食减退：方药为山药粉250克，再加炒熟糯米粉500克。每早用5汤匙，煮成粥状，加适量白糖，即可食用。④山药面：将面粉3000克、山药粉1500克、豆粉200克放入盆中，加鸡蛋10个，水、食盐适量，揉成面团，擀成薄面片，切成面条。将猪油或麻油、葱、生姜适量，放入碗中，将煮熟的面条放入碗内，加味精等调料，和匀，即可食用。开胃健脾，止泻止痢（注：湿热泄泻，或脾虚夹湿热者忌服）。⑤山药粥：羊肉500克，山药500克，米60克。将羊肉去脂膜，煮烂熟，研泥，将山药煮熟，研泥，肉汤入米，同煮粥。空腹食之。主治虚劳，骨蒸，久冷。⑥山药桂圆粥：将生山药100克洗净，去皮，切成薄片，与桂圆肉15克、荔枝肉5个（鲜者为佳）、五味子3克同煮作粥，加入白糖。晨起或晚上睡前食之。治消渴，小便频数，心悸失眠，腰部酸痛等。⑦珠玉二宝粥：将山药、苡米各60克捣成粗渣，再煮至烂熟，再将柿霜饼24克切碎，调入融化即可食用，每日3次。治饮食懒进，午后低热，甚或骨蒸盗汗，咳嗽夜重，脉虚数弦。⑧三宝粥：治下痢不止，脓血便，腹痛后重，兼见脾虚气弱，乏力羸瘦者。将山药30克轧为细粉，三七6克轧为细末，鸭胆子20粒去皮，加水调和山药粉为糊状，入开水锅内，以筷子不断搅之，两三沸即熟，用粥送服三七粉、鸭胆子。⑨山药60克，沙参15克，百部9克，水煎服，每日一剂。治肺结核，午后低热干咳，体弱自汗，每日服1剂。效果良好。⑩治冻疮：山药少许，于新瓦上磨为泥，涂疮口上。⑥治疗遗尿症，炒山药130克，研细末，每日早晚各服1次，每次6克，温开水送服。

附：含山药成分的中成药

山参鹿茸丸《吉林省药品标准》

【药物组成】熟地黄50克，炒山药、制龟版、当归各40克，茯神、牛膝、制远志、龙眼肉、炒苍术、炒益智仁、枸杞子、盐补骨脂各25克，栀子、甘草、鹿茸（去毛）、柏子仁霜、炒酸枣仁、酒黄柏、酒知母各15克，砂仁、琥珀、肉桂各10克，山参（去芦）1.5克。

【功能】补气养血，益肾壮阳。

【主治】气血两亏，肾虚阳衰，精神疲倦，腰背酸痛，肾寒精冷。

【方药分析】山参、山药为补气药；鹿茸、补骨脂等为补阳药；当归、熟地黄补血药；龟版为补阴药。与它药合则补气养血，益肾壮阳。

【用法与用量】内服，1次1丸，1日2次，温开水送下。

山药丸《辽宁省药品标准》

【药物组成】肉苁蓉（制）400克，山药、菟丝子（炒）、杜仲炭各300克，五味子150克，山茱萸、赤石脂（煅）、熟地黄、巴戟天、泽泻、茯苓、怀牛膝各100克。

【功能】健脾补肾，滋阴壮阳。

【主治】脾肾两虚，食少肌瘦，腰膝酸软，耳鸣目眩，肾虚腰痛。

【方药分析】山药补脾益肾；巴戟天、菟丝子、肉苁蓉补肾阳而益精气；山茱萸、熟地黄滋肾阴而添精血；杜仲、牛膝补肾强腰膝；赤石脂涩精；泽泻泻相火；茯苓、五味子利水宁心。

【用法与用量】内服，1次1丸，1日2次。

山王清心丸《全国中成药产品集》

【药物组成】山药、人参、白术、当归、白芍、人工牛黄、羚羊角、麝香。

【功能】益气养血，化痰息风，镇惊安神。

【主治】气血不足，痰热上扰引起的胸中郁热，惊悸，虚烦，头目眩晕，中风不语，口眼歪斜，半身不遂，言语不清，神志昏迷，痰涎壅盛。

【方药分析】山药、人参、白术健脾益气；当归、白芍养血敛阴；人工牛黄、羚羊角、麝香清热镇惊，开窍醒神。

【用法与用量】内服，1 日 2 次，1 次 1 丸。

山楂健脾丸《山西省药品标准》

【药物组成】山楂（去核）480 克，山药 24 克，白扁豆（土炒）、芡实（麸炒）、薏苡仁（麸炒）、六神曲（麸炒）、麦芽（清炒）、莲子肉（麸炒）、茯苓各 18 克，白糖 156 克。

【功能】消食健脾。

【主治】消化不良，不思饮食。

【方药分析】茯苓、白扁豆健脾化湿；芡实、莲子肉补脾去湿，益肾固精；山药、薏苡仁健脾益肾，渗湿利水；山楂消肉食；神曲消谷食；麦芽消面食而和中化积。

【用法与用量】内服，1 次 2 丸，1 日 1~2 次。

山楂益脾晶《全国中成药产品集》

【C 药物组成】山楂、山药、茯苓。

【功能】健脾和中，开胃消食。

【主治】消化不良，食欲不振，脾失健运，积滞内停。

【方药分析】山楂消食导滞；山药、茯苓健脾除湿。

【用法与用量】内服，1 日 2 次，1 次 1 袋。

白带丸《甘肃省药品标准》

【药物组成】柴胡（醋炒）400 克，山药（麸炒）、芡实（麸炒）各 200 克，海螵蛸（去硬壳）、白芍、白果、牡蛎（煅）各 100 克，黄柏（酒制）、续断、车前子（盐水炒）、赤石脂（醋煅）各 50 克，香附（醋炒）40 克。

【功能】健脾固涩，调经止带。

【主治】赤白带下，淋漓不止，经水不调，身体怠倦，腰酸胸闷，善太息，饮食减少。

【方药分析】山药、芡实、车前子健脾利湿；海螵蛸、白果、牡蛎、赤石脂固涩止带；白芍、柴胡、香附疏肝理气；黄柏清热燥湿；续断补益肝肾。

【用法与用量】内服，1 次 1 丸，1 日 2 次。

灵芝《神农本草经》

【来源】

为多孔菌植物灵芝属真菌灵芝（赤芝）*Ganoderma lucidum*（*Leyss. ex Fr.*）*Karst.* 或

紫芝 *Ganodarma japonicum*（*Fr.*）Lloyd 的干燥子实体。

【异名】

灵芝草、菌灵芝、木灵芝、三秀、茵、芝、赤芝、紫芝。

【鉴别特征】

灵芝的菌盖（菌帽）木栓质，半圆形或肾形，宽 10～20 厘米，厚约 2 厘米左右，皮壳坚硬，初由黄色，渐变为红褐色，有光泽如漆，具环状棱纹和辐射状皱纹，边缘薄而平截，常稍内卷。菌盖下表面菌肉白色至淡褐色或浅棕色，由无数菌管构成，有细密的管状孔洞；菌柄侧生，长达 19 厘米，粗约 4 厘米，红褐色至紫褐色。菌管内多数孢子。孢子褐色卵形，很小。一端平截，外壁光滑，内壁粗糙。

紫芝的子实体形状与灵芝极似，主要区别本菌的菌盖与菌柄的皮壳呈紫褐色或黑色，菌肉和菌盖下面的菌管均为锈褐色。

【主要成分】 灵芝显生物碱、甾醇、内酯、香豆精、有机酸、酸性树脂、氨基酸、油脂、还原性物质等反应。还有脂肪酸、甘露醇和多糖类。

紫芝含麦角甾醇、有机酸为顺蓖麻酸、反丁烯二酸等。

【含量测定】 **对照品溶液的制备** 取葡萄糖对照品适量，精密称定，加水制成每 1ml 含 0.1mg 的溶液，即得。

标准曲线的制备 分别精密量取对照品溶液 0.2ml、0.4ml、0.6ml、0.8ml、1.0ml、1.2ml，置 10ml 具塞试管中，加水至 2.0ml，精密加入硫酸蒽酮

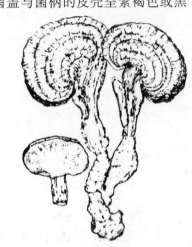

图 32 灵芝

溶液（精密称取蒽酮 0.1g，加 80% 的硫酸溶液 100ml 使溶解，摇匀）6ml，摇匀，置水浴中加热 15 分钟，取出，放入冰浴中冷却 15 分钟，以相应的试剂为空白，照紫外-可见分光光度法（附录 V A），在 625nm 波长处测定吸光度，以吸光度为纵坐标，浓度为横坐标，绘制标准曲线。

供试品溶液的制备 取本品粉末约 2g，精密称定，置索氏提取器中，加水 90ml，电加热器加热回流提取至提取液无色，提取液转移至 100ml 量瓶中，加水至刻度，摇匀，精密量取 10ml，加入乙醇 150ml，摇匀，4℃放置 12 小时，取出，离心，倾去上清液，沉淀加水溶解，转移至 50ml 量瓶中，加水至刻度，摇匀，即得。

测定法 精密量取供试品溶液 2ml，置 10ml 具塞试管中，照标准曲线的制备项下的方法，自"精密加入硫酸蒽酮溶液 6ml"起，依法测定吸光度，从标准曲线上读出供试品溶液中含葡萄糖的重量（mg），计算，即得。

本品按干燥品计算，含灵芝多糖以无水葡萄糖（$C_6H_{12}O_6$）计，不得少于 0.50%。

【性味功能主治】 淡，温。滋养强壮，治虚劳，咳嗽，头晕，失眠，神经衰弱，高血压，消化不良。治心血不足，心悸怔忡，增强体质。

【用法与用量】 内服，汤剂 3～10 克，研细面每次 1.5～3 克。或泡酒服。

【宜忌】本品甘温补益之品，故内有郁热，温盛中满者，不宜服用，恶恒山。"畏扁青、茵陈蒿。"

【单方验方与饮食疗法】①治疗年久胃病：灵芝1克，用老酒浸泡服用。②治慢性气管炎：用灵芝液1日3次，1次20毫升。③神经衰弱：灵芝酊，每日3次，每次1.0毫升。④治疗高血压：灵芝酊1日3次，1次10毫升。⑤治疗风湿性关节炎：灵芝酊1日3次，1次10毫升内服。

附：含灵芝成分的中成药

灵芝片《全国医药产品大全》

【药物组成】灵芝干燥担子果的浸膏片。

【功能】镇静，健胃。

【主治】神经衰弱，失眠，食欲不振。

【方药分析】《本经》云灵芝："主耳聋，利关节，保神，益精气，坚筋骨，好颜色。"《中国药植图鉴》载："治神经衰弱，失眠，消化不良等慢性疾患。"

【用法与用量】内服1次3片，1日3次。

灵芝北芪片《全国医药产品大全》

【药物组成】灵芝0.5克，黄芪膏0.2克。

【功能】养心，益气，安神。

【主治】心悸，失眠，多梦，气短多汗，健忘呆滞，高脂血症。也适用于冠心病、肾炎、肝炎等的调理。

【方药分析】方中灵芝养心安神，黄芪膏补益正气，故对心气不足之神志病变有一定治疗作用，而对肾炎、肝炎、冠心病等则有扶助正气的辅助治疗意义。

【用法与用量】内服，1次4~5片，1日2~3次。

灵芝冲剂《全国医药产品大全》

【药物组成】灵芝。

【功能】补心安神，健脾和胃。

【主治】神经衰弱，慢性支气管炎，亦可用于冠心病的辅助治疗。

【方药分析】《本经》云灵芝："主耳聋，利关节，保神，益精气，坚筋骨，好颜色。"《中国药植图鉴》载："治神经衰弱，失眠，消化不良等慢性疾患。"

【用法与用量】内服，1次1块，开水冲服，1日3次。

灵芝佛手露《全国中成药产品集》

【药物组成】灵芝菌、佛手。

【功能】消痰理气，益智安神，舒胸解郁，健胃益脾。

【主治】胸闷气滞，失眠健忘。

【方药分析】灵芝菌有安神健胃之功；佛手有和中理气之效。

【用法与用量】内服，1次10～20毫升。

灵芝注射液《全国医药产品大全》

【药物组成】灵芝。

【功能】养心安神，补虚健脾。

【主治】神经衰弱，急、慢性肝炎，冠心病及慢性气管炎的辅助治疗。

【方药分析】《本经》云灵芝："主耳聋，利关节，保神，益精气，坚筋骨，好颜色。"《中国药植图鉴》载："治神经衰弱，失眠，消化不良等慢性疾患。"

【用法与用量】肌肉注射，每次2毫升，1日1次。

【宜忌】用药期间，禁吃萝卜。

灵芝草糖浆《辽宁省药品标准》

【药物组成】灵芝200克，白糖600克，苯甲酸钠24克。

【功能】滋补强壮，强心安神。

【主治】神经衰弱。

【方药分析】灵芝与白糖相伍，旨在补益人之正气，既可扶正，又能安神。

【用法与用量】内服，1次20毫升，小儿酌减，1日2次。

灵芝桂圆酒《全国医药产品大全》

【药物组成】灵芝、制黄精、制首乌各600克，党参、枸杞子、蜜黄芪、当归、熟地黄各300克，桂圆肉、陈皮、茯苓、淮山药、大枣各150克，冰糖4200克。

【功能】滋补强壮，补益肝肾，温补气血，健脾益肺。

【主治】身体瘦弱，产后虚弱，贫血，须发早白等。

【方药分析】重用首乌，意在补肾养阴，且善乌须黑发；黄精、助首乌补肾填精以治其本；灵芝安神扶正；取熟地、枸杞子、桂圆肉以滋补肝肾，养阴补血；黄芪、党参益气补中，与茯苓、山药相伍，旨在补脾益肺，而助气血生化之源，所谓"以后天养先天"之法；更有当归补血而行血，陈皮健脾而理气，如此，则气血得补且得行，可达补而不滞之功；并以冰糖补中益气、和胃润肺；大枣补脾土而调诸药。

【用法与用量】内服，1次25～50克，1日2次。

【宜忌】感冒发烧，喉痛，眼赤，阴虚火旺者忌服。

灵芝桂圆精《全国中成药产品集》

【药物组成】灵芝、龙眼肉、党参、炙黄芪、枸杞子、当归。

【功能】滋补强身，温补气血，健肝脾，益肺肾。

【方药分析】方中灵芝安神健胃；龙眼肉补心安神，养血益脾；党参、炙黄芪补益中气；枸杞子益肾；当归养肝。

【用法与用量】内服，1 日 3 次，1 次 6 克。

灵芝健身冲剂《全国医药产品大全》

【药物组成】白芍、灵芝。

【功能】滋补强壮。

【主治】虚弱诸证的辅助药。

【方药分析】白芍酸敛养阴，与灵芝相配，而达补气阴、安心神、养肝血之功，故可用于虚弱诸证。

【用法与用量】内服，1 次 20～30 克，1 日 3 次。

灵芝胶囊《全国中成药产品集》

【药物组成】灵芝。

【功能】镇静，健胃。

【主治】神经衰弱，失眠，食欲不振。

【方药分析】灵芝性味苦平，功可安神健胃，祛痰活血，为治失眠及食欲不振之佳品。

【用法与用量】内服，1 日 2 次，1 次 4～6 粒。

灵芝酒《全国医药产品大全》

【药物组成】灵芝，冰糖各 100 克，白酒（60 度）适量。

【功能】滋补强壮，强心安神。

【主治】神经衰弱，风湿性关节炎。

【方药分析】灵芝、冰糖相伍，滋补以强身、安神；更有白酒，取其辛散之性，畅通经脉，而行药势。

【用法与用量】内服，每服 15～30 毫升，1 日 1～3 次。

灵芝浸膏《全国医药产品大全》

【药物组成】灵芝的子实体发酵、浓缩所得浸膏。

【功能】强身，安神，平喘，健胃。

【主治】头晕，失眠，神经衰弱，高血压，冠心病，血胆固醇过高症，肝炎，慢性支气管炎，风湿性关节炎等。

【方药分析】灵芝一味，以其强身、安神之功，而用于诸证所致之失眠、头晕等症。

【用法与用量】内服，1次1~2克，1日3次。

灵芝菌片《山东省药品标准》

【药物组成】灵芝粉浸膏。

【功能】补心，安神，健胃。

【主治】神经衰弱，冠心病，高血脂，功能性低烧。

【方药分析】灵芝粉浸膏有滋补强壮，扶正固本的作用，对神经衰弱，失眠，久病体虚，食欲不振等疾病有较好的疗效。

【用法与用量】内服，1次4片，1日3次，或遵医嘱。

灵芝银耳糖浆《全国中成药产品集》

【药物组成】灵芝、白木耳。

【功能】镇静，扶正固本，镇咳，祛痰。

【主治】高脂血症和肺原性心脏病缓解期，慢性气管炎。

【方药分析】方中灵芝安神健胃，祛痰平喘；白木耳滋肺补虚。二药合用，有养心利肺之功。

【用法与用量】内服，1日2次，1次10毫升。

灵芝御液酒《全国中成药产品集》

【药物组成】灵芝、人参、枸杞子。

【功能】补肝益肾，养血生津。

【主治】气血不足，失眠眩晕。

【方药分析】方中灵芝可补虚安神；人参补益元气，生津安神；枸杞子补肝益肾，添精养血。诸药合用，有大补气血，安神强身之功。

【用法与用量】内服，1日2次，1次10~30毫升。

灵芝强体片《安徽省药品标准》

【药物组成】槲木320克，五加皮、五味子、菟丝子各160克，灵芝20克，红参4克。

【功能】补虚强壮，益气养血。

【主治】诸虚证之头晕耳鸣，心烦失眠，食欲不振，贫血疲倦等症。

【方药分析】红参、灵芝补益心脾，五味子、菟丝子敛阴益肾，与红参、灵芝相伍，既补心脾肾、又养气与血；入苄术、五加皮，以增其补肾之功。

【用法与用量】内服，1 次 4~6 片，1 日 3 次。

灵芝蜂王浆《江西省药品标准》

【药物组成】灵芝 50 克，王浆（鲜）30 克，党参 15 克，枸杞子 10 克，维生素 B_1、维生素 B_6、烟酰胺各 1 克，蜂蜜 200 克，蔗糖 400 克，枸橼酸 0.8 克，苯甲酸钠 2 克，樱桃香精 2 毫升，焦糖 30 毫升，水适量。

【功能】滋补营养。

【主治】营养不良，食欲减退，神经衰弱，慢性肝炎的辅助治疗。

【方药分析】灵芝、王浆扶正固本，滋补强壮，扶赢强身；党参补脾益气，助运化以资生气血；枸杞子补肾益精，蜂蜜润燥补中，润脾和胃，维生素 B_1 等亦均是人体机能代谢过程中的重要物质。

【用法与用量】内服，1 次 10 毫升，1 日 1~2 次，宜早晚空腹服用。

【宜忌】本品放置后如有少量沉淀，可摇匀服用。

灵芝蜂王精《全国中成药产品集》

【药物组成】蜂王浆、灵芝、党参、维生素。

【功能】滋补营养。

【主治】食欲不振，小儿营养不良，神经衰弱，慢性肝炎等的辅助治疗。

【方药分析】方中灵芝补虚安神健胃；党参补中益气；蜂王浆益精滋阴。

【用法与用量】内服，1 日 2 次，1 次 10 毫升。

灵芝蜂皇浆《全国中成药产品集》

【药物组成】灵芝、党参、蜂王浆、枸杞子、蜂蜜。

【功能】滋补营养。

【主治】营养不良，食欲减退，神经衰弱和慢性肝炎的辅助治疗。

【方药分析】方中灵芝为安神、健胃之佳品；党参、蜂王浆、蜂蜜等补益阴阳气血；枸杞子益肾添精。

【用法与用量】内服，1 日 2 次，1 次 10 毫升。

灵芝精《全国医药产品大全》

【药物组成】灵芝 200 克，乙醇适量。

【功能】安神、镇静、滋补强壮。

【主治】用于神经衰弱，病后恢复期身体虚弱，亦可用于慢性气管炎、肝炎的辅助治疗。

【方药分析】灵芝，以其安神、补益之功，而达滋补强壮之效，用于诸虚证之辅助治疗。

【用法与用量】内服，1 次 15 毫升，1 日 3 次。

灵芝糖浆《安徽省药品标准》

【药物组成】灵芝菌 150 克，苯甲酸钠 3 克，蔗糖 650 克。

【功能】滋养强壮。

【主治】用于神经衰弱等症。

【方药分析】灵芝菌与蔗糖，既可滋补，又能安神，故用于神经衰弱诸症。

【用法与用量】内服，1 日 3 次，1 次 10 毫升。

灵芪精《全国医药产品大全》

【药物组成】刺五加 400 克，灵芝 150 克，黄芪 100 克。

【功能】扶正固本，滋补强壮，安神镇静。

【主治】神经衰弱，病后恢复期身体虚弱。亦可作为慢性气管炎、冠心病等的辅助治疗药。

【方药分析】方中重用刺五加，其可益气健脾，补肾安神，辅以灵芝，助刺五加补益安神之功；黄芪，助刺五加补中益气，健脾之功。

【用法与用量】内服，1 日 3 次，1 次 10 毫升。

灵芝伪品及误用品的鉴别

灵芝的品种，相当复杂和繁多。如以颜色定名的六芝"黑芝、白芝、黄芝、赤芝、紫芝、青芝"，和石芝、木芝、草芝、肉芝、菌芝、灵芝、芝草等。虽然品种繁多，但主要还是赤芝（灵芝）及紫芝用于临床。除了以上品种外，在灵芝的商品中还有六种伪品，如圆孢地花、射纹树掌、厚褐扇、薄树芝、层迭树舌，还发现有树舌。这些伪品及误用品，均不能当灵芝使用，应注意鉴别。

圆孢地花

【来源】

为多孔属圆孢地花 *Polyporus montanus*（*Quel.*）Freey.：的干燥子实体。

【鉴别特征】

菌柄粗短，长约 6 厘米，粗 3 厘米左右，菌盖一丛，扁形或匙形，直径可达 30 厘米，宽 6～14 厘米，硬而脆，青褐色或浅棕色，光滑。边缘具不明显环节；边缘波浪状，内卷。断面白色。

此药性味功能主治，尚未搞清，是否有毒尚待进一步研究，所以不能当灵芝用。

射纹树掌

【来源】

为多孔属射纹树掌 *Polyporus grammocephalus* Berk. ：的干燥实体。

【鉴别特征】

菌盖圆形至肾形，长 4~20 厘米，宽 3~12 厘米，表黄褐色至栗褐色，光滑，有辐射状棱纹，为本品的主要特点。边缘波浪状或瓣裂，柄侧生，很短。断面近白色。

性味功能主治尚未研究出来，故此本品不能当灵芝使用。

厚褐扇

【来源】

为云芝属厚褐扇 *Polysticus vernicipes*（Berk.）Gke. 的干燥实体。

【鉴别特征】

本种菌盖扁圆形至肾形，革质，光滑，有辐射状皱褶及不明显环纹，淡黄棕色至深栗褐色，具光泽。菌盖长 5~7 厘米，宽 2~3 厘米，菌肉最厚 2-3.5 厘米，边缘薄，具波浪状瓣。菌柄短或近于无，长仅 1 厘米左右，粗 4~8 毫米，断面棕色。

性味功能主治有待进一步研究，本品不能当灵芝使用。

薄树芝

【来源】

为灵芝属薄树芝 *Ganoderma capense*（*Lloyd.*）Teng. ：的干燥实体。

【鉴别特征】

本品菌盖有侧生短柄，长达 3 厘米，或近无柄。菌盖肾形至扇形，长 12~20 厘米，宽径 7~11 厘米，有光泽和辐射状皱纹，深紫红色。断面白色。此种是某些地区用发酵灵芝制剂，但药材商品中多将本种选出，认为是混用品。

层迭树舌

【来源】

为灵芝属层迭树舌 *Ganoderma lodatum*（*Schw.*）Atk. ：的干燥实体。

【鉴别特征】

本品常混入灵芝商品中，老菌盖下形成新菌盖，呈层叠状，无柄或有短柄；盖扁或微下凹，长 15 厘米，宽 12 厘米左右，厚达 3 厘米，表面灰色或浅褐色，有同心环带，皮壳薄而脆。断面菌肉浅栗色，较栓质。

树舌

【来源】

为灵芝属树舌 *Ganoderma applanatum*（*Pers. ex Gray*）Pat. ：的子实体。

【鉴别特征】

本品菌盖无柄或短柄，半圆形或近圆形，纵剖面近半圆形或扁形，直径 10 ~ 45 厘米左右，厚可达 10 厘米左右，表面呈灰色至灰褐色，亦有同心环纹，皮壳质脆。菌肉浅栗色，有时外围近白色。

甘草《神农本草经》

【来源】

为豆科多年生草本植物甘草 *Glycyrrhiza uralensis* Fisch. 的干燥根和根状茎。《本经》列为上品，为常用中药，因其味甘甜故名。

【异名】

甜甘草、美草、蜜甘、蕗草、粉草、国老、灵通、甜草、甜根子、棒草。

【鉴别特征】

多年生草本，高 40 ~ 70 厘米，有的高达 1 米。根茎圆柱形，主根甚长，粗大，外皮红褐色至暗褐色。茎直立，稍带木质，被白色短毛及腺鳞或腺状毛。单数羽状复叶，托叶披针形早落；小叶 7 ~ 17 片，卵状椭圆形，长 2 ~ 6 厘米，宽 1 ~ 3 厘米，先端钝圆，基部浑圆，两面被腺体及短毛。夏日叶腋抽出总状花序，花密集；花萼钟状，被短毛和刺毛状腺体；蝶形花冠淡红紫色，长 1.4 ~ 2.5 厘米。荚果条状长圆形，常密集，有时呈镰状以至环状弯曲，宽 6 ~ 9 毫米，种子 2 ~ 8 粒，扁圆形或稍肾形。

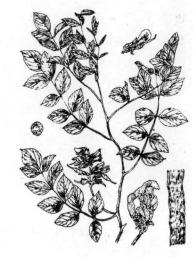

图 33　甘草

【药材鉴别及等级分类】

甘草种类较多，每类又按产地及大小的不同分为数十种等。从商品分为皮草与粉草两大类，共同的药材鉴别，干燥的根呈圆柱形，不分枝，长 30 ~ 100 厘米，直径 0.6 ~ 3 厘米。带皮革：外皮红棕色，松紧不等，有明显的皱纹、沟纹及稍稀疏的细根痕，皮孔横生，微突起，呈暗黄色。本品特征：质坚实、易折断，断面不平。有纤维性，黄白色，粉性足，有明显的环纹和菊花心，常形成裂隙。气香微具特异，味甜。以质坚、外皮棕红色、内肉浅黄色，条直、肥匀、粉性足者为佳。

等级分类：条草一等：呈圆柱形、单枝顺直。表面红棕色、棕黄或灰棕色，皮细紧，有纵纹斩去头尾，口面整齐。质坚实、体重。断面黄白色，粉性足。味甜。长

25～50厘米，顶端直径0.7厘米以上。间有黑心。二等：顶端直径1厘米以上。其余同一等。三等：顶端直径0.7厘米以上。其余同一等。

刮皮草：又名粉甘草。除与带皮草相同外，粉草的特征：将外皮全部刮去，呈淡黄色或深黄色。粉性足。以条直肥匀、质坚、色嫩黄者为佳。

等级分类：东北草，一等：呈圆柱形，上粗下细，表面紫红色或灰褐色，皮粗糙。不斩头尾。质松体轻。断面黄白色，有粉性。味甜。长60厘米以上。间有5% 20厘米以上的草头。二等：质松、长50厘米以上，芦下3厘米处直径1厘米以上，间有5% 20厘米以上的草头。其余同一等。三等：间有弯曲分叉的细根。长40厘米以上，芦下3厘米处直径0.5厘米以上。间有5%20厘米以上的草头，其余同一等。

【主要成分】根及根状茎含甘草甜素，即甘草酸，是甘草的甜味成分，是一种三萜皂甙，甘草酸水解产生一分子甘草次酸。并含少量甘草黄甙，为一种黄烷醇的甙，其甙原名甘草素，和甘草苦甙、异甘草黄甙、二羟基甘草次酸，即甘草西定。从甘草还分出多种黄酮成分，中有甘草素，即二羟基双氢黄酮。甘草属的根含有雌激素类物质等。

【含量测定】　照高效液相色谱法（附录Ⅵ D）测定。

色谱条件与系统适用性试验　以十八烷基硅烷键合硅胶为填充剂，以乙腈为流动相A，以0.05%磷酸溶液为流动相B，按下表中的规定进行梯度洗脱；检测波长为237nm。理论板数按甘草苷峰计算应不低于5000。

时间（分钟）	流动相 A（％）	流动相 B（％）
0～8	19	81
8～35	19→50	81→50
35～36	50→100	50→0
36～40	100→19	0→81

对照品溶液的制备　取甘草苷对照品、甘草酸铵对照品适量，精密称定，加70%乙醇分别制成每1ml含甘草苷20μg、甘草酸铵0.2mg的溶液，即得（甘草酸重量＝甘草酸铵重量/1.0207）。

供试品溶液的制备　取本品粉末（过三号筛）约0.2g，精密称定，置具塞锥形瓶中，精密加入70%乙醇100ml，密塞，称定重量，超声处理（功率250W，频率40kHz）30分钟，放冷，再称定重量，用70%乙醇补足减失的重量，摇匀，滤过，取续滤液，即得。

测定法　分别精密吸取对照品溶液与供试品溶液各10μl，注入液相色谱仪，测定，即得。

本品按干燥品计算，含甘草苷（$C_{21}H_{22}O_9$）不得少于0.50%，甘草酸（$C_{42}H_{62}O_{16}$）不得少于2.0%。

【性味功能主治】甘，平。和中缓急，清热解毒，润肺止咳，调和诸药；炙甘草能补脾益气。治咽喉肿痛，咳嗽，脾胃虚弱，食少，腹痛便溏，胃、十二指肠溃疡，痈疖肿毒，药物及食物中毒等。

【用法与用量】内服，煎剂 2～10 克，或入丸，散用。

【宜忌】不宜与甘遂、大戟、芫花、海藻同用。恶远志。实证中满腹胀忌服。

【单方验方与饮食疗法】①治胃、十二指肠溃疡：甘草 20 克，鸡蛋壳 30 克，曼陀罗叶 1 克，共轧细粉，每日 3 次，每次 3 克，温开水服。或饭前及疼痛时服用。②用单味甘草粉，治疗胃溃疡效果显著：将甘草轧细粉，每日 3 次，每次 3～5 克。③用生甘草、炙甘草、泽泻各 30 克，水煎服，每日 1 剂，治疗心脏病室性早搏。④治癔病：甘草 15 克，大枣 30 克，浮小麦 12 克，水煎服，每日 1 剂（亦治妇人脏躁，悲喜伤，欲哭，数欠伸）。⑤解农药毒（1059、1605、4049 等有机磷制剂）中毒：甘草 120 克，滑石粉 15 克。将甘草煎汤，冷后冲滑石粉顿服，1 日连服 3 次。⑥治慢性咽炎：甘草 10 克，泡水代茶饮。⑦治铅中毒：生甘草 10 克，杏仁 12 克（去皮尖）共煎服。可连服 3～5 天。⑧治心悸，失眠，烦热，甘草 3 克，石菖蒲 2 克，水煎服，每日 2 次，每剂分 2 次服。⑨治阿狄森氏病：用甘草 30 克，分 3 次，水煎服。⑩治疗冻伤，取甘草 10 克，芫花 10 克，加 2000 毫升水煎后，浴洗冻伤部位，每日 3 次，每剂可洗 3 天。

【不良反应中毒与解救】"大黄救人无功，甘草害人无过"，是过去传统的一种错误看法，实践经验证明，长期服用甘草可引起不良反应致中毒，其表现症状，胸腹满闷纳呆，体倦怠，微喘息，心悸。大剂量服用并长期给予，约 20% 的病人可能出现水肿、头痛、头晕、四肢无力、血压升高、低血钾等，老年人及患心脏和肾脏病的人易导致高血压和充血性心脏病，临床应用时要酌情使用。

加拿大卫生部警告，勿过量使用甘草或甘草调味的产品，因为它们对人体健康有严重损害。年龄超过 60 岁的人，已经患或易患心脏病、循环系统疾病的以及肾脏机能不全的人更易受到甘草素的影响。研究结果显示，这种物质可能导致高血压，因此引起的高血压病，用传统的医疗方法难以治愈，而且对人体造成无法复原的损害。

在毒性试验中，甘草浸膏小鼠皮下注射的 LDD_{100} 为 3.6mg/kg，死于呼吸麻痹。甘草甜素皮下注射的 mLD 为 1.0mg/kg，甘草次酸小腹腔注射 LD_{50} 为 308mg/kg，死亡动物见腹膜炎症，注入药物未完全吸收。《中药药理毒理与临床》。

大鼠口服甘草浸膏 1.0ml 后，在其四氯化碳中毒过程中，对于饮食、饮量、体重的减退，血清转氨酶活力增高与肝脏病变程度均有明显的改善，证明甘草浸膏对于中毒性肝炎的防治有良好的作用。但过量的甘草浸膏有一定的毒性作用，例如大鼠口服甘草浸膏 2ml 后对肝炎的防治作用就小，甚至可以加重肝脏病的病变过程，甚至加重上述症状。

关于甘草配海藻相反作用，在海藻玉壶汤方中《医宗金鉴》，两味药合用治疗甲状腺肿大，未见有不良反应。

甘草与甘遂、大戟、芫花作用相反之问题，现代科学资料报道；甘草与甘遂配伍时，甘草量小于甘遂量，未见相反作用，还能缓解甘遂的副作用。如果甘草量大于甘遂量时，则有相反作用。用动物豚鼠实验，有严重反应（胀气）死亡。甘草与大戟、芫花合用时，则明显地抑制利尿泻下作用。并有使芫花毒性增强的倾向。

附：含甘草成分的中成药

甘芍降糖片《全国中成药产品集》

【药物组成】甘草、白芍。

【功能】养阴清热。

【主治】成年型，中轻型糖尿病。

【方药分析】甘草清热解毒，白芍养血敛阴。

【用法与用量】内服，1 日 2 次，1 次 2~4 片。

甘草流浸膏《全国医药产品大全》

【药物组成】甘草浸膏 300~400 克，氨溶液适量，乙醇适量。

【功能】止咳化痰，清热解毒，益气和中。

【主治】咳嗽咳痰，胃脘痛。还可用于消化性溃疡病及慢性肾上腺皮质功能减退症的辅助治疗。

【方药分析】甘草清热解毒，止咳，氨溶液化痰。

【用法与用量】内服，1 次 2~5 毫升，1 日 3 次。

【宜忌】连续服用较大剂量时，可出现水肿和血压升高等副作用，停药后症状自行消失。

甘草浸粉《全国医药产品大全》

【药物组成】甘草。

【功能】止咳化痰，清热解毒，益气和中。

【主治】咳嗽咳痰，胃脘痛。还可用于消化性溃疡病及慢性肾上腺皮质功能减退症的辅助治疗。

【方药分析】甘草和中缓急止痛，止咳化痰。

【用法与用量】（1）内服，1 次 0.3~1 克，1 日 3 次。（2）药物制剂（包括中药）工业，可以直接应用，勿需再加工。（3）其它工业（食品，卷烟等）使用方便。

甘草浸膏《全国医药产品大全》

【药物组成】本品为豆科植物甘草的干燥根和根茎经水浸煮，浓缩而成浸膏。含甘草酸（Glycyrrhinicacd）不少于 20%。

【功能】止咳化痰，清热解毒，益气和中。

【主治】咳嗽咳痰，胃脘痛。属缓和药常与化痰止咳药配伍应用，能减轻对咽部粘膜的刺激，并有缓解胃肠平滑肌痉挛与去氧皮质酮样作用。用于消化性溃疡病及慢性肾上腺皮质功能减退症的辅助治疗。

【方药分析】同上。

【用法与用量】内服，常用量1次1.75~5.25克，1日3次，温开水送下。

【宜忌】长期服用可产生浮肿，向心性肥胖，停药后上述症状可消失。

甘草浸膏粉《内蒙古药品标准》

【药物组成】本品为甘草水浸出液，经沉淀、浓缩、喷雾干燥而成，含甘草酸应不低于22%。

【功能】止咳化痰，清热解毒，益气和中。

【主治】咳嗽咳痰，胃脘痛。还可用于消化性溃疡病及慢性肾上腺皮质功能减退症的辅助治疗。

【方药分析】同上。

【用法与用量】内服，1日3次，1次1.5~5克。

【宜忌】连续服用较大剂量时，可出现水肿和血压升高等副作用，停药后症状自行消失。

甘草锌胶囊《全国中成药产品集》

【药物组成】甘草。

【功能】抗溃疡，补锌，促进创伤刀口愈合。

【主治】胃及十二指肠溃疡，口腔和其他部位的溃疡症，儿童异食癖，厌食症，生长发育不良，地图苔以及其他缺锌引起的病症，青年痤疮。

【方药分析】同【功能】。

【用法与用量】内服，1日3次，1次2粒。

甘泉片《全国医药产品大全》

【药物组成】牛腮腺干粉150克，甘草粉50克，蔗糖40克。

【功能】扶正固本。

【主治】慢性支气管炎的咳嗽咳痰，体弱无力等病的辅助治疗。

【方药分析】甘草止咳祛痰，牛腮腺扶正。

【用法与用量】内服，1次3~4片，1日3次，温开水送下。

甘草霜《宁夏回族自治区药品标准》

【药物组成】本品为甘草制剂，甘草酸不得少于22%。

【功能】缓和药，常与化痰止咳药配伍应用，能减轻对咽部黏膜的刺激，并有缓解胃肠平滑机痉挛与去氧皮质酮样作用。

【主治】咳嗽痰多，和用于消化性溃疡病及慢性肾上腺皮质功能减退症的辅助治疗。

【方药分析】甘草的作用同【功能】。

【用法与用量】内服，1日2次，1次1.5~5克。

【宜忌】本品连续服用较大剂量时，可出现水肿和血压升高等副作用，停药后症状自行消失。

甘酚止痒水《全国医药产品大全》

【药物组成】甘草1000克，石炭酸（苯粉）10克。

【功能】止痒消炎。

【主治】各种皮肤瘙痒。

【方药分析】甘草和药消炎，石炭酸止痒。

【用法与用量】外擦患处，1日数次。

【宜忌】本品有毒，切勿内服。

甘酮胃片《全国中成药产品集》

【药物组成】甘草总黄酮、叶绿酸酮钠。

【功能】促进溃疡面愈合，止痛。

【主治】胃溃疡，十二指肠溃疡，胃酸过多。

【方药分析】甘草黄酮类有抗溃疡作用。

【用法与用量】内服，1日3次，1次1.5~3克。

甘露甜素丸《全国中成药产品集》

【药物组成】甘草甜素。

【功能】抗肝炎。

【主治】慢性乙型肝炎。

【方药分析】甘草甜素能使免疫活性增高。

【用法与用量】内服，1日2次，1次2~4粒。

甘和茶①《全国医药产品大全》

【药物组成】广藿香、荷叶、布楂叶各288克，甘草240克，防风、黄芩、前胡、栀子、葛根、槐花、淡竹叶、青蒿、紫苏梗、香薷、紫苏叶各192克，萆薢、桑叶、苍术、茵陈、乌药、旋覆花各144克，木通、槟榔、厚朴、威灵仙、连翘、薄荷各96克，苦丁茶、水翁花各72克，胆草、山楂、陈皮各48克。

【功能】疏风清热，解暑，消食，止渴生津。

【主治】感冒发热，头痛胃痛，食泄饱胀，腹痛吐泻。

【方药分析】广藿香、甘草、槐花、香薷、萆薢、茵陈和中化湿，健胃止呕，发散表邪；防风、葛根、紫苏梗、紫苏叶发散表邪；黄芩、栀子、胆草、木通清利湿热；前胡、陈皮、旋覆花祛痰止咳，宣散风热；青蒿、荷叶、淡竹叶、水翁花清虚热，解毒，利尿生津；桑叶、薄荷、连翘、苦丁茶疏风解毒，清肝明目；苍术、布楂叶、山楂、槟榔燥湿行气，利水消食；乌药、厚朴行气止痛；威灵仙祛风湿，通络止痛。

【用法与用量】内服，开水冲服1次2~3包，1日1~2次。

【宜忌】忌食寒凉之物。

甘和茶② 《广东省药品标准》

【药物组成】茶叶6000克，水翁花、金樱根、岗梅根各1500克，黄芩、苍术、赤芍、甘草各75克，高良姜59克，防风、青皮、紫苏叶、荆芥、柴胡、青蒿各56克，苦丁茶、药曲（炒）、桔梗各38克，山楂（炒）、麦芽（炒）各30克。

【功能】消暑散热，生津止渴。

【主治】感冒发热，中暑口渴，预防感冒。

【方药分析】方中黄芩、苍术、甘草清热燥湿，泻火解毒；赤芍清热凉血，祛瘀止痛；高良姜温中和胃止呕；防风、紫苏叶、荆芥、苦丁茶发散表邪；青皮、柴胡疏肝理气；青蒿退虚热，凉血解毒；药曲（炒）、山楂（炒）、麦芽（炒）健脾消食，导滞；桔梗祛痰止咳；金樱根益精、固涩、止泻；岗梅根、水翁花清热解毒，生津止渴；茶叶清头目，除烦渴，助消化，利尿解毒。

【用法与用量】开水泡服，1日1包。

甘桔止咳糖 《全国医药产品大全》

【药物组成】甘草流浸膏35毫升，桔梗流浸膏30毫升，氯化铵20克，桑白皮流浸膏16毫升，百部流浸膏10毫升，盐酸麻黄碱0.5克，薄荷脑0.1克，乙醇60毫升，樱桃油香精3毫升，蔗糖400克，苯甲酸钠3克。

【功能】祛痰止咳。

【主治】支气管炎出现的咳嗽痰多症。

【方药分析】甘草、麻黄宣肺化痰，止咳；桔梗化痰，排脓，止咳；百部润肺，止咳，杀虫；桑白皮清热泻肺，止咳；薄荷疏风明目，利咽。

【用法与用量】内服，1次10毫升，1日3次。

【宜忌】忌食辛辣食物。

蜂蜜《纲目》

（附：蜂毒、蜂蜡、蜂胶、蜂乳）

【来源】

为蜜蜂科昆虫中华蜜蜂 *Apis cerana Fabricius* 或意大利蜂 *Apis mellifera Linnaeus* 所酿的蜜糖。始载于《神农本草经》，列为上品。为常用中药。历代本草均有收载。

【异名】

石蜜、食蜜、蜜、白蜜、蜜糖、白沙蜜、蜂糖、紫云蜜。原名石蜜。苏恭谓"此蜜既蜂作，宜去石字"。

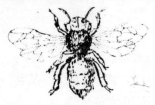

图34 蜜蜂

【鉴别特征】

动物形态，中华蜜蜂营群居生活，一群蜂中有一个雌蜂（又称蜂王），少数雄蜂和很多工蜂（生殖系统不发育的雌体）组成。工蜂酿蜜，其体表黑色，头、胸、腹部密生柔软短毛，带黄褐色。头部为三角形，有复眼1对，触角1对，呈肘状弯曲。口器发达，适合咀嚼和吮吸，上唇基前方有1浅黄色三角形斑纹。翅2对，透明，后翅中脉分叉。腹部为圆锥状，背部黄褐色，1~4节有黑色环带，末端尖锐，有毒腺和螯针；腹部有蜡腺，分泌蜡质，供筑巢用。

意大利蜂的主要区别点为个体较大，翅大能远飞，唇基黑色，不具三角形黄斑。后翅中脉不分叉。

【药材鉴别及等级分类】

蜂蜜为稠厚的液体，白色至淡黄色（称白蜜），或黄色至琥珀色（称黄蜜），有臭味者（称荞麦蜜，又称板秋蜜），本品特征：夏季蜜如清油状，有光泽，半透明，冬季易变成不透明结晶，状似蜡油，并形成颗粒状，又如鱼子或猪油。气芳香，味极甜。以水分小、有油性、稠如凝脂、用木棒挑起时蜜汁下流如丝状不断、且盘曲如折叠状、味甜不酸、气芳香、洁净无杂质者为佳。

等级品分类：1级品45度、2级44度、3级43度、4级42度、5级41度、6级40度、7级39度、8级38度、9级37度、等外36度。二等蜂蜜：45~36度、1~9级及等外。三等蜂蜜：45~36度，1~9级及等外等规格。

【主要成分】 含转化糖，主要含葡萄糖及果糖约70%，两者含量相近，"油性大"、质量好的蜂蜜果糖含量较高。另含少量蔗糖、有机酸、挥发油、维生素（B_1、B_2、B_6、A、D、E、K、I-I等）、酶类（淀粉酶、转化酶、过氧化酶、脂酶等）、乙酰胆碱、无机盐（镁、硫、磷、钙、钾、钠、碘等）及花粉、蜡质等。还含有机酸、花粉粒、及少量泛酸。

【含量测定】 碱性酒石酸铜试液的标定 取葡萄糖约0.5g，于105℃干燥至恒重，精密称定，置100ml量瓶中，加水使溶解并稀释至刻度，摇匀。另精密量取碱性酒石酸铜试液 20ml，置锥形瓶中，加热并保持在微沸的情况下，用上述葡萄糖溶液滴定至溶液的蓝色几乎消失，再继续沸腾 1 分钟，加 1% 亚甲蓝溶液 1 滴，仍在微沸状态下，继续缓缓滴定至溶液的蓝色消失，预测得所需葡萄糖溶液的容积（ml）。再另精密量取碱性酒石酸铜试液 20ml，自滴定管中加上述葡萄糖溶液滴定至终点前约剩 1 毫升。照上述预滴定的方法，自"加热并保持在微沸的情况下"起，依法滴定。根据滴定结果算出每 1ml 碱性酒石酸铜试液相当于无水葡萄糖的重量（g），即得。

测定法　取本品约 1g，精密称定，置 250ml 量瓶中，加水使溶解并稀释至刻度，摇匀，移置滴定管中。照上述碱性酒石酸铜试液的标定，自"另精密量取碱性酒石酸铜试液 20ml"起，依法滴定，并将滴定结果按下式计算：

$$还原糖（\%）=\frac{\dfrac{每\,1ml\,碱性酒石酸铜试液相当于无水葡萄糖的重量（g）\times20}{供试品重量（g）}}{\dfrac{供试品重量（g）}{250}\times滴定所耗供试品溶液的容积（ml）}\times100\%$$

本品含还原糖不得少于 64.0%。

【性味功能主治】甘、平、微寒。补中，润燥通便，润肺止咳，解毒，缓急止痛。主治肺燥咳嗽，肠燥便秘，胃脘疼痛，鼻渊，口疮，水火烫伤，解乌头毒，咽干音哑，痈疮肿毒。

【用法与用量】冲服，10～30 克，外用适量，或供配制蜜丸及膏剂。

【宜忌】痰湿内蕴、中满痞胀及肠道滑泄者忌服。"七月勿食生蜜，令人暴下霍乱"《纲目》。

【单方验方与饮食疗法】①治肠燥便秘，干咳无痰：蜂蜜 10～30 克，开水冲服，1 日 2 次，早晚服。②治高血压，慢性便秘：蜂蜜 50 克，黑芝麻 45 克，先将芝麻蒸熟捣成泥状，搅入蜂蜜中，用开水冲化，1 日分 2 次服。⑧治疮痈肿毒：蜂蜜，葱白适量。捣烂敷患处。④治胃及十二指肠溃疡：蜂蜜 100 克，分 3 次服用，效果良好，服用 1 月后症状消失，X 线透视，溃疡面消失。⑤治疗轻度烧伤：伤面用生理盐水清洗净，将蜂蜜涂伤处。⑥治神经衰弱症：熟蜂蜜 30 克，每日 3 次，服用 1 月后，睡眠良好，记忆力好转，头痛消失。⑦治疗男子阴疮：用蜂蜜煎甘草末，涂之。⑧治疗贫血：蜂蜜 30 克，1 日 3 次，冲服。⑨解乌头毒：白蜂蜜 1～4 汤匙，开水冲服。

蜂　毒

【来源】

为大蜂腹部末端螫刺腺体内的有毒液体。又叫蜜蜂毒素。

【鉴别特征】

为浅黄色透明液体，比重 1.1313，PEI5.5。

【主要成分】含蚁酸、盐酸、正磷酸、组织胺、胆碱、色氨酸、多肽、类脂质、挥发油、硫和磷酸镁等。

【性味功能主治】辛、苦，平。祛风湿，止疼痛。主治风湿性关节炎，腰肌酸痛，坐骨神经痛。

【用法与用量】

捉到蜜蜂后，用手轻轻掐头部，然后迅速放在患处，将蜂尾部贴于皮肤，使之刺蜇，立即感到疼痛，此时蜂毒随蜇针注入皮肤内，1分钟，将蜂弹去，拔出蜇针。此时蜇处呈现出1小肿包，约指甲大小，20分钟后，局部红肿，发热，有舒适感，一般1天后作用消除，患处恢复正常。隔日1次。1次用1~5个蜂。

蜂 蜡

【来源】

为中华蜂分泌的蜡质，经精制而成。原动物详见"蜜蜂"条。

【鉴别特征】

为不规则团块或圆饼状。呈黄色或黄棕色，不透明或微透明，表面光滑。断面显砂性颗粒，有蜂蜜样香气，味淡，嚼之细腻、无渣，粘成团块不碎。

【主要成分】含软脂酸蜂脂、游离的蜡酸，并含一种芳香性有色物质虫蜡素，尚含有少量、游离蜂醇等。

【性味功能主治】甘，微温。收涩，生肌，止痛。主治疮疡溃烂疮，烧烫伤。熬成软膏敷患处。

附方：治烧烫伤：蜂蜡1两，豆油9两。熬成膏，清创后涂伤面，每日多次换药。

蜂 胶

【来源】

为工蜂用以填塞和光滑蜂巢的分泌物。

【鉴别特征】

呈黄褐色或黑褐色，具黏性，有芳香气味。

【主要成分】主要含树脂、蜂蜡、挥发油。含黄酮，萜烯类等多种微量元素。

【含量测定】照高效液相色谱法（附录Ⅵ D）测定。

色谱条件与系统适用性试验 以十八烷基硅烷键合硅胶为填充剂；以甲醇- 0.15%磷酸溶液（64∶36）为流动相；检测波长为268nm。理论板数按白杨素峰计算应不低于6000。

对照品溶液的制备 取白杨素对照品、高良姜素对照品适量，精密称定，加甲醇分别制成每1ml含白杨素30μg、高良姜素20μg的溶液，即得。

供试品溶液的制备 取本品粉末（过四号筛）约0.1g，精密称定，置索氏提取器中，加丙酮100ml，加热回流至提取液无色，提取液回收溶剂至干，残渣用甲醇溶解，转移至100ml量瓶中，加甲醇至刻度，摇匀，滤过，取续滤液，即得。

测定法 分别精密吸取上述两种对照品溶液与供试品溶液各10μl，注入液相色谱仪，测定，即得。

本品按干燥品计算，含白杨素（$C_{15}H_{10}O_4$）不得少于2.0%；高良姜素（$C_{15}H_{10}O_5$）

不得少于 1.0% 。

【性味功能主治】苦，辛寒。补虚弱，化浊脂。止消渴。外用解毒消肿，收敛生肌。用于体虚早衰，高脂血症。糖尿病。外治皮肤皲裂。烧烫伤。

现代药理：蜂胶含黄酮，萜烯类等多种微量元素。具有非常强的抗氧化性能。同时还能显著地提高机体内，治除自由机的超氧化物岐化物（soD）的活性。研究结果证明，蜂胶在 0.01% ~0.05% 的浓度下，就有非常强的抗氧化功能。能调节脂肪，血脂的代谢，抗衰老，补虚弱化浊脂，提高免疫功能，增强体质。

【用法用量】内服 0.2 ~0.6 克。多入丸散，或加蜂蜜适量冲服。外用适量。

注意：一周岁婴幼儿不宜服用。蜂胶保健食品用量较大，也出现了伪品。是用其他物质的胶，掺杂使假。如用杨树芽，杨树皮熬制的一种胶状物。没有营养价值，要注意视别。

蜂 乳

【来源】

为蜜蜂科昆虫中华蜂等之工蜂咽腺分泌的乳白色胶状物和蜂蜜配制而成的液体。原动物详见"蜜蜂"条。

【异名】

王浆、乳浆、蜂王浆。

【鉴别特征】

为黏稠状乳白色的胶状物。

【主要成分】王浆含蛋白质、脂肪，含有 5 种糖（果糖、葡萄糖、蔗糖及核糖），含有丰富的维生素，意大利蜂王浆含有精氨酸，天冬氨酸，谷氨酸，赖氨酸等 14 种氨基酸。

【性味功能主治】甘酸，平。滋补强壮，益肝健脾。治营养不良，老年体弱，传染性肝炎，高血压病，风湿性关节炎等。

【用法与用量】内服，1 次 20 克，1 日 2 次。

附：含蜂王浆、蜂蜜成分的中成药

北芪蜂王精《全国医药产品大全》

【药物组成】黄芪、蜂王浆、椴树蜜等。

【功能】补气健胃，滋补强壮。

【主治】气虚贫血，病后衰弱，食欲不振，营养不良。

【方药分析】方中黄芪补中益气；蜂王浆、椴树蜜滋补强壮。

【用法与用量】内服，1 次 10 毫升，1 日 3 次。

【宜忌】药液如出现沉淀，可摇匀后服用，不影响药效。

北芪精《河北省药品标准》

【药物组成】黄芪、蜂蜜各2500克，加蒸馏水到5000毫升。

【功能】补气健脾，固表止汗。

【主治】表虚自汗，四肢乏力，精神不足及久病衰弱，脾胃不健等症。

【方药分析】同功效主治。

【用法与用量】内服，1次10毫升，1日2次。

【宜忌】药液如出现沉淀，可摇匀服用。

北京灵芝蜂王浆《北京市药品标准》

【药物组成】灵芝、何首乌、党参各50克，淫羊藿40克，补骨脂、鲜王浆各30克，苯甲醇10毫升，葡萄糖20克，枸橼酸0.8克，蜂蜜400克，单糖浆200毫升，维生素 B_1 0.3克，维生素 B_2 0.06克，维生素 B_6 0.02克，烟酰胺1克，苋菜红0.04克，樱桃香精2毫升，淡焦糖适量，95%乙醇20毫升，水适量。

【功能】滋补强壮药，镇静。

【主治】抗惊厥，肌肉松弛，强心保肝，滋补营养等作用，用于神经衰弱，食欲不振，营养不良，病后或产后虚弱，代谢机能衰退，也用于肝炎和肝炎恢复期，支气管喘息，毛发脱落，风湿性关节炎，贫血，胃溃疡等。

【方药分析】灵芝、鲜王浆、党参、蜂蜜健脾益气，安神；何首乌、补骨脂、淫羊藿补肾助阳，益精血。

【用法与用量】内服，1次10毫升，1日1次，宜清晨或临睡前服用。

【宜忌】本品久置，稍有沉淀，可摇匀后服用。

北京蜂王精《北京市药品标准》

【药物组成】鲜王浆25克，五味子15.75克，党参5.85克，枸杞子3.9克，烟酰胺1克，维生素 B_1 0.3克，维生素 B_6 0.02克，葡萄糖20克，蜂蜜400克，蔗糖170克，枸橼酸0.8克，苯甲醇10毫升，乙醇20毫升，淡焦糖30毫升，苋菜红0.025克，柠檬香精2毫升，水适量。

【功能】滋补强壮药。有促进食欲，改善脑力活动和增强体质作用。

【主治】神经衰弱，慢性病，病后或产后体弱的辅助治疗。

【方药分析】方中鲜王浆、党参、蜂蜜健脾益气，安神；枸杞、五味补肾益精，养肝明目。

【用法与用量】内服，1次10毫升，1日1次，宜于清晨或睡前服用。

【宜忌】本品有少量沉淀，可摇匀服用。

浓缩蜂蜜《全国中成药产品集》

【药物组成】蜂蜜。

【功能】滋养，润燥，解毒。

【主治】肺燥干咳，肠燥便秘，口疮，疮疡。

【方药分析】蜂蜜性甘平，柔而濡泽，能润燥，滋养，解毒，润肠。对肺燥咳嗽，肠燥便秘等症服之均可获效。

【用法与用量】内服，1日2次，1次30毫升。

蜂王肥儿糖浆《安徽省药品标准》

【药物组成】北沙参、芡实、山药、白扁豆（炒）、莲子、薏苡仁（炒）、山楂各10克，麦芽、茯苓各8克，王浆2克，蔗糖860克，防腐剂适量。

【功能】滋阴补气，健脾消食。

【主治】小儿营养不良，发育不健，不思饮食，病后体虚等。

【方药分析】王浆补中益气，滋阴润燥，用为主药；辅以山药、沙参，益气养阴，补脾滋肾；佐以白术、茯苓、苡仁健脾燥湿，莲子、芡实补脾止泻，山楂、麦芽消食化积。

【用法与用量】内服，不满周岁1次5毫升，1~2岁1次10毫升，2~3岁1次15毫升，4岁以上的酌情增加，1日3次。

蜂王浆口服液《黑龙江省药品标准》

【药物组成】蜂王浆40~200克，蜂蜜适量，制成1000毫升。

【功能】滋补强壮剂。

【主治】营养不良，年老体衰，食欲不振，神经衰弱等。亦用于风湿性关节炎，肝脏疾病的辅助治疗。

【方药分析】蜂王浆滋补、强壮，益肝健脾，蜂蜜补中，润燥，止痛，解毒；二药相合共奏滋补强壮之功。

【用法与用量】内服，1次5毫升，清晨服用，儿童酌减。

蜂王浆补蜜《全国医药产品大全》

【药物组成】王浆15克，香草香精0.1克，蜂蜜适量。

【功能】滋补强壮。

【主治】体虚、心悸；倦怠、健忘、食欲减退、便秘。

【方药分析】蜂王浆性味甘、酸、平，有补中益气，滋阴润肺，滑肠通便，补肾益肝等作用。

【用法与用量】内服，1次5毫升，1日2次。

蜂王精《天津市药品标准》

【药物组成】王浆20克，10%对羟基苯甲酸乙脂乙醇溶液5毫升。

【功能】滋补强壮。

【主治】恢复心脏机能，增强体力促进病后恢复。用于心脏衰弱，神经衰弱，营养不良，贫血，肝炎，关节炎等症。

【方药分析】蜂王浆性味甘、酸、平，有补中益气，滋阴润肺，滑肠通便，补肾益肝等作用。

【用法与用量】内服，每日早饭前或晚饭后服 1 次、1 次 1 匙。

蜂王精片 《江苏省药品标准》

【药物组成】王浆。

【功能】滋补强壮。

【主治】营养不良，神经衰弱，风湿性关节炎，胃与十二指肠溃疡及肝脏疾病等的辅助治疗剂，并能增进食欲。

【方药分析】蜂王浆性味甘、酸、平，有补中益气，滋阴润肺，滑肠通便，补肾益肝等作用。

【用法与用量】内服，1 次 1~3 片，1 日 2~3 次，饭前服用或遵医嘱。

蜂王精胶丸 《内蒙古药品标准》

【药物组成】蜂王浆 50 克，淀粉 180 克。

【功能】补气养血，滋补强壮。

【主治】营养不良，神经衰弱，慢性肝炎，胃溃疡等均可作为辅助治疗剂。

【方药分析】蜂王浆具有补气养血，滋补强壮之功效。

【用法与用量】内服，1 次 1~2 粒，1 日 3 次，必要时酌情增加。

蜂花粉片 《安徽省药品标准》

【药物组成】蜂花粉。

【功能】补血益气，舒肝解郁。

【主治】蛋白质缺乏症，贫血，肝病，胃肠病，神经衰弱，前列腺炎，前列腺肥大和妇女更年期综合征等病的治疗。

【方药分析】蜂花粉具有补血益气，舒肝解郁之功效。

【用法与用量】内服，一次 1~1.5 克，1 日 3 次。

蜂花粉冲剂 《安徽省药品标准》

【药物组成】本品系用已破壳的蜜源油菜花粉，加入辅料适量制成的冲剂。

【功能】补血益气。

【主治】贫血，体质虚弱，营养不良，也用于肝炎辅助治疗。

【方药分析】蜜源油菜花粉具有补血益气之功效。

【用法与用量】开水冲服，1 次 10 克，1 日 2~3 次。

蜂花粉胶囊《安徽省药品标准》

【药物组成】 蜜源花粉（蜂花粉）。

【功能】 补血益气，舒肝解郁。

【主治】 蛋白质缺乏症，贫血，肝病，胃肠病，神经衰弱，前列腺炎，前列腺肥大和妇女更年期综合征等病的治疗。

【方药分析】 蜂花粉具有补血益气，舒肝解郁之功效。

【用法与用量】 内服，1次1~1.5克，1日3次。

蜂乳胶囊《江苏省药品标准》

【药物组成】 王浆50克，淀粉75克，葡萄糖加至300克。

【功能】 滋补营养。

【主治】 营养不良，神经衰弱，风湿性关节炎，胃与十二指肠溃疡和肝脏疾病等，作为辅助治疗剂，并能增进食欲。

【方药分析】 蜂王浆性味甘、酸、平，有补中益气，滋阴润肺，滑肠通便，补肾益肝等作用。

【用法与用量】 内服，1次1~2粒，1日3次，饭前吞服或遵医嘱。

蜂乳浆《全国中成药产品集》

【药物组成】 鲜王浆、人参、五味子。

【功能】 滋阴养血，补气安神，促进新陈代谢。

【主治】 食欲不振，营养不良，神经衰弱，失眠。

【方药分析】 鲜王浆滋补强壮，蜂蜜滋阴，润肠通便。

【用法与用量】 内服，1日2次，1次10毫升。

蜂维葡萄糖冲剂《全国医药产品大全》

【功能】 滋补营养。

【主治】 治疗虚弱症。

【方药分析】 蜂王浆性味甘、酸、平，有补中益气，滋阴润肺，滑肠通便，补肾益肝等作用。

【用法与用量】 用温开水冲服，每次10~20克。

蜂蜜《全国中成药产品集》

【药物组成】 蜂蜜。

【功能】 滋养润燥，解毒泻火。

【主治】肺燥干咳，肠燥便秘，外治口疮疡，烧、烫伤。

【方药分析】蜂蜜具有润肺止咳，润肠通便，解毒之功效。

【用法与用量】

东北双参蜂王浆《黑龙江省药品标准》

【药物组成】蜂王浆、人参、党参。

【功能】滋补强壮，强心健脾，补肾安神。

【主治】神经衰弱，食欲不振，精力不足，发育不良，年老及病后产后体弱等。

【方药分析】同功能。

【用法与用量】内服，1 日 2 次，1 次 10 毫升。早晚温开水送服。

【宜忌】有高血压症，动脉硬化者慎服。

蜂蜜伪品及误用品的鉴别

取铁棒烧红后，插入蜜中，立即提出，见有蒸气样，而闻不出焦气者为真，起烟而闻出焦气味者为伪品或掺混杂物。

在检查蜂蜜中花粉粒的形态特征时，如发现有苦、麻、涩的异味，不可食用。可能有毒。蜂蜜中，含有雷公藤碱。一般可在蜂蜜花粒中见到乌头、雷公藤、羊踯躅或烟草植物的花粉粒。

白术《神农本草经》

【来源】

为菊科植物白术 *Atractylodes macroce phala koidz.* 的干燥根茎。始载于《神农本草经》列为上品，是常用中药。在当时未分苍术和白术，而统称为术，后来陶弘景才将二术分开。因其根干枝叶之形象篆文术字，根内质白色，故名白术。陶弘景谓"术有两种，白术叶大有毛而作桠，根甜而少膏，可作丸散用；赤术叶细无桠，根小而多膏，可作煎用"。从白术与性味功能主治上也有所不同，白术甘、苦温，健脾和中。苍术辛，苦温，祛风辟秽。

【异名】

于术、冬术、浙术、种术、山蓟、山姜、山精、云术。

【鉴别特征】

多年生草本，高 30 ~ 70 厘米，根茎肥厚，略呈拳状。茎直立，上部分枝，茎下部叶具有长柄。基部木质化，具不明显纵槽，叶互生，3 深裂或羽状 5 深裂，中间裂片较大，裂片椭圆形至卵状披针形，长 5 ~ 10 厘米，宽 2 ~ 4 厘米，先端渐尖，基部渐狭，边缘有刺齿，有长柄，茎基上部叶狭披针形，不分裂，叶柄渐短。头状花序单生顶生，总苞钟状，总苞片 7 ~ 8 层，基部被一轮羽状深裂的叶状苞片包围；全为管状花，花冠紫色，先端5裂，雄蕊5，雌蕊1，子房下位，表面密被绒毛。瘦果长圆状椭圆形，密生柔毛，冠毛羽状分裂，与花冠略等长，花期9～10月，果期10～11月。

【药材鉴别及等级分类】

干燥的根茎呈拳状团块形，有不规则的瘤状突起，长4～8厘米，直径3～5厘米。表面灰黄色至棕黄色，有浅而细的纵皱纹。下部两侧膨大似如意头，俗称"云头"。向上渐细，或留有一段地上茎，俗称"白术腿"。在瘤状突起的顶端，常有茎基残迹或芽痕，须根痕。本品特征：上有白术腿，下有云头，质坚硬，不易折断，断面不平坦、黄白色，角质状，中间有裂隙，木质部淡黄色，有油点。气香浓郁，味甘、微辛，略带黏液性。以个大、表面灰黄色、断面黄白色，有云头、坚实不空者为佳。烘白术的断面淡黄白色，角质，中央时有裂隙：

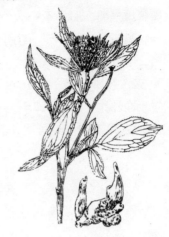

图35 白术

等级分类：

一等：呈不规则团块状，体形完整。表面灰棕色或黄褐色。断面黄白色或灰白色。味甘微辛苦。每公斤40只以内，无焦枯，油个，虚泡。二等：每公斤100只以内，其余同一等。三等：每公斤200只以内，其余同一等。四等：体形不计，但需全体是肉（包括式子、花子）。每公斤200只以外。间有程度不严重的破碎、油个、焦枯、虚泡。其余同一等。

【主要成分】 含白术内脂A、白术内脂B、挥发油，油中主要成分为苍术酮，乙酰氧基苍术酮，还含有苍术醇、氧香豆类素、糖类及树脂容含维生素A样物质。

【性味功能主治】 甘，苦温。补脾益气，．燥湿和中，利尿，安胎，抗癌，固表止汗。治脾胃虚弱的消化不良，不思饮食，腹胀，慢性腹泻，胸胁胀满，水肿，小便不利，黄疸，湿痹，气短咳嗽，自汗，胎动不安。

【用法与用量】 内服，入煎剂5～10克，熬膏，入丸散。

【宜忌】 阴虚烦躁，气滞满胀，热病伤阴，口干舌燥，或阴虚内热者不宜用。

【单方验方与饮食疗法】 ①治脾虚胀满用白术60克，陈皮120克。共轧细末，酒糊丸，丸大如梧桐子。1日3次，1次30粒，饭前用木香汤送下。为宽中之良药。②治内耳眩晕症；用白术12克，泽泻9克，炒苡米20克。水煎服。疗效较好。③治耳原性眩晕：用白术30克，党参15克，茯苓12克，泽泻18克，牛膝10克。水煎服，每日1剂。④治湿泻暑泻；白术30克，车前子30克，共炒后轧为末。每日2～3次，1次6～9克。⑤治胎动不安；白术10克，当归10克，黄芩10克，白芍10克。水煎服。⑥单用白术适量水煎服，可治白细胞减少症，效果尚好。⑦治疗盗汗；白术120克，分为4份，1份用黄芪同炒，1份用石斛同炒，1份用牡蛎同炒，1份用麸皮同炒。上药各炒至黄色，去余药，只将白术研细末。每次服6克，粟米汤送下，1日2次。将白术面服完为止。⑧白术猪肚粥治脾虚胃弱，消化不良，腹胀吐泻。将猪肚1只洗净，切成小块,同白术 30 克,槟榔 10 克,生姜 5 克煨炖后去渣;用药汁煮粳米 50 克成粥,猪肚可蘸酱油香油佐餐。适量而食之不可多吃,以防多食后出现食积腹胀。⑨白术酒治妊娠脾虚气弱,胎气不安。用白术 60 克,研细末,每次用 6 克,黄米酒 50 毫升同煮数沸,温服,1 日 3 次。⑩附子白术酒治风寒湿痹,肌肤麻木不仁,腰痛阳痿,腹部冷痛,呕吐冷泻,关节疼痛。用制附子 30 克,白术 30 克,防风 30 克,独活 30 克,当归 30 克,五加皮 25 克,川芎 25 克,肉桂 25 克,炮姜 25 克。将上药粗碎,用布包好,置于净器中,用白酒 2 斤浸泡,春夏 5 天,秋冬 7 天后开封,去渣备用。1 日 2 次,1 次 10 ~ 20 毫升。也可适其酒量饮之。以愈为度。

附:含白术成分的中成药

白带丸(1)《山东省药品标准》

【药物组成】炒白术、山药各 60 克,茯苓、墓头回、人参(去芦)、炙甘草、鸡冠花、酒当归、补骨脂(盐炒)、炒芡实各 30 克,连须、牡蛎、龙骨各 18 克,陈皮、柴胡各 15 克。

【功能】健脾益气,固肾止带。

【主治】脾肾两虚,带下。

【方药分析】人参、白术、甘草、陈皮、山药、茯苓健脾益气;补骨脂、芡实补肾固涩;龙骨、牡蛎、鸡冠花、墓头回收敛止带;柴胡、连须清热除烦;当归养血活血。

【用法与用量】内服,1 日 2 ~ 3 次,1 次 1 丸(蜜丸重 6 克)。

白带丸(2)《内蒙古药品标准》

【药物组成】当归、茯苓、芡实(麸炒)各 120 克,炒白芍、鹿角霜、焦白术、海螵蛸、香附(醋炒)各 90 克,党参、椿皮(醋制)、补骨脂(盐制)、杜仲炭、陈皮、续断、甘草、吴茱萸(甘草水制)各 60 克,关木通 45 克,肉桂 30 克。

【功能】温经散寒,利湿止带。

【主治】寒湿白带,淋漓不止,经期腹痛,血寒经闭,不思饮食,四肢倦怠,精神不振,腰膝酸痛。

【方药分析】芡实、椿根皮、海螵蛸等收敛止带;配合鹿角霜、吴茱萸、肉桂温阳散寒;党参、白术、茯苓、陈皮、甘草、木通健脾化湿;补骨脂、杜仲炭、川断补益肝肾;香附、当归、白芍理气活血。

【用法与用量】内服,1 日 2 次,1 次 1 丸(丸重 9 克)。

注:白带丸的成药较多,但药物成分都有些不同,用时要根据不同地区的药品标准来鉴别应用。

白带片 (1)《上海市药品标准》

【药物组成】熟地黄、补骨脂（盐炒）各 40 克，煅龙骨、鹿角霜、白术、白芷、白芍（酒炒）、山药、茯苓、煅牡蛎各 30 克，炮姜 25 克，椿根皮 20 克。

【功能】健脾补肾，收敛止带。

【主治】体虚带下。

【方药分析】椿根皮、煅龙骨、煅牡蛎等收敛止带；鹿角霜、补骨脂、熟地黄补肾阳；山药、茯苓、白术等健脾。

【用法与用量】内服，1 日 2 次，1 次 3~5 片。

白带片 (2)《河北省药品标准》

【药物组成】炒白术 182 克，茯苓、泽泻、车前子、椿根皮各 121 克。

【功能】健脾燥湿。

【主治】白浊带下，大便溏泻。

【方药分析】白术、茯苓健脾益气，淡渗利湿；泽泻、车前子、椿根皮燥湿止带。

【用法与用量】内服，1 日 2 次，1 次 6 片。

理中丸《伤寒论》

【药物组成】党参、炒白术各 300 克，炙甘草、炮姜各 200 克。

【功能】温中散寒。

【主治】呕吐泄泻，胸满腹痛，消化不良。

【方药分析】本方以辛热之干姜为君，温中焦脾胃而祛里寒；人参大补元气为臣药；白术健脾燥湿；炙甘草益气和中，并为佐使之用。四味药配合，中焦之寒得辛热自解，中焦之虚得甘温自复，清阳升而浊阴降，运化健而中焦治也，故曰"理中"。

【用法与用量】内服，1 日 2 次，1 次 5~7 克（水丸）。蜜丸 9 克者，1 次 1 丸。

理中片《黑龙江省药品标准》

【药物组成】党参、白术、甘草各 208 克，干姜 139 克。

【功能】、【主治】、【方药分析】均同理中丸。

【用法与用量】内服，1 日 2 次，1 次 4~6 片。

补天灵《全国中成药产品集》

【药物组成】鹿角、肉桂、白术、杜仲。

【功能】补气养血。

【主治】气血不足，肾亏乏力。

【方药分析】鹿角补肾阳，益精血；肉桂温中助阳；白术益气补脾；杜仲补肝肾，强筋骨。

【用法与用量】内服，1日2次，1次1丸（蜜丸10克）。

补中益气丸《广东省药品标准》

【药物组成】炙黄芪、炙甘草、炒白术、党参、柴胡、陈皮、当归、升麻各410克。

【功能】调补脾胃，益气升阳。

【主治】中气不足，脾胃虚弱，体倦乏力，食少，久泻，脱肛，子宫脱垂。

【方药分析】党参（原方应人参为佳），黄芪为主药，党参甘平，补脾益气，健运中焦，黄芪甘温，既实卫固表，又益气举陷，两药配伍，补中益气相得益彰。辅以当归补血和血，白术健脾。佐以陈皮理气燥湿。柴胡、升麻升阳解肌举阳。使以甘草调和诸药。

【用法与用量】内服，1日2次，1次2丸（蜜丸）。

补中益气片《全国医药产品大全》

【药物组成】补中益气丸加生姜40克，大枣60克。

【功能】、【主治】、【方药分析】均同补中益气丸。

【用法与用量】内服，1日2次，1次4片。

补气养血膏《上海市药品标准》

【药物组成】熟地黄、山药各38克，黄精、女贞子、菟丝子各30克，党参、炒白术、枸杞子、补骨脂、茯苓、当归、陈皮、阿胶、锁阳各23克，炙甘草12克。

【功能】补气养血。

【主治】血亏体弱，气虚乏力，头昏眼花。

【方药分析】党参、白术、山药、甘草补气；当归、熟地黄、阿胶补血；黄精、枸杞子、女贞子补阴；菟丝子、补骨脂、锁阳补阳；茯苓健脾利湿；陈皮理气。

【用法与用量】内服，1日2次，1次10～15克（约1羹匙）。饭前用温开水化服。

补 血 药

凡具有补血养血功能为主，能治疗血虚血亏病症的药物，统称为补血药。

补血的药物，大都性味甘，平而滋腻，有滋养生血的作用。多入心、肝、脾、肾诸经，因为心主血，肝藏血，脾统血，脾为生化之源，肾藏精，主骨生髓，精髓又可化生为血，为真阴之本，能帮助血液滋生。现代科学证明，补血药可以促进红细胞生长及发育，增加血红蛋白的含量。

补血药用于血液亏损，不能濡养机体。血虚可出现面色㿠白，萎黄无华，头晕，目花，心悸，耳鸣，失眠，妇女可出现月经不调，月经量少色淡甚至闭经等血虚之证。

本类药物多有寒凉粘腻之性，凡有阳虚阴盛，湿阻中满，胸闷，食少便溏等症者不宜服。

当归《本经》

【来源】

为伞形科当归属植物当归 *Angelica sinensis*（*oliv.*）Diels 的根。在《本经》中列为中品，《纲目》中列芳香草类。为常用中药。

【异名】

秦归、云归、干归。

【鉴别特征】

多年生草本，高 40～100 厘米。茎直立，全株有特异香气。主根粗短，肥大肉质，下面分为多数粗长支根，外皮黄棕色，有香气，茎紫色，表面有纵沟，叶互生，柄长4～13厘米，基部扩大呈鞘状抱茎，紫褐色；叶为 2～3 回单数羽状分裂，最终裂片卵形或椭圆形，长 1～2 厘米，宽 0.5～1.5 厘米，无柄或柄极短，边缘有齿状缺刻或粗锯齿。叶脉及边缘有白色细毛，夏季开花，复伞形花序，顶生；伞梗 10～14 条，长短不等，每条伞梗上有花15～40朵，小花梗细长，密生细柔毛；花细小，萼片 5，花瓣 5，绿白色，圆形。花期 6～7 月。果期 7～8月。

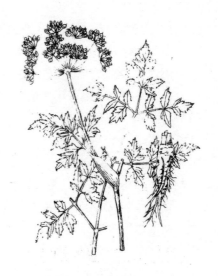

图36 当归

【药材鉴别及等级分类】

干燥的根，可分为"归头"，"归身"，"归尾"三部分。根头部称"头"，主根称"身"，支根梢部称"尾"。全长约 10～25 厘米。身长 3～10 厘米。归头直径 2～4 厘米，支根直径 0.3～1 厘米。外表灰棕色或棕褐色，全体具纵皱纹，归身略呈圆柱形，身面凹凸不平，其下生有 3～5 条或更多的归尾，归尾上粗下细，多扭曲，表面有小疙瘩状须根痕迹。质多柔韧，断面黄白色，有裂隙，中层有浅棕色环纹，并有多数棕色油点，隐约可见放射状纹理。气清香浓厚，味甘、辛、微苦。

以主根粗大、身长，支根少，油润，断面黄白色，外皮色黄棕，气味浓厚者为佳。主根短小，支根多，气味较弱及断面变红棕色质次。柴性大，干枯无油或断面呈绿褐色者，不能供药用。

等级分类：

全当归一等：上部主根圆柱形，下部有多条支根，根梢不细于 0.2 厘米。表面棕黄色或黄褐色。断面黄白色或淡黄色，具油性。气芳香味甘微苦。每公斤 40 支以内。二等：每公斤 70 支以内，其余同一等。三等：每公斤 110 支以内，其余同一等。四等：每公斤 110 支以外，其余同一等。五等：（常行）。凡不符合以上分等的小货。全归占 30%，腿渣占 70%，具油性。其余同一等。

归头一等：纯主根。呈长圆柱形或拳状。表面棕黄或黄褐色。断面黄白色或淡黄色，具油性。每公斤 80 支以内。二等：每公斤 80 支以外。其余同一等。三等：每公斤 120 支以内。其余同一等。其余同一等。四等：每公斤 160 支以内。

【主要成分】根含挥发油，油中主要成分为正丁烯酰内脂即正丁叉苯酞，为具有特殊香气的成分，并含有正戊酰苯邻羧酸、正十二烷醇、香柠檬内脂。此外，尚含有脂肪油、棕榈酸、β-谷甾醇及其棕榈酸酯、维生素 B_{12}、维生素 E、烟酸、蔗糖等，还含有当归酮。

【含量测定】　挥发油　照挥发油测定法（附录 X D 乙法）测定。

本品含挥发油不得少于 0.4%（ml/g）。

阿魏酸　照高效液相色谱法（附录 VI D）测定。

色谱条件与系统适用性试验　以十八烷基硅烷键合硅胶为填充剂；以乙腈-0.085%磷酸溶液（17：83）为流动相；检测波长为 316nm；柱温 35℃。理论板数按阿魏酸峰计算应不低于 5000。

对照品溶液的制备　取阿魏酸对照品适量，精密称定，置棕色量瓶中，加 70% 甲醇制成每 1ml 含 12μg 的溶液，即得。

供试品溶液的制备　取本品粉末（过三号筛）约 0.2g，精密称定，置具塞锥形瓶中，精密加入 70% 甲醇 20ml，密塞，称定重量，加热回流 30 分钟，放冷，再称定重量，用 70% 甲醇补足减失的重量，摇匀，静置，取上清液滤过，取续滤液，即得。

测定法　分别精密吸取对照品溶液与供试品溶液各 10μl，注入液相色谱仪，测定，即得。

本品按干燥品计算，含阿魏酸（$C_{10}H_{10}O_4$）不得少于 0.050%。

【性味功能主治】甘、辛、温。补血和血，调经止痛，润燥滑肠。祛瘀，强壮，镇静降压，抗动脉硬化，抗辐射。治血虚月经不调，经闭腹痛，风湿性骨痛，崩漏，血管头痛。子宫下垂。肠燥便难，跌打损伤，脱发，肝炎，动脉硬化，赤痢后重，痈疽疮疡等。

【用法与用量】 内服，煎剂 6 ~ 15 克。或入丸、散，熬膏，泡酒服。

【宜忌】 湿阻中满及大便溏泄者慎服。

【单方验方与饮食疗法】 ①治脱发：当归、柏子仁各 500 克，共轧细面，炼蜜丸，丸重 10 克，1 日 3 次，1 次 1 丸。②治妊娠胎动不安，腰腹疼痛：当归 15 克，葱白 15 克，细切煎后加入好酒 1 杯，再煎数沸，去渣，分 3 次服（安胎饮）。③当归、白芷各等分，共轧细粉，每次服 6 克，米汤送下。可治大便不通。④当归羊肉羹：能补养心血，健脾益气。治心脾血虚所致的心悸怔忡、精神困乏、食欲不振，以及现代称的各种贫血。将羊肉 500 克洗净，放入砂锅内。将归头 15 克，黄芪 45 克，党参 30 克（选上等）切片装入布袋，扎紧袋口，放入锅中，加入适量水和姜、葱、食盐。先用武火烧沸，再用文火煨炖，直到羊肉扒烂为止。食用时加入味精。汤、肉并吃（患心火盛所致的失眠者忌用）。⑤归参炖母鸡，健脾柔肝，养血和血。主治肝脾血虚证，慢性肝炎，面色萎黄，食欲不振，胁肋疼痛，失眠多梦，爪甲枯萎者，亦可用于产后或人工流产的调养。选重约 1500 克母鸡 1 只，宰后去毛净内脏，将当归 10 克，党参 30 克切片放入鸡腹内，置砂锅中，加入葱、姜各 10 克，料酒 20 克，盐 5 克和适量清水。用火煨炖至鸡肉扒烂即可食用。少量多次。吃肉喝汤（阴虚火旺者忌服）。⑥当归酒：当归 30 克，好酒 600 毫升，浸泡一周。即可饮用。1 日 2 次，1 次 10 ~ 30 毫升。治血虚夹瘀所致的头痛，其痛连眼角，午后尤甚，并有双目发涩，心悸怔忡，面色萎黄，眩晕等症，舌质色淡可见瘀点。⑦养血下乳方：当归 30 克，猪蹄 1 对，同煮熬汤，每天饮 1 ~ 3 次。治产后血虚，孔腺虚滞而引起的乳汁稀少。

附：含当归成分的中成药

当归丸（1）《甘肃省药品标准》

【药物组成】 当归、滑石粉适量，淀粉适量。

【功能】 调经活血，补血。

【主治】 月经不调，经来腹痛，赤白带下。

【方药分析】 取当归单味，具有甘温润燥，补血和血，调经止痛之功效，用于血虚、血瘀等所致之多种症候。

【用法与用量】 内服，1 次 10 ~ 20 粒，1 日 2 次。

当归丸（2）《河南省药品标准》

【药物组成】 当归 500 克，甘草 10 克。

【功能】 活血调经。

【主治】月经失调，痛经。

【方药分析】方中以当归为主补血和血，调经止痛，少加甘草既能缓和药性，又能健脾益气、缓急气痛。

【用法与用量】内服，1次10~20丸，早晚各1次。

当归丸（3）《广西药品标准》

【药物组成】黄芪（蜜制）500克，当归150克。

【功能】活血补血，调经止痛。

【主治】月经不调，经来腹痛。

【方药分析】方中重用黄芪甘温补气，以资生血之源；当归养血并能活血、调经止痛。故本方主要用于气血不足所致之经血不调之症。

【用法与用量】内服，1次1丸，1日2次。

当归片（1）《江西省药品标准》

【药物组成】当归。

【功能】补血活血，调经止痛。

【主治】痛经，月经不调，血虚头痛。

【方药分析】取当归单味，具有甘温润燥，补血和血，调经止痛之功效，用于血虚、血瘀等所致之多种症候。

【用法与用量】内服，1次2~4片，1日3次。

当归片（2）《湖北省药品标准》

【药物组成】当归490克，白术（炒）、川芎、大枣各70克。

【功能】调补气血。

【主治】月经不调，痛经，产后血亏。

【方药分析】当归养血和血，调经止痛；川芎助其活血止痛；白术、大枣健脾益气，补气生血。

【用法与用量】内服，1次3~5片，1日3次。

当归龙荟丸《丹溪心法》

【药物组成】当归（酒炒）、龙胆（酒炒）、栀子、黄连（酒炒）、黄芩（酒炒）、黄柏（盐炒）各100克，芦荟、大黄（酒炒）、青黛各50克，木香25克，麝香5克。

【功能】泻火通便。

【主治】肝胆火旺，心烦不宁，头晕目眩，耳鸣耳聋，大便秘结。

【方药分析】方中龙胆草、芦荟、青黛直入肝经而泻火；伍黄芩、黄连、黄柏、大黄、栀子通泻三焦实火。盖肝火最横，肝火一动每挟诸经之火相持为害，故当以四黄分经而泻之。火旺易致血虚，用当归补肝养血，恐其化燥伤阴；火旺则神明受扰用麝香以芳香开窍；木香通行气滞，共助本方清肝泻火之力。

【用法与用量】内服，1 次 6 克，1 日 2 次。

【宜忌】孕妇忌服。

当归红花注射液《全国医药产品大全》

【药物组成】当归、红花、防风、川芎各 50 克，苯甲醇 10 毫升。

【功能】补血活血，散瘀止痛。

【主治】腰肌劳损，腰扭伤，风湿性腰痛。

【方药分析】当归、红花养血活血，祛瘀通经；防风祛风胜湿；川芎行气开郁、活血止痛。诸药相合，补血而不滞血，行血而不伤血。

【用法与用量】阿是穴注射，每穴 1 次 1~2 毫升，1 日 1 次。

当归补血丸（1）《甘肃省药品标准》

【药物组成】当归、黄芪各 200 克，益母草 120 克，党参（去芦）、牡蛎（煅）、桑螵蛸（蒸）各 100 克，香附（醋制）60 克，丹参、续断各 50 克，天冬 40 克，川芎 20 克，小茴香（盐水炒）、甘草各 10 克。

【功能】调经补血，暖宫止带。

【主治】气血双虚，面色苍白，赤白带下，行经腹痛，四肢困倦。

【方药分析】黄芪、党参健脾益气，补气生血；当归、丹参、川芎、益母草养血调经，祛瘀止痛；天冬、续断滋阴益肾；香附、小茴香理气疏郁，温经止痛；牡蛎、桑螵蛸补肾益肝，收敛固涩；甘草调诸药之性。

【用法与用量】白开水或黄酒送服，1 次 1 丸，1 日 2 次。

当归补血丸（2）《全国医药产品大全》

【药物组成】黄芪（蜜炙）1000 克，当归 400 克。

【功能】补气生血。

【主治】气血两虚，面色不华，经期及产后出血过多所引起的血虚发热、头痛。

【方药分析】有形之血生于无形之气，方中重用黄芪甘温补气，以资生血之源；配以当归甘辛苦温，为养血之要品，补营之圣药。

【用法与用量】内服，1 次 9 克，1 日 2 次。

当归补血液《全国中成药产品集》

【药物组成】当归、党参、熟地黄、川芎、白芍。

【功能】补血调经。

【主治】贫血衰弱，病后产后血虚，月经不调，痛经。

【方药分析】当归补血养肝、和血调经为主；熟地黄、党参滋阴补血、健脾益气为辅；佐以白芍养血柔肝和营；使以川芎活血行气，通畅气血。诸药合用，补而不滞，滋而不腻，养血活血，补血调经。

【用法与用量】内服，1日2次，1次10毫升。

当归补血膏《福建省药品标准》

【药物组成】当归168.4克，熟地黄、白芍（酒制）、党参、黄芪（蜜炙）、茯苓各10.5克，川芎（酒制）、阿胶、甘草（蜜炙）各5.25克。

【功能】滋补气血。

【主治】贫血头晕，心悸健忘，妇女月经不调，产后血虚体弱。

【方药分析】方中当归为主养血和血；熟地黄、白芍、阿胶滋阴养血；党参、茯苓、黄芪、甘草健脾益气，助气血生化之源；川芎活血行气，通畅气血。合以气血双补，用于气血亏虚诸症。

【用法与用量】内服，1次15克，1日2次。

【宜忌】伤风感冒忌服。

当归补血精《福建省药品标准》

【药物组成】当归308克，熟地黄、白芍（酒炒）、党参、黄芪（蜜炙）各19.25克，川芎（酒炒）、甘草（蜜炙）各9.63克。

【功能】滋补气血。

【主治】贫血、头晕、心悸、健忘，妇女月经不调，产后血虚，体弱。

【方药分析】当归为主养血和血；熟地、白芍滋阴养血；党参、黄芪、甘草健脾益气，助气血生化之源；川芎助当归和血通经，并使本方补而不滞。

【用法与用量】内服，1次5毫升，1日2次。

【宜忌】伤风感冒忌服。

当归拈痛丸《江苏省药品标准》

【药物组成】羌活、黄芩、猪苓、茵陈、甘草各100克，泽泻、白术（炒）、知母、防风各60克，当归、葛根、党参、苍术（炒）、升麻、苦参各40克。

【功能】清热利湿，祛风止痛。

【主治】骨节疼痛，胸膈不利，湿热下注，足胫赤肿，疮疡。

【方药分析】黄芩清热燥湿，羌活祛风胜湿、宣痹止痛，当归养血和血共为君药；苦参清热燥湿，苍术燥湿运脾，合黄芩使湿从内消，茵陈清热利湿，泽泻、猪苓渗湿利水，三药使湿从下利，五者均为臣药；防风、升麻、葛根配羌活以祛风胜湿，使湿从外散，并可宣痹止痛；党参益气合当归以调养气血，使气血和疼痛止，白术助党参益气健脾以敦中土，知母清热生津养阴，可制羌活、防风、苍术、白术之燥，六者均为佐药；炙甘草合党参、白术益气健脾并调诸药之性为使。

【用法与用量】 内服，1 次 9 克，1 日 2 次，空腹温开水吞服。

当归拈痛合剂 《全国医药产品大全》

【药物组成】 羌活、茵陈、甘草（蜜炙）各 100 克，防风、知母、泽泻、黄芩、猪苓、当归各 60 克，党参、苦参、升麻、葛根、苍术各 40 克，白术 30 克。

【功能】 祛风，除湿，止痛。

【主治】 风湿热痹，肩臂沉重，肢节疼痛。

【方药分析】 黄芩清热燥湿，羌活祛风胜湿、宣痹止痛，当归养血和血共为君药；苦参清热燥湿，苍术燥湿运脾，合黄芩使湿从内消，茵陈清热利湿，泽泻、猪苓渗湿利水，三药使湿从下利，五者均为臣药；防风、升麻、葛根配羌活以祛风胜湿，使湿从外散，并可宣痹止痛；党参益气合当归以调养气血，使气血和疼痛止，白术助党参益气健脾以敦中土，知母清热生津养阴，可制羌活、防风、苍术、白术之燥，六者均为佐药；炙甘草合党参、白术益气健脾并调诸药之性为使。

【用法与用量】 内服，1 次 15～25 毫升，1 日 3 次。

【宜忌】 用时摇匀。

当归注射液 《全国医药产品大全》

【药物组成】 当归 50 克，氯化钠 8 克。

【功能】 活血，调经，止痛。

【主治】 腰腿痛，小儿麻痹后遗症，支气管哮喘，妇科病等。

【方药分析】 本方为当归单味药的提取液，甘温而辛，补血而又行血，补中有动，行中有补，具有补血和血，调经止痛的作用。

【用法与用量】 穴位注射每穴 0.3～0.5 毫升，隔日 1 次；儿童、老年及体弱者用量酌减，或遵医嘱。

当归养血丸 《江苏省药品标准》

【药物组成】 地黄 240 克，白术（炒）、杜仲（制）各 120 克，当归、白芍（炒）、茯苓、香附（制）、黄芪（制）、阿胶（炒）各 90 克，艾叶 60 克。

【功能】 补气益血。

【主治】 经水不调，赤白带下，子宫寒冷不能受孕。

【方药分析】 地黄、当归、白芍、阿胶滋阴养血，调血和营；黄芪、白术、茯苓健脾益气、补气生血；艾叶温经止血；香附理气疏郁，使补而不滞；杜仲益肾壮腰。诸药配合，共成补气养血之剂。

【用法与用量】内服，1次6~9克，1日2次。

当归养血片《甘肃省药品标准》

【药物组成】当归500克，70%乙醇适量，硬脂酸镁适量。

【功能】补血养血，强壮身体。

【主治】身体虚弱，面黄肌瘦，妇女血虚，头痛晕眩，月经不调，痛经及病后贫血。

【方药分析】本方取当归一味，既能补血又能和血，为妇科之良药，用于血虚及妇科诸症。

【用法与用量】内服，1次3~5片，1日3次。

当归养血冲剂《湖北省药品标准》

【药物组成】当归257克，党参、白芍、茯苓、黄芪、熟地、阿胶各16克，甘草（蜜炙）、川芎各8克。

【功能】补养气血。

【主治】气血亏虚，面色萎黄，眩晕乏力，肌肉消瘦，经闭，赤白带下。

【方药分析】方中当归为主养血和血；熟地、白芍、阿胶滋阴养血；党参、茯苓、黄芪、甘草健脾益气，助气血生化之源；川芎活血行气，通畅气血。合以气血双补，用于气血亏虚诸症。

【用法与用量】内服1次15克，1日3次。

当归养血膏《浙江省药品标准》

【药物组成】当归205克，黄芪、白芍、党参、茯苓、熟地黄、驴皮胶各13克，川芎、甘草（炙）各6.5克。

【功能】补养气血。

【主治】面色萎黄，肌肉消瘦，月经虚闭，赤白带下，气血亏虚以至久不生育。

【方药分析】方中当归为主养血和血；熟地、白芍、阿胶滋阴养血；党参、茯苓、黄芪、甘草健脾益气，助气血生化之源；川芎活血行气，通畅气血。合以气血双补，用于气血亏虚诸症。

【用法与用量】内服1次20克，1日3次。

当归养血糖浆《全国医药产品大全》

【药物组成】当归257克，党参、白芍、茯苓、黄芪、熟地黄、阿胶各16克，甘草（蜜炙）、川芎各8克，蔗糖834克，防腐剂适量。

【功能】补养气血。

【主治】气血亏虚，面色萎黄，眩晕乏力，肌肉消瘦，经闭，赤白带下。

【方药分析】方中当归为主养血和血；熟地、白芍、阿胶滋阴养血；党参、茯苓、黄芪、甘草健脾益气，助气血生化之源；川芎活血行气，通畅气血。合以气血双补，用于气血亏虚诸症。

【用法与用量】内服 1 次 15 毫升，1 日 3 次。

当归调经丸《全国医药产品大全》

【药物组成】当归、川芎、党参、白术（麸炒）、熟地黄、香附（盐醋炙）、白芍、茯苓、牡丹皮、白薇、杜仲（盐炙）、菟丝子（盐炙）、桑寄生、延胡索（醋炙）、肉桂、阿胶（炒珠）各 40 克，甘草、续断（酒炙）、荆芥（醋炙）、艾叶（醋炙）各 20 克，黄芩（酒炙）、陈皮、砂仁（盐炙）各 10 克。

【功能】补气养血，调经止带。

【主治】气血凝滞，子宫寒冷，月经不调，痛经，红崩白带，经期缠绵，小腹下坠，不思饮食。

【方药分析】当归、川芎、熟地、白芍、丹皮补血活血，养血调经；党参、白术、茯苓、甘草健脾益气，脾胃气旺则阳生阴长；续断、寄生、菟丝子、杜仲滋养肝肾，强腰壮膝；黄芩、白薇、荆芥凉血止血；肉桂、阿胶、艾叶温摄养血，暖宫止漏；香附、陈皮、砂仁、延胡索行气导滞、调经止痛。

【用法与用量】内服 1 次 1 丸，1 日 2 次。

【宜忌】感冒忌服。

当归调经露《四川省药品标准》

【药物组成】当归、白芍各 100 克，川芎、地黄各 50 克，苯甲酸 2.5 克，对羟基苯甲酸乙酯 1.5 克，甘油 100 毫升，水适量，全量 1000 毫升。

【功能】养血调经。

【主治】月经不调，痛经。

【方药分析】当归补血养肝和血调经为主；生地滋阴补血为辅；佐以白芍养血柔肝和营；使以川芎活血行气、畅通气血。四药合用补而不滞，滋而不腻，养血活血，补血调经。

【用法与用量】内服 1 次 10 毫升，1 日 30 毫升，经期服用。

当归流浸膏《全国医药产品大全》

【药物组成】当归（粗粉）1000 克，乙醇（70%）适量。

【功能】养血调经。

【主治】月经不调，痛经。

【方药分析】本方用当归单味，既能补血柔肝而止痛，又能活血通经。故可用于血亏及血瘀而致之月经不调及痛经等症。

【用法与用量】内服1次3~5毫升，1日9~15毫升。

当归黄精丸《湖南省药品标准》

【药物组成】当归、黄精各1600克。

【功能】益气养血，补虚扶赢。

【主治】气血两亏，身体虚弱，面黄肌瘦，腰腿无力，津液不足，倦怠少食，胎动不安，乳汁短少。

【方药分析】当归养血和血；黄精益气滋阴。两药配伍既能滋阴养血益气又能活血，补而不滞腻，用于气血两亏之症。

【用法与用量】内服1次1丸，1日2次。

当归黄精膏《湖南省药品标准》

【药物组成】当归、黄精（蒸）各4450克。

【功能】益气养血，补虚扶赢。

【主治】气血两亏，身体虚弱，面黄肌瘦，腰腿无力，津液不足，倦怠少食，胎动不安，乳汁短少。

【方药分析】当归养血和血；黄精益气滋阴。两药配伍既能滋阴养血益气又能活血，补而不滞腻，用于气血两亏之症。

【用法与用量】内服1次1丸，1日2次。

当归寄生针《全国中成药产品集》

【药物组成】当归、槲寄生。

【功能】舒筋活络，壮筋骨，祛风止痛。

【主治】关节炎，腰膝劳损，痛经，坐骨神经痛，神经性头痛。

【方药分析】当归养血活血，散瘀止痛；槲寄生祛风活络，强筋壮骨。

【用法与用量】穴位痛点注射，每穴注射1~4毫升，1日或隔日1次。1次3~4个穴位，或遵医嘱。

当归寄生注射液《山东省药品标准》

【药物组成】当归、槲寄生各750克，氯化钠90克，苯甲醇112.5毫升，吐温－80 45毫升。

【功能】舒筋活络，祛风镇痛。

【主治】风湿性关节炎，肥大性脊椎炎，腰膝劳损，腰腿痛，痛经，坐骨神经痛，神经性头痛等。

【方药分析】方中当归养血活血；槲寄生祛风湿，强筋骨。

【用法与用量】穴位痛点注射，每穴注射 1～4 毫升，1 日或隔日 1 次。1 次 3～4 个穴位，或遵医嘱。

当归膏《湖南省药品标准》

【药物组成】当归 5000 克，生地黄 1500 克，川芎、白芍各 1000 克。

【功能】调经补血。

【主治】体虚血虚，月经不调，经期腹痛，崩漏等症。

【方药分析】当归补血养肝和血调经为主；生地滋阴补血为辅；佐以白芍养血柔肝和营；使以川芎活血行气、畅通气血。四药合用补而不滞，滋而不腻，养血活血，补血调经。

【用法与用量】内服 1 次 15 克，1 日 2 次。

当归伪品及误用品的鉴别

当归是我国的特产，为养血活血的要药。现在用量很大，在全国不少地区出现了一些外形相似的植物根冒充当归，现常见的伪品有欧当归、野当归、大独活三种。还有三种是误用品，如东当归、兴安白芷、紫花前胡。这些植物根的性味功能主治都与当归不太相同，请注意鉴别。

欧当归

【来源】

为伞形科植物欧当归 *Levisticum offiunale koch* 的干燥根。1957 年从保加利亚引种。

【鉴别特征】

多年生草本，茎直立，中空。基生叶 1～2 回三出羽状复叶，茎生叶三出羽裂或 3 裂，裂片卵状楔形，不规则 3 裂，并有粗齿。复伞形花序顶生或腋生，伞梗 10～25，长短不等，总苞片披针形，长10～15毫米，每一小伞形花序有 10～30 朵，有小苞片；花淡黄绿色；花萼小，花瓣 5，顶端内曲；雄蕊5，子房下位，2 室，花柱 2，叉开。双悬果椭圆形；分果背部有 3 条凸起的背棱，侧棱翅宽约 1 毫米，背棱槽有油管 4 个，合生面 2 个，花期 4～5 月，果期5～6 月。

根性状特征：根略呈圆柱形，全长可达 30 厘米，表面灰黄棕色，栓皮易剥下，有纵皱纹及横环纹及横

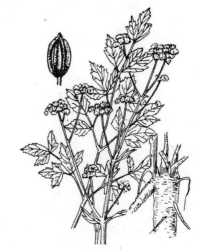

图 37 欧当归

长皮孔，稍向外突出。根头略膨大，直径约 4～5 厘米，常数个小根头绞合在一起成为一体，其中一根主根长而粗壮，侧根和支根达十余条，皮孔突布且显见。质较柔韧，折断面黄色或淡黄棕色。皮部厚，有棕色油点，形成层成棕色环，木部黄色。香气浓郁而浊，臭微，味甘辛、微苦、灼舌（麻舌）。

【主要成分】 根部含挥发油藁本内酯、正丁烯酰内酯、倍半萜香制芥酚、当归芳酮、棕榈酸。油中又含丁基酰内酯等。

本品的功能主治，尚待研究。

野当归

【来源】

为伞形科植物云南野当归 *Ligusticum glauce scems* Fr 的干燥根。在云南地区曾代当归使用过。目前未收购。

【异名】

土当归、云南野当归。

【鉴别特征】

根呈圆柱形，具有一或数个分枝，以二歧式分枝为最常见。主根长 1～10 厘米，直径 1～3 厘米，支根长短不等，直径 0.4～0.8 厘米，表面棕色，红棕色或黑棕色，根头部具横环纹，顶端有叶柄及茎的残痕或呈枯洞，全体饱满或有的有纵皱纹及皮孔状疤痕，质坚硬，断面黄白色。略有当归样香气。味微甜而后苦，稍麻舌。

大独活

【来源】

为伞形科植物大独活 *Angelica gigas* Nakai 的干燥根。

【鉴别特征】

根头部粗短，长 2-5 厘米，直径 2～3 厘米。表面横环纹，顶部有叶茎痕。下面生有数个支根，支根长 5～15 厘米，直径 0.5～1 厘米。表面有纵皱纹及多数横向突起的皮孔状疤痕，并可见渗出的棕褐色黏稠的树脂样物质。质脆，断面皮部灰白色，木部黄白色。气芳香。味微甜而辛苦，微麻舌。

东当归

【来源】

为伞形科植物东当归 *Angelica acutiloba* (*Sieb. et Zucc.*) kitag. 的干燥根。东北地区亦以根作为当归入药。

【异名】

大和归、日本当归、延边当归。

【鉴别特征】

多年生草本，茎多分枝，黑紫色。高60～90厘米。根茎短粗分枝少。叶为1至2回三出复叶或羽状复叶；叶柄长7～10厘米，无毛，紫色，基部膨大呈鞘，小叶圆状披针形，长6～8厘米，宽3～5厘米，两面无毛，边缘具锐齿。复伞形花序，具1至几个总苞片或无总苞；伞幅约22，无毛，不相等。小总苞片数个，线状披针形，与小花等长或稍长，具明显的脉；小花横线形，长5～12毫米，花白色。双悬果椭圆形，分果果棱突起，两侧压扁，无翅。

【药材鉴别】

根全长10～18厘米。主根粗短有细环纹，直径1.5～3厘米，顶端有叶柄及茎基痕，中央凹陷，有的

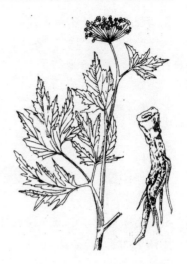

图38　东当归

已切齐。支根从主根下长出10余条或更多，直径0.2～1厘米，表面土黄色，棕黄色或棕褐色。全体有细纵皱纹，及横向突起的皮孔状疤痕，须根或须根痕。平时质脆。受潮则变软，有韧性，断而整齐，皮部类白色。木部黄白色或黄棕色，气芳香，味甜，而后稍苦。功效与当归类似。

兴安白芷

【来源】

为伞形科兴安白芷 *AngeLica dahurica（Fisch. ex Hoffm.）* Benth. et Hook. f. 的干燥根。

【异名】

东北大活。在四川引种误用。

【鉴别特征】

根为不规则圆锥形，主根甚短，长1～2厘米，直径4～6厘米，支根数条，长20多厘米，直径0.4～1厘米。表面棕黄色或褐黄色。质干瘪。无当归香气，味辛辣，麻舌。

紫花前胡

【来源】

为伞形科植物紫花前胡 *Peucedanum decursivum* Maxim. 的根。

【异名】

鸭脚七、野当归。

【鉴别特征】

主根呈不规则圆柱形，长3～6厘米，直径1.8～2厘米，表面棕褐色，有纵皱纹，顶部有叶基痕，下面生有数个支根。支根长6～9厘米，直径0.5～0.8厘米，表面有纵皱纹及横向突起的皮孔状疤痕。质硬或柔韧，易折断，断面皮部棕褐色，木部黄棕色。

无当归香气，味稍辛辣。

【性味功能主治】 苦、辛、微寒。宣散风热，降气化痰。治感冒咳嗽，痰多不爽等。

阿胶《神农本草经》

【来源】

为马科动物驴 *Equus asinus* L. 的皮去毛后熬制而成胶块。

【异名】

傅致胶、盆覆胶、驴皮胶、明胶。

【制法】

将驴皮置水中漂泡，每日换水 1～2 次，至能刮毛时取出，刮去毛，切成小块，再用清水如前漂泡，2～5 天，置锅中加水。煎熬约 3 昼夜，待液汁稠后取出，加水再煎，如此反复 5～6 次，煎至胶质提尽，去渣，将煎出的胶液过滤（或加入明矾细末）静置，使杂质沉淀，滤取清胶液，用文火浓缩（在出胶前 2 小时加入适量黄酒及冰糖）至呈稠膏状时，倾入凝胶槽内，待其自然冷凝，取出成长方块，阴干。每块重约 30 克或 60 克，小块重约 4.5 克。

【药材鉴别】

呈整齐的长方形块状，通常长约 8.5 厘米，宽约 3.7 厘米，厚约 0.7～1.5 厘米。表面棕黑色或乌黑色，平滑，有光泽。对光照视略透明。质坚脆易碎，断面棕黑色或乌黑色。平滑，有光泽。气微弱。味微甜。以色乌黑、光亮，透明、无腥臭气，经夏不软者为佳。

【主要成分】 多由胶原及其部分水解产物所成，水解可得明胶、蛋白质及多种氨基酸。尚含硫、钙。其中含有人体内不能合成的必需氨基酸如：赖氨酸、苏氨酸、缬氨酸、异亮氨酸、苯丙氨酸、蛋氨酸、精氨酸等，以上成分动物实验表明，阿胶对红细胞、血红蛋白有促生成作用。有强的补血作用，并使血钙略有增高。还能促进健康人淋巴细胞转化。

【含量测定】 照高效液相色谱法（附录 Ⅵ D）测定。

色谱条件与系统适用性试验 以十八烷基硅烷键合硅胶为填充剂；以乙腈-0.1mol/L 醋酸钠溶液（用醋酸调节 pH 值至 6.5）（7∶93）为流动相 A，以乙腈-水（4∶1）为流动相 B，按下表中的规定进行梯度洗脱；检测波长为 254nm；柱温为 43℃。理论板数按 L-羟脯氨酸峰计算应不低于 4000。

时间（分钟）	流动相 A（%）	流动相 B（%）
0～11	100→93	0→7
11～13.9	93→88	7→12
13.9～14	88→85	12→15
14～29	85→66	15→34
29～30	66→0	34→100

对照品溶液的制备 取 L-羟脯氨酸对照品、甘氨酸对照品、丙氨酸对照品、L-脯氨酸对照品适量，精密称定，加 0.1mol/L 盐酸溶液制成每 1ml 分别含 L-羟脯氨酸 80μg、甘氨酸 0.16mg、丙氨酸 70μg、L-脯氨酸 0.12mg 的混合溶液，即得。

供试品溶液的制备 取本品粗粉约 0.25g，精密称定，置 25ml 量瓶中，加 0.1mol/L 盐酸溶液 20ml，超声处理（功率 500W，频率 40kHz）30 分钟，放冷，加 0.1mol/L 盐酸溶液至刻度，摇匀。精密量取 2ml，置 5ml 安瓿中，加盐酸 2ml，150℃水解 1 小时，放冷，移至蒸发皿中，用水 10ml 分次洗涤，洗液并入蒸发皿中，蒸干，残渣加 0.1mol/L 盐酸溶液溶解，转移至 25ml 量瓶中，加 0.1mol/L 盐酸溶液至刻度，摇匀，即得。

精密量取上述对照品溶液和供试品溶液各 5ml，分别置 25ml 量瓶中，各加 0.1mol/L 异硫氰酸苯酯（PITC）的乙腈溶液 2.5ml，1mol/L 三乙胺的乙腈溶液 2.5ml，摇匀，室温放置 1 小时后，加 50% 乙腈至刻度，摇匀。取 10ml，加正己烷 10ml，振摇，放置 10 分钟，取下层溶液，滤过，取续滤液，即得。

测定法 分别精密吸取衍生化后的对照品溶液与供试品溶液各 5μl，注入液相色谱仪，测定，即得。

本品按干燥品计算，含 L-羟脯氨酸不得少于 8.0%，甘氨酸不得少于 18.0%，丙氨酸不得少于 7.0%，L-脯氨酸不得少于 10.0%。

【性味功能主治】 甘、平。补血止血，滋阴润燥，润肺，安胎。治虚劳羸瘦，肺虚咳嗽，吐血、衄血、便血、妇女月经不调，胎动不安，崩漏带下。阴虚心烦失眠等。

【用法与用量】 内服：5～10 克，煎汤或入丸、散。或用黄酒、开水烊化。一般在复方中，先将群药煎取药液再将阿胶置药液中，加热烊化即可服用。

【宜忌】 脾胃虚弱者慎服，食欲不振、大便溏泻者不宜服。阿胶腻滞不易消化，胸腹满闷者，服后易致呕吐和泄泻。

【单方验方与饮食疗法】 ①补肺阿胶汤：阿胶 9 克，牛蒡子 6 克，杏仁 6 克，马兜铃 6 克，甘草 3 克，治肺虚干咳。②治老人虚大便秘涩，阿胶 6 克，连根葱白三节，蜜 2 匙，加水煎，去葱，入阿胶烊化，饭前温服。③治久咳嗽，阿胶 30 克，人参 60 克，共捣细末，每次 6 克，用葱白少许水煎，冲服上药。④治胎动不安：阿胶 30 克，川芎 20 克，白芍 20 克，甘草 10 克，当归 30 克，艾叶 20 克，生地 30 克，黄酒半斤，加水煎取 250 毫升，每日早、午、晚各服 1 次。⑤治慢性支气管炎，支气管哮喘。阿胶、杏仁各 30 克，粳米 10 克。共轧细末，1 日 3 次，每次服 2 克。温开水送服。⑥治疗贫血，阿胶 10 克（烊化），当归 9 克，熟地 15 克，水煎服。或阿胶 10 克，烊化冲服。⑦治疗白细胞减少症：阿胶 20 克，杞子 12 克，党参 9 克，丹参 10 克，鸡血藤 10 克。每日 1 剂，水煎服。服 3 剂后可见效。

附：含阿胶成分的中成药

补血调经丸《广东省药品标准》

【药物组成】鸡血藤、阿胶（海蛤粉炒）、岗稔子、益母草、豆豉姜、高良姜、苍术、党参、五指毛桃、香附（制）、桑寄生、千斤拔、金樱子、艾叶（炒）、肉桂、荠菜、白背叶、甘草（炙）。

【功能】补血理气，调经和血，温阳散寒，健脾化湿，被益肝肾。

【主治】脾肾阴虚，气滞血虚引起的月经不调，赤白带下，经闭等症。

【方药分析】鸡血藤、益母草、千斤拔活血化瘀；香附、白背叶理气宽中；党参、甘草补气；阿胶、岗稔子养血止血；金樱子固精止泻；桑寄生、五指毛桃、荠菜、苍术健脾利湿；肉桂、高良姜、艾叶温经止痛；豆豉姜辛凉解表。

【用法与用量】内服1次1丸，每日3次，温开水送服。

【宜忌】生冷油腻。

阿胶丁《山东省药品标准》

【药物组成】用阿胶炮炙而成。

【功能】补血滋阴，润燥，止血。

【主治】血虚萎黄，眩晕心悸，肌痿无力，心烦不眠，虚风内动，肺燥咳嗽，劳嗽咯血、吐血尿血、便血崩漏，妊娠胎漏。

【方药分析】本品甘、平，入肺、肝、肾经。具有滋阴补血，止血润燥之功能，故为治疗虚损证的要药。

【用法与用量】3~9克，烊化兑服。

阿胶三宝膏《山西省药品标准》

【药物组成】大枣、黄花各500克，阿胶、饴糖各150克，白糖400克。

【功能】补气血，健脾胃。

【主治】气短、心悸、贫血、崩漏，脾虚食少，体虚浮肿。

【方药分析】本方阿胶补益心脾，养血止血为君；大枣补气和中；黄花补血养血；白糖、饴糖健脾益气。

【用法与用量】内服，每服10克，每日2次，开水冲服。

阿胶生化膏《全国中成药产品集》

【药物组成】阿胶、川芎、当归、桃仁。

【功能】祛瘀生新，利下催乳。

【主治】产后恶露不尽，小腹疼痛。

【方药分析】阿胶补血养阴；川芎、当归活血养血以祛瘀生新；桃仁活血破瘀而治小腹疼痛并兼通乳。诸药合用成为产后血虚血瘀之证的良方。

【用法与用量】内服，1日2次，1次15克。

阿胶当归糖浆《全国医药产品大全》

【药物组成】当归1330克，阿胶、党参、茯苓、黄芪（蜜炙）、白芍（酒制）、熟地黄各84克，川芎（酒制）、甘草（蜜炙）各42克。

【功能】补养气血。

【主治】体弱贫血，月经不调，血虚闭经。

【方药分析】当归、阿胶、白芍、熟地黄、川芎养血滋阴，补精益髓；党参、茯苓、黄芪、甘草补中益气，生津养血。

【用法与用量】内服，每次10－15毫升，1日2次。

阿胶当归精《全国中成药产品集》

【药物组成】阿胶、党参、当归、茯苓、黄芪、白芍、熟地黄、川芎、甘草。

【功能】补气养血。

【主治】贫血，病后体虚，月经不调。

【方药分析】本方阿胶、熟地黄养阴补血；白芍敛阴柔肝以助主药养血调经；党参、黄芪补气健脾，茯苓健脾渗湿以利气血生化；川芎活血调经；甘草调药益气。

【用法与用量】内服，1日2次，1次10毫升。

阿胶冲剂一《安徽省药品标准》

【药物组成】熟地黄200克，党参100克，阿胶50克。

【功能】养肝滋肾，补气血。

【主治】气血两虚，身体瘦弱。

【方药分析】阿胶、熟地黄滋阴补血，润燥生津；党参补气益血，上药合用重在气血两补。

【用法与用量】内服，开水冲服，1次20克，1日2次。

阿胶远志膏《全国中成药产品集》

【药物组成】阿胶、远志、酸枣仁。

【功能】宁心安神，益智健脑。

【主治】心悸，失眠，多梦。

【方药分析】阿胶补血养阴强心肾；远志、酸枣仁均入心经，宁心安神，故本方可为补心安神之良剂。

【用法与用量】内服，1 日 2 次，1 次 20 克。

阿胶补血膏《河南省药品标准》

【药物组成】熟地黄，党参各 30 克，阿胶、黄芪、枸杞子、白术各 15 克。

【功能】滋阴补血，补中益气，健脾润肺。

【主治】久病体虚，亏气亏血，头晕目昏，虚痨咳嗽。

【方药分析】方中阿胶、熟地黄补血养阴；党参、黄芪、白术益气健脾生化气血；枸杞子滋阴补肾，诸药合用成为大补气血之良剂。

【用法与用量】内服，1 次 20 克，早晚各一次，温开水冲服。

阿胶茸杞晶《全国中成药产品集》

【药物组成】阿胶、鹿茸、枸杞子。

【功能】温肾壮阳，滋阴补血，生精益气，补髓强骨。

【主治】体虚，早衰。

【方药分析】阿胶补血养阴；鹿茸温补肾阳，填精补髓；枸杞子滋补肝肾，生精益气，上药合用配成滋补肝肾，添精益髓之抗衰补虚之良剂。

【用法与用量】内服，1 日 2 次，1 次 10 克。

阿胶养血膏《安徽省药品标准》

【药物组成】当归 400 克，阿胶 360 克，黄芪、熟地黄、白芍各 200 克，党参、枸杞子各 100 克。

【功能】生血养血，补心生津，滋肾养肝，强壮筋骨，活血化瘀，益髓填精。

【主治】年老体衰，阳痿遗精。

【方药分析】本方阿胶、熟地黄、当归补血养血、滋阴润燥，用当归在用补中有活，祛瘀生新；黄芪、党参补气健脾，枸杞子滋补肝肾；白芍酸敛养肝益血，诸药合用成为补血益气之良方。

【用法与用量】内服，1 次 9~15 克，1 日 2 次。

阿胶益寿晶《山东省药品标准》

【药物组成】黄芪（蜜炙）300 克，熟地黄、何首乌（制）各 150 克，阿胶 75 克，陈皮 60 克，人参、木香、甘草各 30 克。

【功能】补气养血。

【主治】气血两亏，未老先衰，四肢无力，腰膝酸软，面黄肌瘦，健忘失眠，妇女产后诸虚。

【方药分析】本方中人参、黄芪，大补元气；熟地黄、何首乌、阿胶滋阴养血，补血，润肺，补益心肾；陈皮、木香，理气，行气，调畅气机而助上药气血两补而不腻不滞；甘草调诸药而益于脾。故本方为气血两补之良剂。

【用法与用量】内服，嚼服或开水冲服，1次1袋，1日1~2次。

阿胶滋补精《全国中成药产品集》

【药物组成】党参、熟地黄、阿胶。

【功能】养肝滋肾，大补气血。

【主治】气血两亏，身体瘦弱。

【方药分析】阿胶、熟地黄补血养阴，补益肝肾；党参补气健脾以利气血生化，故本方以大补气血为专功。

【用法与用量】内服，1日2次，1次10毫升。

阿胶膏《全国医药产品大全》

【药物组成】阿胶、党参、白术、黄芪、白芍、枸杞、甘草、红糖。

【功能】养血止血，补虚润燥。

【主治】气血不足，虚劳咳嗽，肢体酸痛，肺痿咯血，妇女崩漏，胎动不安等症。

【方药分析】本方阿胶养血生血为君，党参、白术、黄芪补气健脾而益生血；白芍酸甘敛阴，枸杞益肾补虚；再加红糖、甘草调诸药而和气血，故本方可为气血两补之剂。

【用法与用量】开水冲服，每次20－25克，每日3次。

新阿胶《山东省药品标准》

【药物组成】猪皮、豆油、绍酒。

【功能】滋阴补血，止血。

【主治】虚劳羸瘦，贫血，血小板、白细胞减少症，月经不调，肺结核咯血，痰血，产前产后血虚，身体虚弱等症。

【方药分析】猪皮其味甘，性平，入肺脾肝三经，具有滋阴润肺，补血养血之功为主；豆油甘温，补气，健脾润肠，辅助猪皮有阳生阴长，气充血足之意；佐以冰糖甘平，补中益气，和胃润肺，止咳嗽，化痰涎；绍酒辛温通血脉，御寒气，行药势为使药。

【用法与用量】内服，1次9~15克，1日1次，用温开水或黄酒炖化服，入汤剂，打碎以煎好的药汁溶化后服。

福字阿胶（1）《全国医药产品大全》

【药物组成】驴皮、冰糖、绍酒、豆油、陈皮、甘草、白芷。

【功能】养阴，止血，补虚，润燥。

【主治】虚劳咳嗽，肢体酸痛，肺萎吐血，妇女崩漏，胎动不安等症。

【方药分析】驴皮补血益气，治劳损之症；冰糖补中益气，和胃润肺，止咳嗽化痰涎；豆油有驱虫润肠之功；甘草补脾益气，清热解毒，祛痰止咳，缓急止痛，调和诸药；绍酒引诸药发挥药效。

【用法与用量】内服，1~2次，每3~9克，用绍酒或白开水炖化，冲服。

福字阿胶（2）《山东省药品标准》

【药物组成】驴皮1000克，甘草10克，香附4克，陈皮、木香、白芷、肉桂各1克，砂仁0.5克。

【功能】养阴，止血，补虚，润燥。

【主治】虚劳咳嗽，咯血，吐血，衄血，妇女崩漏，胎动不安。

【方药分析】驴皮、甘草补血益气，清热解毒，祛痰止咳，缓急止痛，调和诸药；白芷、肉桂、木香祛风燥湿，湿通行气，散寒止痛；砂仁、香附化湿行气，调经安胎，理气止痛。

【用法与用量】内服，3~10克，入汤剂，或黄酒开水烊化服。

地黄《本经》

【来源】

为玄参科地黄属植物怀庆地黄 *Rehmannia glutinosa* Li – bosch. 的新鲜或干燥块根。始载于《神农本草经》，列为上品，为常用中药。

【异名】

怀庆地黄、地髓、干生地、熟地黄、原生地。生地、怀生地、大生地、细生地。

【鉴别特征】

多年生草本，高20~40厘米，全株被灰白色长柔毛及腺毛。根状茎肥厚肉质，呈块状，圆柱形或纺锤形，直径2.5~5.5厘米，表面橘黄色，有半月形节及芽痕，叶基生成丛倒卵形或长椭圆形，长5~10厘米，宽1.5~5厘米，先端钝，基部渐窄，下延成长叶柄，边缘具不整齐钝齿，叶上面多皱，下面带紫色。4~5月间，花茎由叶丛抽出，仅有少数较小的无柄茎生叶，花茎顶端有稀疏的总状花序；花萼钟状，5浅裂；花冠紫红色，里面常有黄色带紫的条纹，长约4厘米，花冠管弯曲，花冠管稍弯曲，尖端5浅裂，略成二唇形。蒴果卵形或顶端有宿存花桩，基部有宿萼。

【药材鉴别及等级分类】

块根呈不规则的圆柱形或长圆形块状茎，长5~12厘米，直径4~6厘米，表面灰棕色或灰黑色，全体皱缩不平，有不规则的横曲纹，细的多为长条弯曲状。本品特征：质柔软，干者质重，软者不易折断，断面平坦，紫黑色、有时带光泽，油润有黏性。气微香。以肥大，质重、断面乌黑油润者为佳。

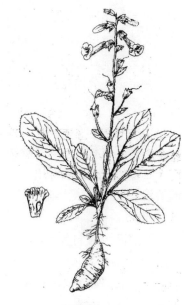

图39 地黄

等级分类：生地一等：呈纺锤形或条形圆根。体重质柔润。表面灰白色或灰褐色。断面黑褐色或黄褐色，具有油性、味微甜。每公斤16支以内。无芦头、老母、生心、焦枯。二等：每公斤32支以内，其余同一等。三等：每公斤60支以内，其余同一等。四等：每公斤100支以内，其余同一等。五等：油性少，支根瘦小。每公斤100支以外，最小货直径1厘米以上，其余同四等。

出口生地以每公斤几支分等级。计：8支、16支、32支、50支、小生地、生地节。

注：地黄：又分为鲜生地、干地黄、熟地黄三种，因其炮制的方法及程度不同，性味功能主治也不同。

鲜生地：即将挖出的生地洗后，切段即得。

干地黄：生地黄用水稍浸后，闷一夜，使皱皮展开，次日再用清水将外皮皱纹内泥沙洗净，稍干，切片，晒干或烘干即得。

熟地黄：将净选后的干地黄，放罐内或其他容器内，加适量的水坐水锅内，蒸至表面黑润，取出晒至近干，切片后再晒至全干。或将洗净的干地黄，加黄酒50%拌匀，放罐内或其他容器内，封严，坐水锅内，加热蒸至酒被吸尽，取出晒至外皮稍干，放缸内或其他器皿中贮藏。以上是两种炮制熟地的方法。

【主要成分】地黄根茎主要含梓醇、甘露醇，并含地黄素，维生素A样物质及多种糖类，水苏糖、葡萄糖、半乳糖、果糖、葡萄糖胺、蔗糖、棉子糖、毛蕊草糖、甘露糖等，及生物碱脂肪酸。此外还含有氨基酸类：赖氨酸、组氨酸、精氨酸、丝氨酸、谷氨酸、缬氨酸、亮氨酸、酪氨酸、苯丙氨酸等。

【含量测定】　梓醇　照高效液相色谱法（附录Ⅵ D）测定。

色谱条件与系统适用性试验　以十八烷基硅烷键合硅胶为填充剂；以乙腈-0.1%磷酸溶液（1∶99）为流动相；检测波长为210nm。理论板数按梓醇峰计算应不低于5000。

对照品溶液的制备　取梓醇对照品适量，精密称定，加流动相制成每1ml含10μg的溶液，即得。

供试品溶液的制备　取本品（生地黄）切成约5mm的小块，经80℃减压干燥24小时后，磨成粗粉，取约0.8g，精密称定，置具塞锥形瓶中，精密加入甲醇50ml，称定重量，加热回流提取 1.5 小时，放冷，再称定重量，用甲醇补足减失的重量，摇匀，滤过，精密量取续滤液 10ml，浓缩至近干，残渣用流动相溶解，转移至 10ml 量瓶中，并用流动相稀释至刻度，摇匀，滤过，取续滤液，即得。

测定法　分别精密吸取对照品溶液与供试品溶液各 10μl，注入液相色谱仪，测定，即得。

生地黄按干燥品计算，含梓醇（$C_{15}H_{22}O_{10}$）不得少于 0.20%。

毛蕊花糖苷　照高效液相色谱法（附录Ⅵ D）测定。

色谱条件与系统适用性试验　以十八烷基硅烷键合硅胶为填充剂；以乙腈-0.1% 醋酸溶液（16∶84）为流动相；检测波长为 334nm。理论板数按毛蕊花糖苷峰计算应不低于 5000。

对照品溶液制备　取毛蕊花糖苷对照品适量，精密称定，加流动相制成每 1ml 含 10μg 的溶液，即得。

供试品溶液制备　精密量取〔含量测定〕项梓醇项下续滤液 20ml，减压回收溶剂近干，残渣用流动相溶解，转移至 5ml 量瓶中，加流动相至刻度，摇匀，滤过，取续滤液，即得。

测定法　分别精密吸取对照品溶液与供试品溶液各 20μl，注入液相色谱仪，测定，即得。

生地黄按干燥品计算，含毛蕊花糖苷（$C_{29}H_{36}O_{15}$）不得少于 0.020%。

【性味功能主治】鲜生地：甘，寒。清热凉血生津，治热病伤阴，高热烦渴，咽喉肿痛，吐血，衄血，尿血，便血。

干地黄：甘，苦，凉。滋阴润燥，养血，凉血止血。治阴虚发热，消渴，血热吐血，崩漏，月经不调，阴伤便秘。

熟地黄：甘，微苦温。滋阴补肾，补血调经。治肾阴虚血少，精亏劳损，腰酸腿软，头晕耳鸣，遗精，潮热盗汗，须发早白，功能性子宫出血。

【用法与用量】水煎服，鲜生地用量 10～30 克。生、熟地黄 10～15 克，或入丸、散。

【宜忌】脾虚泄泻、胃虚食少，胸膈多痰者慎服。熟地黄味甘粘，量过大时有腻膈碍胃之弊，影响消化。可能有腹胀，腹泻，胃纳欠佳等不良反应。

【单方验方与饮食疗法】①用熟地 20 克，水煎服，每天 1 剂，治疗高血压病，可使肝肾不足引起的头晕目眩，耳鸣等自觉症状明显改善。②治咽喉肿痛，口干：生地 15 克，元参、麦冬各 10 克，甘草、金果榄各 6 克。水煎服。③治虚劳吐血不止：生地黄 30 克，黄芩 30 克，白芍 30 克，阿胶 60 克（捣碎，炒至黄燥），当归 30 克，伏龙肝 60 克。上药共捣细末，每次服 6 克，糯米粥调服。可不定时服。④治疗贫血，头目眩晕，面色苍白，心慌。熟地 20 克，当归 15 克，阿胶 15 克，陈皮 6 克。水煎服，服药后血红蛋白和红细胞均明显增高，症状消失。⑤治疗吐血，衄血：干生地、白茅根各 30 克，小蓟、仙鹤草各 15 克。水煎服。⑥治疗鼻子出血，鲜生地、鲜艾叶、鲜侧柏叶各30克，鲜荷叶5克，水煎服，每日2剂。疗效满意。⑦治疗过敏性紫癜：干生地15克，水牛角30克，元参12克，丹皮、丹参、银花、连翘、大青叶、阿胶珠各10克。水煎服。⑧地黄杨皮酒，治疗腰脚疼痛胀满，湿痹筋挛，胸满不舒，发热汗少。生地150克，白杨树皮80克，生姜20克，大豆80克。上药捣碎细，放入大瓶中。用3斤酒泡7天后，即可饮用。1日2次，1次2杯。《太平圣惠方》。⑨滋阴养血酒：《本草纲目》鲜生地20斤，上药用木臼捣取自然汁，除去渣，用米酒3斤和匀，放于瓷器中，蒸熟为度。每次温服1~2小杯。以瘥为度。可清热凉血，养阴生津。主治妇女崩漏，阴虚低热，心慌不安。或吐血，便血，衄血。⑩三妙汤《饮馔服食谱》滋肝养血。主治肝血不足、肝火偏旺的头晕目眩，月经量少或闭经，或月经量过多而致的贫血，以及放化疗引起的贫血。鲜生地1000克，鲜枸杞子1000克，蜂蜜100克。将二鲜药冷压取汁，去渣。再加入蜂蜜同煎至饴糖状即可。每日早、晚空腹15毫升。用黄酒调服。腹胀、便溏者忌用。⑪乌鸡汤《仁寿录》，补血养肝。主治肝亏虚或产后血虚血热，及一切失血所引起的贫血、骨髓造血功能障碍所致的贫血、化学物理损伤造血器官所致的贫血等。用乌骨鸡1只，大生地120克，饴糖120克。

选1500克重的乌鸡。宰杀后去毛净膛，洗净。将大生地酒洗后切片，用饴糖拌和后，装入鸡肚内，缝好放进瓦钵内。再放入铜锅中隔水蒸至鸡肉烂为度，食之。

宜忌：大便溏泻，腹胀食少者不宜服用。

附：含地黄成分的中成药

八味地黄丸（湖南省常德地区中药厂）

【药物组成】地黄、山药、山茱萸、泽泻、茯苓、牡丹皮、桂枝、附子。

【功能】温肾补阴。

【主治】肾阳不足所致腰痛脚软，糖尿病，神经衰弱，慢性肾炎，慢性支气管哮喘。

【方药分析】地黄、山药、山茱萸、泽泻、茯苓、牡丹皮以助先天之本；桂枝、附子以壮一身之元阳。

【用法与用量】内服，1日2次，1次1丸。

五子地黄丸《吉林省药品标准》

【药物组成】熟地黄400克，枸杞子、炒山药、酒菟丝子各200克，牡丹皮、盐泽泻各150克，女贞子、覆盆子各100克，五味子50克。

【功能】滋阴补肾，填精益髓。

【主治】肾阴亏损之腰膝酸软，头晕耳鸣，遗精阳痿，自汗盗汗，小便频数。

【方药分析】方中以熟地黄、女贞子、枸杞子滋补肾阴为主；辅以覆盆子、五味子固肾涩精；菟丝子阴阳俱补，固肾缩尿；山药、茯苓补脾滋肾；加牡丹皮泻肝火，清虚热；配以泽泻泻肾降浊，使之补而不腻，涩而有利。

【用法与用量】内服，1次1丸，1日2次。

六味地黄丸 《小儿药证直诀》

【药物组成】熟地240克，山药、山茱萸各120克，泽泻、丹皮、茯苓各90克。

【功能】滋补肾阴。

【主治】头晕目眩，耳鸣耳聋，腰膝酸软，盗汗遗精，骨蒸潮热，手足心热。

【方药分析】熟地黄滋补肾阴、填精益髓而生血，为主药；山茱萸肉补益肝肾、涩精敛汗；山药补脾阴而固精；二药为辅药；丹皮清泄肝火，为佐药；茯苓、泽泻清热利尿，泻火利湿为使药。全方补中有泻，有开有合，补而不滞，滋补肾阴尤为适宜。

【用法与用量】内服，成人每次1丸，1日2次，温开水送服；小儿酌减。

【宜忌】忌辛辣。

六味地黄片 《小儿药证直诀》

【药物组成】熟地黄160克，山茱萸、山药（麸炒）各80克，茯苓、泽泻（盐炙）、牡丹皮各60克。

【功能】滋阴补肾。

【主治】头昏耳鸣，阴虚盗汗，虚火牙痛，梦遗滑精，腰酸腿软。

【方药分析】熟地滋肾填精；山茱萸养肝肾而涩精；山药补益脾阴而固精；茯苓淡渗脾湿；泽泻清泄肾火；丹皮清泄肝火。

【用法与用量】内服，1次4片，1日3次。

【宜忌】感冒及实热症忌用。

右归丸 《景岳全书》

【药物组成】熟地黄400克，菟丝子（炒）、枸杞子（炒）、杜仲、山药（炒）各200克，山茱萸（制）、当归（酒炒）各150克，附子（制）、鹿角胶、肉桂各100克。

【功能】温肾壮阳，补精益髓。

【主治】肾气不足，脾胃虚寒，食少便溏，脐腹疼痛。

【方药分析】本方即肾气丸去丹皮、茯苓、泽泻，加鹿角胶、菟丝子、枸杞子、杜仲、当归而成。方中重用熟地补肾填精，配合山药、山萸肉、菟丝子、枸杞子、杜仲补肝肾，益精气，肉桂、附子温肾壮阳，鹿角胶补阳填精，当归温润养血，共奏温补肾阳，填精养血之效。

【用法与用量】内服，1次4.5克，饭前用淡盐汤或温开水送服。

左归丸《景岳全书》

【药物组成】熟地黄 400 克，山药（炒）、山茱萸、菟丝子、鹿角胶、龟甲胶、枸杞子各 200 克，牛膝（炒）、茯苓各 150 克。

【功能】补肾滋阴，添精益髓。

【主治】肾水不足，腰酸腿软；神疲口燥，盗汗遗精，虚热时作，耳鸣眼花。

【方药分析】熟地滋肾水，填真阴，以为主药；辅以枸杞子、山茱萸补益肝肾，助主药补肾养阴；佐以山药滋肾阴，养胃阴；菟丝子补益肝肾；鹿角胶、龟甲胶峻补精血；使以牛膝强筋壮骨，且引诸药直达下焦。

【用法与用量】内服，1 次 9 克，1 日 2 次，饭前服用，温开水送下。

地黄片《全国医药产品大全》

【药物组成】熟地黄 320 克，山药（炒）160 克，女贞子（酒制）128 克，泽泻 120 克，生地黄 92 克，茯苓 60 克，地骨皮 56 克，五味子（醋制）、郁金各 32 克。

【功能】滋阴补肾。

【主治】肝肾阴虚，头晕耳鸣，自汗盗汗，腰腿酸软。

【方药分析】生地、熟地、女贞子滋阴补肾；地骨皮滋阴清热；茯苓、山药、泽泻收摄脾经，宣泄肾浊；郁金行气解郁；五味子酸味独胜，温而性润，滋肾而固涩。

【用法与用量】内服，1 次 5 片，1 日 2 次。

麦味地黄口服液《全国中成药产品集》

【药物组成】麦冬、五味子、熟地黄。

【功能】滋养肾肺。

【主治】肺肾阴虚。

【方药分析】麦冬养阴益胃，润肺清心；五味子益气生津，补肾养心；熟地黄补血滋阴。

【用法与用量】内服，1 日 2 次，1 次 10 毫升。

麦味地黄丸《中华人民共和国药典》

【药物组成】熟地黄 160 克，山茱萸（制）、山药各 80 克，茯苓、牡丹皮、泽泻、麦冬各 60 克，五味子 40 克。

【功能】滋养肺肾。

【主治】肺肾阴虚，潮热盗汗，咳嗽咯血，头晕目眩，耳鸣口干，遗精，消渴。

【方药分析】本方系六味地黄丸加麦冬、五味子，原名八仙长寿丸。取六味地黄丸滋补肝肾，加二药皆有润肺生津之功，况麦冬兼可养阴益胃；五味子酸涩而固精敛肺止汗。本方较六味地黄丸增加了养肺生津之力，为肺肾阴虚病之常用方剂。

【用法与用量】内服水蜜丸 1 次 6 克，小蜜丸 1 次 9 克，大蜜丸 1 次 1 丸，1 日 2 次。

麦味地黄片《全国中成药产品集》

【药物组成】麦冬、五味子、熟地黄、山茱萸、泽泻、茯苓、山药、牡丹皮。

【功能】滋养肺肾。

【主治】肺肾阴虚，潮热盗汗，咳嗽，头晕目眩，耳鸣口干，消渴。

【方药分析】六味地黄丸汤滋补肾阴，三补三泻；配以麦冬润肺益胃生津；五味子补肾益气生津。

【用法与用量】内服，1 日 2 次，1 次 1 丸。

寿星补汁《浙江省药品标准》

【药物组成】山药、首乌（制）、白术（炒）、干姜、桂枝、白芍（炒）、地黄（熟）、山楂（炒）、党参、茯苓、当归、麦门冬、甘草（制）。

【功能】益气养血，调理脾胃。

【主治】年老体弱，病后体虚，疲乏无力，食欲减退，肢痛麻木，失眠多梦。

【方药分析】首乌滋补肝肾；山药、当归、党参、甘草益气养血；白术、山楂、茯苓健脾行气。

【用法与用量】内服，1 次 10 毫升，1 日 2 次，早晚空腹时服。

补血养神丸《全国医药产品大全》

【药物组成】熟地黄 400 克，生地黄、党参各 200 克，远志（蜜制）160 克，天冬、五味子、甘草各 150 克，九节菖蒲 140 克，茯苓、丹参、当归、怀牛膝 130 克，麦冬 80 克。

【功能】补血养心，安神定志。

【主治】心气虚弱，神志不宁，失眠健忘。

【方药分析】天冬、麦冬、当归补阴血；熟地黄、生地黄清热滋阴；党参、甘草补气；茯苓利湿健脾；五味子补肾涩精；牛膝、丹参活血化瘀；远志安神；九节菖蒲开窍宁神。

【用法与用量】内服，1 次 15 丸，1 日 2 次。

明目丸《福建省药品标准》

【药物组成】生地、熟地黄各 400 克，石斛、枳壳（麸炒）、苦杏仁、防风各 100 克，牛膝 75 克。

【功能】补益肝肾，祛风明目。

【主治】肝肾亏虚，目涩羞明，迎风流泪，视物模糊，暴热赤眼。

【方药分析】生地、熟地、石斛、牛膝养肝益肾、明目；杏仁、防风宣肺祛风；枳壳理气和胃。

【用法与用量】内服，大蜜丸1次1丸，小蜜丸1次6克，1日2次。

明目地黄丸《全国医药产品大全》

【药物组成】生地黄、熟地黄各1360克，防风、杏仁、枳壳、石斛各340克，牛膝255克。

【功能】滋肾养肝，明目。

【主治】肝肾阴虚，目涩怕光，迎风流泪。

【方药分析】生地、熟地、牛膝、石斛滋肾养肝以明目；防风散风以明目；杏仁、枳壳理气和胃，防滋阴之品碍脾。

【用法与用量】内服，1次1丸、1日2~3次。

明目羊肝丸《辽宁省药品标准》

【药物组成】干羊肝300克，夜明砂、蝉蜕、木贼、当归、黄连、生地黄、菊花、决明子（炒）、沙苑子、蒺藜（炒）各100克，枸杞子、防风50克，川芎、荆芥穗、羌活各15克。

【功能】补肝益肾，明目退翳。

【主治】用于内障云翳，视物昏花，雀醿夜盲，畏日羞明，迎风流泪。

【方药分析】干羊肝为主，养肝明目；辅以枸杞子、沙苑子、生地黄、当归益肝明目；用夜明砂、蝉蜕、木贼、菊花、决明子、蒺藜、川芎、防风、荆芥穗、羌活、黄连清热祛风、明目退翳。

【用法与用量】内服，1次1丸，1日2次。

【宜忌】孕妇忌服。

知柏地黄丸（1）《全国医药产品大全》

【药物组成】熟地黄155克，山药80克，泽泻、牡丹皮、茯苓各60克，知母、金樱子（肉）、女贞子（制）、黄柏各40克。

【功能】滋阴降火。

【主治】阴虚火旺，潮热盗汗，口干、咽痛、耳鸣，尿黄涩痛。

【方药分析】方中去古方知柏地黄丸之山药和山茱萸之温性，加金樱子、女贞子以加强滋阴之效。

【用法与用量】内服，1次9克，1日2次。

知柏地黄丸（2）《北京市药品标准》

【药物组成】熟地400克，山药200克，泽泻、茯苓、丹皮各150克，知母、黄柏各 100 克，枸杞子、何首乌（黑豆酒炙）各 60 克，山茱萸（酒炙）、五味子（酒炙）各 40 克。

【功能】滋阴降火。

【主治】阴虚火旺引起潮热盗汗。

【方药分析】本方在知柏地黄丸中加五味子、枸杞子、何首乌增强滋补肾阴之力。

【用法与用量】内服，1 次 1 丸，1 日 2～3 次，淡盐汤或温开水送服。

知柏地黄片《全国医药产品大全》

【药物组成】熟地黄 82 克，山药 41 克，牡丹皮、泽泻、茯苓各 30 克，知母、金樱子、女贞子、黄柏各 21 克。

【功能】滋阴降火。

【主治】阴虚火旺、潮热盗汗、口干、咽痛、耳鸣、尿黄涩痛。

【方药分析】方中去古方知柏地黄丸之山药和山茱萸之温性，加金樱子、女贞子以加强滋阴之效。

【用法与用量】内服，1 次 5 片，1 日 3～4 次。

【宜忌】感冒发热忌服。

金匮肾气丸《北京市药品标准》

【药物组成】熟地 400 克，山药（麸炒）200 克，泽泻、茯苓、丹皮、炙附子、肉桂（去粗皮）、怀牛膝（去头）、车前子（盐炙）各 150 克，枸杞子、何首乌（黑豆酒炙）各 60 克，山茱萸（酒炙）、五味子（醋炙）各 40 克。

【功能】温补肾阳，化气行水。

【主治】肾虚水肿，腰腿酸软，尿频量少，痰饮喘咳，慢性肾炎。

【方药分析】本方在金匮肾气丸方中加五味子、枸杞子、何首乌以增强补肾阴之效。

【用法与用量】内服，1 次 1 丸，1 日 2 次。

【宜忌】孕妇忌服，忌房欲，气恼，忌生冷食物。

金匮肾气片《全国医药产品大全》

【药物组成】熟地黄 160 克，山茱萸、山药（炒）各 80 克，茯苓、泽泻（麸炒）、牡丹皮各 60 克，淮牛膝、附片（砂炒）、肉桂各 20 克，车前子（盐炙）16 克。

【功能】温补肾阳，化气行水。

【主治】脾肾阳虚，痰饮，便溏，腰痛，足肿尿频。

【方药分析】本方在金匮肾气丸方中加五味子、枸杞子、何首乌以增强补益肾阴之效。

【用法与用量】内服，1 次 3～4 片，1 日 3 次。

【宜忌】风寒感冒及热证忌服用。

桂附地黄丸《北京市药品标准》

【药物组成】熟地黄 240 克，山茱萸（酒制）、山药各 120 克，泽泻、牡丹皮、茯苓各 90 克，肉桂、附子（制）各 30 克。

【功能】滋阴益气，暖肾散寒。

【主治】肾阴不足，肾阳虚弱引起的腰酸腿软，畏寒肢冷，少腹隐痛，小便频数。

【方药分析】本品为温补肾阳的主要成药。熟地、山茱萸、山药滋补肾阴；以肉桂、附子温补肾阳，鼓舞肾气，是从药"善补阳者，必于阴中求阳"之理；再佐以茯苓、泽泻、丹皮宣泄肾浊，行水利尿，肾邪得泄，肾气得复。诸药合用，使阴阳协调，肾气充盛，诸症自愈。

【用法与用量】内服，1 次 1 丸，1 日 2 次。

【宜忌】孕妇忌服，忌食生冷油腻。

新八味地黄丸《吉林省药品标准》

【药物组成】熟地黄 400 克，山药、枸杞子各 200 克，茯苓、牡丹皮、盐泽泻各 150 克，制附子、肉桂各 50 克。

【功能】温补肾阳。

【主治】命门火衰，肾阳亏损，腰膝冷痛，小便频数。

【方药分析】熟地黄滋阴补血，填精补髓；枸杞子滋肾补肝；山药健脾固肾，增强补益肾阴的作用为主；肉桂、附子温补肾阳为辅；泽泻、茯苓利水渗湿；丹皮清热为佐使，意在补而不滞，补中寓泻。新八味地黄丸与金匮肾气丸仅一味药之别，枸杞子代替山萸肉，故本方药主治肾阳虚衰，命门不足等病证。

【用法与用量】内服，1 次 1 丸，1 日 1－2 次。温开水送下。

【宜忌】孕妇忌服。

新六味地黄丸《吉林省药品标准》

【药物组成】熟地黄 400 克，山药、枸杞子各 200 克，牡丹皮、盐泽泻、茯苓各 150 克。

【功能】滋阴补肾。

【主治】肾阴不足，腰膝酸痛，头晕耳鸣，阴虚发热，盗汗。

【方药分析】熟地黄滋补肾阴，填精益髓而生血为主；枸杞子补益肝肾；山药补脾阴而固精为辅；牡丹皮清泄肝火为佐；茯苓、泽泻清热利尿，泻火利湿为使。

【用法与用量】内服，1 次 1 丸，1 日 2 次，温开水送下。

新知柏地黄丸《全国中成药产品集》

【药物组成】知母、黄柏加六味地黄方药。

【功能】滋肾降火。

【主治】肾阴不足，虚火上亢。

【方药分析】熟地滋阴补肾，山萸肉养肝阳，山药健脾补肺为主，泽泻分导肾与膀胱之邪浊，牡丹皮清泄相火，茯苓渗湿利水，黄柏、知母治疗阴虚发热。

【用法与用量】内服，1日2次，1次1丸。

新金柜丸《吉林省药品标准》

【药物组成】熟地黄400克，山药、枸杞子各200克，茯苓、牡丹皮、盐泽泻各150克，炒车前子、牛膝各100克，制附子、肉桂各50克。

【功能】滋补肾阴，散寒利湿。

【主治】肾阴虚弱，腰痛腿软，头晕耳鸣，阴囊潮湿，小便频数，足膝浮肿。

【方药分析】熟地黄滋阴养血，生精补髓；辅以枸杞子、山药补益肝脾，协同熟地黄培补下元；并以少量肉桂、附子温补肾中之阳，意在微微生长少火，以生复肾气。取"少火生气"以达"益火之源，以消阴翳，"佐以牡丹皮凉血清肝；合泽泻、茯苓、车前子渗湿利水。使以牛膝苦降下行，直达肝肾。

【用法与用量】内服，1次1丸，1日2次，淡盐水或温并水送下。

【宜忌】孕妇忌服。

紫河车《本草纲目》

【来源】

为健康人胎盘 *Placenta Hominis dried* human placenta 的干燥品。始载于唐《本草拾遗》，后代本草均有收载。为常用中药。

【异名】

胞衣、胎衣、混沌衣、混元母、仙人衣、佛袈裟、人胞、胎盘、包衣、京河车、温河车、杜河车、胎胞。

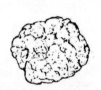

图40　紫河车

【药材鉴别】

干胎盘为不规则的类圆形或椭圆形碟状，直径8～15厘米，厚薄不一。黄色或黄棕色，一面凸凹不平，有不规则沟纹，另一面较平滑，为羊膜包被，在中间或一侧附有脐带的残余。四周散布有细血管。本品特征：外形似碟状，凸面不平，凹面略光，质硬脆。气腥，味微咸。以身干、个大整齐、黄色、无臭味、洁净、无石灰点、血管内无残血者，以第一胎的胎盘为最佳。

【主要成分】胎盘中含有多种有应用价值酶，如溶菌酶、激肽酶、组胺酶、催产素酶，另含有氮多糖体，系由 8 分子的乙酰氨基葡萄糖、6 分子的半乳糖、及 6 分子的甘露糖所组成。并含胆碱、红细胞生成素、磷脂。新鲜胎盘含性腺激素、卵巢激素及黄体激素、绒毛膜促性腺激素。

【性味功能主治】甘、咸、温。补气养血，补精益肾，强壮，抗辐射，抗过敏，下乳。治体质虚弱，肺结核咳嗽，贫血，虚喘，盗汗，神经衰弱，遗精，阳痿、不孕症，子宫发育不全，子宫出血。

【用法与用量】内服煎剂 3~10 克，研细粉 1~3 克，或入丸、散服。

【宜忌】阴虚火旺、口干、口舌生疮者慎服。

【单方验方与饮食疗法】①治疗产后缺乳症，用河车粉，每次 1 克，日服 3 次。用猪蹄汤送服。②治久癫失志，气虚血弱者：紫河车洗净，煮烂食之。③治妇女气血不足，不能生育。将胎盘洗净，煮烂，调味食之，或将胎盘炸成丸子食之，久服能孕子。④治五劳七伤，叶血虚瘦：鲜胞衣，长流水冲洗净恶血，待清汁出乃止，以黄酒煮烂，切如泥，入白茯神末，制丸梧子大。用米汤送服，每次服百丸。⑤预防肝炎，小儿麻疹，及其他病毒性疾病，用胎盘提取物胎盘球蛋白注射液，每月 1 次，1 次 1 支，肌肉注射。⑥治疗慢性支气管炎，症见咳嗽，哮喘者；河车粉、地龙、猪胆粉各 10 克，樟脑粉 0.1 克，共为细面装入胶囊，每日 3 次，1 次 4 粒。

附：含有紫河车成分的中成药

河车大造丸《扶寿精方》

【药物组成】紫河车 1 具，生地 75 克，炙龟版 60 克，黄柏 50 克，杜仲 45 克，麦冬、天冬、牛膝各 36 克，人参（或党参）30 克。

【功能】滋阴养血，补肺益肾。

【主治】虚劳内伤，精血不足，肺肾阴虚有热。症见形体消瘦，潮热盗汗，咳嗽无力，腰膝酸软等。

【药物分析】紫河车为血肉咸温之品，大补气血是补益肾精之要药，生地、龟版滋肾阴，配黄柏降虚火，共达滋水降火之效，使阴盛阳自潜，水充火自熄，降火而不耗阴，天冬、麦冬上能清滋肺金，下能滋阴壮水，杜仲、牛膝强壮筋骨，补肾益肝，人参大补元气生津止渴。

【用法与用量】内服，1 日 2 次，1 次 1 丸。

河车补丸《北京市药品标准》

【药物组成】熟地黄 75 克，牡蛎 60 克，牛膝、天冬、麦冬各 39 克，黄柏、川断各 30 克，紫河车 25 克，五味子 15 克，人参、陈皮、干姜各 8 克。

【功能】滋肾阴，补元气。

【主治】由于肾阴不足，元气亏损引起的身体消瘦，精神倦怠，腰膝酸软，自汗盗汗。

【方药分析】紫河车为血肉之品，具有补气血两虚，补肾填精之功，加人参大补元气，五味子味酸敛阴以滋补肝肾，川断、牛膝、熟地黄滋阴益肾而强壮筋骨；天冬、麦冬滋阴清热而益肾水；牡蛎味咸入肾故宜敛阴而安神；陈皮助他药之功并能防补药之滋腻之弊端。干姜、黄柏一寒一热，一辛一苦，各具其功，辛热则升散利于宣通气血，苦寒清泻则利于降虚火滋肾水，故本方补益肾水，是大补元气之要药。

【用法与用量】内服，1日2次，1次1丸。

河车粉《全国中成药产品集》

【药物组成】紫河车。

【功能】补气养血。

【主治】气血亏损引起之身体瘦弱，精神不振，面色无华，心悸气短，自汗盗汗，月经稀少，产后体弱，先天不足。

【方药分析】紫河车性温，味甘咸，具有补精益肾养血之功。

【用法与用量】内服，1日2次，1次3~6克。或配丸、散用。

人胎盘片

【药物组成】取新鲜健康人体胎盘提取球蛋白后经烘干、成粉，压片包糖衣即得。每片含球蛋白0.25克。

【功能】滋补健身。

【主治】神经衰弱，失眠，发育不良，体弱，贫血等症。

【用法与用量】内服，1日3次，1次2~4片。

胎盘脂多糖

【药物组成】从人胎盘组织中提制所得的核酸与多糖的混合物。

【功能】能改善机体机能，增强抵抗力及抗过敏等作用。

【主治】慢性气管炎，支气管哮喘及感冒的预防。

胎盘胶囊

【药物组成】健康人胎盘烘干研细粉装胶囊。

【功能】滋补，营养。

【主治】营养不良，病后虚弱。

【用法与用量】内服，1日3次，1次1~2克。

胎维素片

【药物组成】 胎盘粉 120 克，肝脏抽取物 Ⅱ 150 克，维生素 B_{12} 2.5 克，维生素 B_6 0.2 克，维生素 B_2 1.0 克，菸酰胺 5 克，泛酸钙 0.5 克，蔗糖粉适量，辅料适量，制 1000 片（糖衣片）。

【功能】 补益健身，营养药。

【主治】 神经衰弱，营养不良，病后虚弱或因缺乏维生素 B 所致的各种疾患的辅助治疗。

【用法与用量】 内服，1 次 1~3 片，1 日 3 次。

何首乌《日华子本草》

【来源】

为蓼科植物何首乌 *Polygonum multiflorum* Thunb. 的块根。始载于《开宝本草》。多为野生。汉武时，有人常服此能乌发，故隐其名取名何首乌。为常用中药。其藤茎称首乌藤。

【异名】

首乌、交藤根、地精、红内消、铁秤陀、田猪头、赤敛、陈知白、黄花乌根、小独根、赤首乌。

【鉴别特征】

多年生草本，茎缠绕，长可达 3 米多。宿根肥大，呈不整齐的块状。质坚硬而重，外表红褐色，或暗棕色，平滑或隆曲，切面为暗棕红色颗粒状，显"云锦花纹"。茎上部多分枝，常红紫色，无毛。单叶互生，具柄；叶片为窄卵形至心形，长达 7 厘米，宽 5 厘米，先端渐尖，基部心形或箭形。全绿或微带波形。托叶鞘干薄膜质，棕色，抱茎，易破裂而残存。秋季开白色小花，圆锥花序顶生或腋生，花序分枝极多，花梗上有节；苞片卵状披针形，花被 5 深裂，裂片大小不等，外面 3 片肥厚，背部有翅，雄蕊 8，较花被短。花期 10 月。果期 11 月。

【药材鉴别及等级分类】

干燥的块根呈纺锤形或团块状，长约 6~15 厘米，膨大部直径 3~12 厘米，外表红棕色或紫褐色，有不规则皱缩纹或凹凸不平的纵沟，皮孔横长，上下两端有一个明显的根痕，露出粗硬的纤维状维管束。质坚实、不易折断，淡红棕色或淡黄棕色，中心为一个较大的木心，周围有数个类圆形的异形维管束，形成云锦状花纹；干后收缩而有稍突起的皱纹，气无，味苦涩，以质重、坚实、显粉性者为佳。

等级分类：出口商品按个头重量分为四等：一等：每个 100 克。二等：每个 50 克。三等：每个 25 克。四等：每个 15 克。

首乌临床使用制首乌较多。制何首乌是将切成片或块，置铜锅中煮至透心（肉发黄为止）取出，再用黑豆汁拌匀，再置锅内，炖至汁液吸尽并显棕色（用锅必须是非

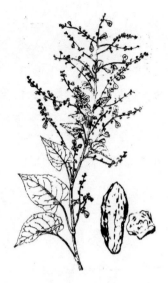

图 41　何首乌

铁质的）。

【主要成分】根含卵磷脂及蒽醌衍生物类，主要为大黄素和大黄酚，其次为大黄酸、大黄素甲醚、洋地黄蒽醌及食用大黄甙（制何首乌无大黄酸）。此外还含有淀粉、粗脂肪、卵磷脂等。

生品 【含量测定】　　**二苯乙烯苷**　避光操作。照高效液相色谱法（附录Ⅵ D）测定。

色谱条件与系统适用性试验　以十八烷基硅烷键合硅胶为填充剂；以乙腈-水（25∶75）为流动相；检测波长为 320nm。理论板数按 2，3，5，4′-四羟基二苯乙烯-2-O-β-D-葡萄糖苷峰计算应不低于 2000。

对照品溶液的制备　取 2，3，5，4′-四羟基二苯乙烯-2-O-β-D-葡萄糖苷对照品适量，精密称定，加稀乙醇制成每 1ml 含 0.2mg 的溶液，即得。

供试品溶液的制备　取本品粉末（过四号筛）约 0.2g，精密称定，置具塞锥形瓶中，精密加入稀乙醇 25ml，称定重量，加热回流 30 分钟，放冷，再称定重量，用稀乙醇补足减失的重量，摇匀，静置，上清液滤过，取续滤液，即得。

测定法　分别精密吸取对照品溶液与供试品溶液各 10μl，注入液相色谱仪，测定，即得。

本品按干燥品计算，含 2，3，5，4′-四羟基二苯乙烯-2-O-β-D-葡萄糖苷（$C_{20}H_{22}O_9$）不得少于 1.0%。

结合蒽醌　照高效液相色谱法（附录Ⅵ D）测定。

色谱条件与系统适用性试验　以十八烷基硅烷键合硅胶为填充剂；以甲醇-0.1% 磷酸溶液（80∶20）为流动相；检测波长为 254nm。理论板数按大黄素峰计算应不低于 3000。

对照品溶液的制备　取大黄素对照品、大黄素甲醚对照品适量，精密称定，加甲醇分别制成每 1ml 含大黄素 80μg，大黄素甲醚 40μg 的溶液，即得。

供试品溶液的制备　取本品粉末（过四号筛）约 1g，精密称定，置具塞锥形瓶中，精密加入甲醇 50ml，称定重量，加热回流 1 小时，取出，放冷，再称定重量，用甲醇补足减失的重量，摇匀，滤过，取续滤液 5ml 作为供试品溶液 A（测游离蒽醌用）。另精密量取续滤液 25ml，置具塞锥形瓶中，水浴蒸干，精密加 8% 盐酸溶液 20ml，超声处理（功率 100W，频率 40kHz）5 分钟，加三氯甲烷 20ml，水浴中加热回流 1 小时，取出，立即冷却，置分液漏斗中，用少量三氯甲烷洗涤容器，洗液并入分液漏斗中，分取三氯甲烷液，酸液再用三氯甲烷振摇提取 3 次，每次 15ml，合并三氯甲烷液，回收溶剂至干，残渣加甲醇使溶解，转移至 10ml 量瓶中，加甲醇至刻度，摇匀，滤过，取续滤液，作为供试品溶液 B（测总蒽醌用）。

测定法 分别精密吸取对照品溶液与上述两种供试品溶液各 10μl，注入液相色谱仪，测定，即得。

$$结合蒽醌含量 = 总蒽醌含量 - 游离蒽醌含量$$

本品按干燥品计算，含结合蒽醌以大黄素（$C_{15}H_{10}O_5$）和大黄素甲醚（$C_{16}H_{12}O_5$）的总量计，不得少于 0.10%。

制何首乌 【含量测定】 二苯乙烯苷 避光操作。

取本品粉末（过四号筛）约 0.2g，精密称定，照何首乌药材〔含量测定〕项下的方法测定。

本品按干燥品计算，含 2，3，5，4′-四羟基二苯乙烯-2-O-β-D-葡萄糖苷（$C_{20}H_{22}O_9$）不得少于 0.70%。

游离蒽醌 照高效液相色谱法（附录Ⅵ D）测定。

色谱条件与系统适用性试验 以十八烷基硅烷键合硅胶为填充剂；以甲醇-0.1%磷酸溶液（80∶20）为流动相；检测波长为 254nm。理论板数按大黄素峰计算应不低于 3000。

对照品溶液的制备 取大黄素对照品、大黄素甲醚对照品适量，精密称定，加甲醇分别制成每 1ml 含大黄素 80μg、大黄素甲醚 40μg 的溶液，即得。

供试品溶液的制备 取本品粉末（过四号筛）约 1g，精密称定，置具塞锥形瓶中，精密加入甲醇 50ml，称定重量，加热回流 1 小时，取出，放冷，再称定重量，用甲醇补足减失的重量，摇匀，滤过，取续滤液，即得。

测定法 分别精密吸取对照品溶液与供试品溶液各 10μl，注入液相色谱仪，测定，即得。

本品按干燥品计算，含游离蒽醌以大黄素（$C_{15}H_{10}O_5$）和大黄素甲醚（$C_{16}H_{12}O_5$）的总量计，不得少于 0.10%。

【性味功能主治】苦、甘、涩、微温。制何首乌补肝肾，益精血，养血安神。生首乌味微苦，性甘平。有润肠通便、解疮毒的功用。主治瘰疬、痈疮或阴不足引起的大便秘结。制首乌主治神经衰弱，贫血，须发早白，头晕失眠，腰膝软弱，盗汗，遗精，白带、崩漏，治血胆固醇过高，久疟，久痢，慢性肝炎。

【用法与用量】内服，入汤剂 10~15 克，熬膏，浸酒或入丸、散。

【宜忌】大便溏泄，或有湿痰者不宜用。

【单方验方与饮食疗法】①治血虚头发白，何首乌、熟地黄各 15 克，水煎服。②治腰膝痛，行履不得，全身瘙痒，何首乌个大而有花纹者，同牛膝各 500 克，以好酒 2000 毫升浸七天后，备用，每日 2 次，每次 10~20 毫升。③治心肌梗死：何首乌、沙参各 15 克，麦冬、玉竹、五味子各 9 克，水煎服。④首乌菊花春方：制首乌 200 克，白菊花 150 克，生地 100 克，当归 50 克，枸杞子 50 克，糯米 1000 克，酒曲适量。将首乌、菊花、生地、当归、枸杞子洗净，放入锅中，加适量水煎煮二次，滤取药汁，用药汁煮糯米至半熟，再与剩余药汁拌和，沥干后上笼屉蒸熟，再将蒸熟的药汁糯米饭拌适量酒曲，装入坛中，四周用棉花保温，以便使其发酵，达到酒出味甜为止。备用。能养肝明目，黑发延寿。主治老花眼，白发，早衰。用开水冲服，1日2次，1次20～30毫升。⑤治疗少年早白发，生何首乌、生地黄各30克，每天1剂，水煎服。⑧何首乌煨鸡方：制首乌30克，母鸡1只，生姜10克，食盐6克，绍酒适量。将首乌研细末，用布包制首乌粉。将母鸡宰杀后，去毛去内脏，洗净；再把首乌粉放入鸡腹内，置沙锅内，加水适量，煨熟。取出制首乌袋，加食盐、生姜、料酒适量即成。食用时宜少量多次。能补肝养血。治肝血不足以及肝肾阴精亏虚所致的头晕目眩、须发早白、筋骨痿软、失眠多梦等症。脾虚便溏者不宜服用。

【不良反应中毒与解救】近些年发现何首乌有不良反应与中毒的病例。因何首乌主要成分含有蒽醌衍生物，能刺激大肠，部分患者大便次数增多，腹泻。并能骤减神经的时值，促进神经兴奋，增加肌肉麻痹。大剂量服用，蒽醌对肠胃粘膜产生强烈的刺激作用，而引起毒性反应。不良反应可产生荨麻疹，面部充血，血管神经性水肿，恶心头痛，胸、腹痛，胃痛。中毒症状：烦躁，心动过速及抽搐，再严重者可出现阵发性或强直性痉挛，可因呼吸肌痉挛而死亡。

解救方法：①用1：5000高锰酸钾溶液洗胃。或对症治疗，然后内服中药解毒剂。甘草、绿豆汤。②服用硫酸镁25～30克，导泻，促进毒物由肠道排出。⑧静脉点滴5%葡萄糖生理盐水1500～2000毫升，补充液体，稀释毒素。④症见兴奋、烦躁者，可给予镇静剂，如安定、巴比妥类，或水合氯醛等。禁止用吗啡。⑤症见呼吸困难时：吸氧，给以呼吸中枢兴奋剂，如尼可刹米、苯甲酸钠咖啡因、山梗菜碱等。必要时，施行人工呼吸。

附：含何首乌成分的中成药

首乌丸《全国医药产品大全》

【药物组成】首乌（制）306克，菟丝子（酒蒸）、豨莶草（制）各80克，桑椹清膏、金樱子清膏各70克，墨旱莲清膏48克，牛膝（酒制）、女贞子（酒制）、桑叶（制）、补骨脂（盐炒）各40克，地黄、金银花（制）各20克，黑芝麻16克。

【功能】补肝肾，强筋骨，乌须发。

【主治】肝肾两虚，精血不足之头晕目花，耳鸣，腰酸肢麻，头发早白，高脂血症。

【方药分析】重用首乌补肝肾，益精血乌须发为主；桑椹、墨旱莲、黑芝麻、女贞子、地黄、菟丝子均属滋补肝肾，益精血之品，更助首乌之力；牛膝、豨莶草祛风湿，益肝肾，强筋骨；金樱子益肾固精；桑叶、银花轻宣凉散，清头目；补骨脂辛温补肾壮阳，补阴之中补阳，便阴阳相济，同时滋补药可借阳药的通运，补而不凝滞。

【用法与用量】内服，1次6克，1日2次。

首乌片《山东省药品标准》

【药物组成】何首乌浸膏 900 克，炙何首乌粉 500 克。

【功能】补肝肾，益精血。

【主治】肝肾两虚，头晕，贫血，阳痿遗精，腰膝疼痛。

【方药分析】何首乌善补肝肾，益精血兼能收敛，其性不寒、不燥、不腻，被视为滋补良药。

【用法与用量】内服，1 次 4 片，1 日 3 次。

首乌地黄丸《全国医药产品大全》

【药物组成】首乌（制）、地黄（熟）各 1000 克。

【功能】补血滋阴。

【主治】阴虚血少之心悸失眠，须发早白。

【方药分析】首乌养血益肝，固精益肾健筋骨，乌须发；熟地滋肾水，益真阴，填骨髓、生精血。二药伍用相互促进，其功益彰。

【用法与用量】内服，1 次 9 克，1 日 2 次。

首乌补肾丸《全国中成药产品集》

【药物组成】何首乌、覆盆子。

【功能】补肾壮阳。

【主治】身体虚弱，头目眩晕，夜频遗尿。

【方药分析】何首乌补肝肾，益精血；覆盆子助阳固精，补肝肾，缩小便，二者相须为用，补肝肾之不足，药效专著。

【用法与用量】内服，1 日 2 次，1 次 1 丸。

首乌补酒《广东省药品标准》

【药物组成】首乌、黄精各 40 千克，金樱子浸膏、桑寄生各 10 千克，甘草 5 千克，广陈皮 2.5 千克。

【功能】补肝肾，益脾气，生精血。

【主治】肝肾不足，精血亏少所致之贫血萎黄，男女血亏，身体虚弱。

【方药分析】首乌养肝补肝，固精益肾，健筋骨为君；黄精滋阴补肾，补脾益气为臣，佐以金樱子益肾固精，桑寄生补肝肾，强筋骨，陈皮理气和中，以防首乌等补而壅滞；甘草为使，调和诸药，助黄精补脾益气以资生化。

【用法与用量】内服，随量饮用。

【宜忌】外感发热，喉痛，眼红等勿服。

首乌延寿膏《全国中成药产品集》

【药物组成】何首乌、菟丝子、牛膝、女贞子、熟地黄。

【功能】补肝肾，强筋骨。

【主治】头晕目花，耳鸣腰酸，手足麻木，须发早白。

【方药分析】以首乌、熟地补肝肾，益精血。女贞子、菟丝子、牛膝滋肾益肝，乌须明目。五药皆补肝肾之不足，强骨填精，可延年益寿。

【用法与用量】内服，1日2次，1次10~15克。

首乌注射液《全国医药产品大全》

【药物组成】何首乌1000克，苯甲醇10毫升，吐温－80 10毫升。

【功能】养血安神。

【主治】血虚，心神失养之心悸失眠，神经衰弱，神经官能症，神经性头痛等。

【方药分析】何首乌善补精血，使肝血得补，魂有所藏则夜卧能眠，心血得补，神得养则心悸等证除。

【用法与用量】肌肉注射，1次2毫升，1日2次。

首乌益寿丹《全国中成药产品集》

【药物组成】何首乌、熟地黄、女贞子。

【功能】补肝肾，强筋骨，乌须发。

【主治】肾亏，早衰，须发早白。

【方药分析】何首乌、女贞子补肝肾，益精血，乌须发；配伍熟地补血滋阴。

【用法与用量】内服，1日2次，1次6克。

首乌酒《全国医药产品大全》

【药物组成】金樱子肉、黑豆（炒）各500克，首乌、黄精、大枣各250克。

【功能】补肝肾，行气活血。

【主治】心脏衰弱，贫血，黄瘦，须发早白。

【方药分析】首乌补肝肾，益精血；金樱子固涩精气，《本草正》谓："止吐血，衄血，生津液，收虚汗，敛虚火，益精髓，壮筋骨，补五藏，养血气……。"黄精滋阴补肾，补脾益气以助生化；黑豆活血利水，下气通经，与以上补益药相伍，使之补而不滞，并使所补之气血周行全身以行濡养之能；大枣和诸药，益气血。

【用法与用量】内服，1次20毫升，1日2次，早、晚服用。

首乌黑发精《全国中成药产品集》

【药物组成】何首乌、茯苓、牛膝、枸杞子、补骨脂、菟丝子、当归。

【功能】滋养肝肾，补益精血。

【主治】肝肾精血不足所致之须发早白，脱发，肢体瘦弱，腰膝酸软。

【方药分析】首乌、杞子、当归补肝肾，益精乌发，养血和血。丝子、补骨脂、牛膝补肝肾，滋阴固阳。加入茯苓健脾利湿，脾健精生，肾得其充。

【用法与用量】内服，1日2次，1次10毫升。

首乌强身片《全国医药产品大全》

【药物组成】制首乌420克，旱莲草260克，女贞子200克，覆盆子、豨莶草、桑椹子各100克，金樱子70克，杜仲（炒）、桑叶、怀牛膝各48克，生地黄24克。

【功能】补肝肾，强筋骨，祛风湿。

【主治】肝肾两虚之头晕眼花，耳鸣重听，老年体虚，风湿久痹，四肢酸麻，腰膝疼痛。

【方药分析】重用何首乌补肝肾，益精血而强身为君；女贞子、旱莲草补肝益肾，乌须发，明耳目更助首乌之功为臣；佐以桑椹子生地黄滋补阴血，杜仲、牛膝补肝肾，祛风湿强筋骨，豨莶草祛风湿，强筋骨，覆盆子、金樱子收敛固精，《本草纲要》谓："覆盆子益肾脏而固精，补肝虚而明目……。"桑叶疏风清肝而明目。诸药合用，能使肝肾得补，头目得养筋骨强健，风湿得祛而诸证解。

【用法与用量】内服，1次3片，1日3次。

首乌精冲剂《全国医药产品大全》

【药物组成】首乌浸膏10千克，糖粉100千克。

【功能】补肝肾，益精血，养心安神。

【主治】头晕耳鸣，失眠，盗汗，遗精，腰膝酸痛。

【方药分析】首乌补肝肾，益精血，乌须发。应用后使精血充，心神得养则能寐，肝肾得补，则筋强骨健则腰膝酸痛止，封藏得固则遗精等证除。药理实验证明本品能降低血脂故可用于高脂血症。

【用法与用量】内服，每日3次，每次10克，开水冲服。

首归注射液《全国医药产品大全》

【药物组成】何首乌、当归各500克，苯甲醇10毫升，吐温-80 5毫升。

【功能】补血养心，镇静安神。

【主治】贫血，神经衰弱。

【方药分析】何首乌补肝肾，益精血，然血以和为补，故伍以当归补血和血，与苯甲醇相伍辛散温通，舒解心郁，并使所补心血周行全身以疗血虚之证。观其本方用药，补血不滞血，活血更利生新血，使血虚得补，心神得养则诸证解。

【用法与用量】肌肉注射，1次2~4毫升，1日1~2次。

美髯丸《全国医药产品大全》

【药物组成】首乌（酒制）160克，菟丝子、枸杞子、当归、茯苓、牛膝各40克，补骨脂（盐制）20克。

【功能】滋阴补肾。

【主治】肾阴阳俱虚所致之须发早白，牙齿动摇，遗精盗汗，烦躁口渴，身体消瘦，筋骨无力。

【方药分析】重用首乌补肝肾，益精血乌须黑发为主要用药；补骨脂补肾壮阳，固精止遗；当归养血和营；茯苓健脾渗湿，以疗肾虚所生之湿；牛膝补肝肾，强筋骨，更疗筋骨无力；菟丝子、枸杞子补肾阳，又补肾阴；诸药合用，使肾之阴阳得补，肾气得充则诸证得解。

【用法与用量】内服，1次1丸，1日2次，淡盐汤或温开水送服。

养血生发胶囊《全国医药产品大全》

【药物组成】熟地黄、天麻、何首乌、当归、川芎、木瓜。

【功能】养血补肾，祛风生发。

【主治】斑秃，全秃与脂溢性脱发，头皮发痒，头屑多，油脂多与病后产后脱发等。

【方药分析】熟地、首乌补肝肾，益精血而生毛发；当归、川芎养血调血；天麻、木瓜祛风化湿而止痒。

【用法与用量】内服，1次4粒，1日2次。

【宜忌】宜持续服用2~3个月。

养血补肾丸《全国医药产品大全》

【药物组成】首乌、地黄（熟）、桑椹清膏各500克，黄精、牛膝、野料豆各250克，黑芝麻、菟丝子各125克。

【功能】补肝肾，生精血。

【主治】肝肾不足所致之腰膝不利，头昏目眩，须发早白。

【方药分析】首乌、当归为君补肝肾，益精血，乌黑发；臣以桑椹益肝肾，充精血，健步履，《本草拾遗》谓："利五脏，关节，通血气"。《滇南本草》谓："益肾脏而固精，久服黑发明目"。佐以野料豆、黑芝麻补肝肾，填骨髓，强筋骨，《纲目拾遗》谓："野料豆壮筋骨，止盗汗，补肾活血，明目益精"。《本草备要》谓：黑芝麻"明耳目，乌须发，利大小肠，逐风湿气。"牛膝、菟丝子更助补肝肾，强腰膝之力；黄精益肾补脾。全方用药功力专一，效能卓著。

【用法与用量】内服，1次9克，1日2次。

何首乌伪品及误用品的鉴别

何首乌因各地用药的品种不同，品种较多，也比较混乱。正品何首乌，应为蓼科植物何首乌的块根。但在山东、陕西常用萝摩科白首乌和隔山消，河南用同科同属植物牛皮消，湖北用青洋参，江苏、浙江用耳叶牛消。这些药物块根的性状，性味功能主治，与正品何首乌不相同，只是有些地区误作何首乌用。另外还有的地区，以蓼科植物翼蓼和朱砂七、葡萄科植物白蔹的块根，也误作何首乌用。应注意鉴别。

白首乌《山东中药》

【来源】

为萝摩科植物大根牛皮消 *Cynanchum bungei* Decne. 的干燥块根。

【异名】

山东何首乌、泰山何首乌、泰山白首乌、和尚乌。

【鉴别特征】

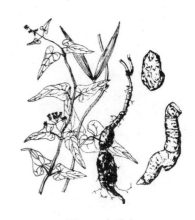

图42 白首乌

为年生缠绕草本，高达1~2米，有白色乳汁。根呈肉质，纺锤形或不规则的块状，常数个相连。茎纤细，带淡紫色，微被毛。叶对生，叶柄长1~2厘米；先端渐尖，基部心形，两侧圆耳状，全缘，两面被疏毛，聚伞状花序、腋生，花萼近于5全裂，裂片刺刀形，内面中间有舌状片，花粉块每室1个，柱头基部五角形，顶端全缘。蓇葖果略呈长角状，长约10厘米，先端有细长尖头。种子多数，倒卵形，顶端有银白色细绒毛，长约3厘米。

【药材鉴别】

干燥的块根呈圆柱形或类球形，长5~10厘米，径约2~4厘米。表面黄褐色，多皱缩，栓皮易层层剥离。质坚硬，断面白色，粉性。气无，味苦甘涩。以粗大、粉足、断面白色为佳。

【主要成分】含白薇素，有强心甙反应。

【性味功能主治】味苦，甘涩，性微温，无毒。补肝肾，强筋骨，益精血，收敛精气，乌须黑发。主治体弱失眠，健忘多梦，皮肤瘙痒等。

飞来鹤《植物名实图考》

【来源】

为萝摩科牛皮消属植物耳叶牛皮消 Cynanchum auriculatum Royle ex Wight 的干燥块根。

【异名】

隔山消、白何首乌、土白蔹、隔山撬、奶浆藤、牛皮冻。

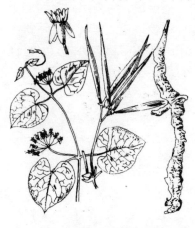

图 43　飞来鹤

【鉴别特征】

多年生缠绕草本，全体有微柔毛，具乳汁，茎圆柱形。叶对生，膜质，心形至广卵形，长 5～12 厘米，宽 4～10 厘米，基部深心形，两侧呈圆耳状下延或内弯，上面灰绿色被微毛，聚伞花序腋生；花萼裂片卵状矩圆形；花冠白色，辐射状，裂片向下反卷，被疏柔毛；副花 5，浅杯状，顶端具椭圆形裂片，裂片中部有三角形的舌状鳞片；花粉块每室 1 个；柱头圆锥状，顶部 2 裂。蓇葖果双生，刺刀形，长 8 厘米，直径 1 厘米；种子卵状椭圆形，顶端具白绢质种毛。

【药材鉴别】

本品在一些书中入药部分用其叶。在陕西、山东、河南用其块根，误作何首乌应用。干燥块根呈圆柱形，长 3～10 厘米，直径 2～4 厘米。表面土黄色或灰褐色，具干缩的不规则纵沟纹及纵横交叉的细纹。栓皮质薄，易脱落，质硬，断面类白色，粉性，周围有散在的黄色筋脉小点。气微香，味后苦而后甜。

【主要成分】 含淀粉、皂甙。

【性味功能主治】 甘、苦、平。补虚下乳。主治瘰疬，肾虚腰痛，乳汁不下等。

注：本品有中毒反应。症状有呕吐，癫痫性痉挛，强烈抽搐，心跳缓慢等。

解救方法：

①在未出现痉挛前，可用洗胃、催吐或导泻，使毒物排出，并服镇静剂预防痉挛发生。内服蛋清、牛奶或活性炭。②症见痉挛时，可针刺人中、合谷、涌泉等穴位解痉挛；注射苯巴比妥钠或可乐静，并用水合氯醛灌肠。静脉点滴 5% 葡萄糖盐水。必要时，给以输氧和对症治疗。

隔山消《纲目》

【来源】

为萝摩科牛皮消属植物隔山消 Cynanchum wilfordi（Max－im.）Hemsl. 的干燥块根。

【异名】

白首乌、白奶奶、隔山撬、隔山锹。

【鉴别特征】

为多年生缠绕藤本，长 1－3 米，有乳汁。根粗壮。茎细长圆柱形，淡绿色，被单列毛。单叶对生，具较长叶柄；叶片卵圆形薄纸质，长 4~6 厘米，宽 2~4 厘米，先端渐尖，基部耳垂状心形，全缘，基脉 3~4 条，放射状，侧脉每边 4 条，叶两面被柔毛。近伞房状聚伞花序腋生，半球形，有花 15~20 朵，花序梗被单列毛；具小花梗，花萼细小，5 裂，裂片阔披针形，锐状；外面被柔毛，花冠淡黄色，辐状，裂片 5，矩圆形，外面无毛，内面有长柔毛；花药顶端有一膜体，花粉块每室一个，矩圆形，下垂。菁葵果窄长披针形，角状，长 12 厘米，直径 1 厘米。种子卵形，多数，顶端有白绢质长约 2 厘米的种毛。

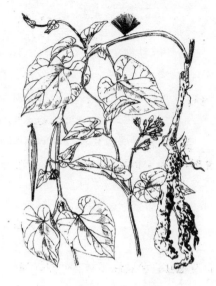

图 44 隔山消

【药材鉴别】

干燥的根粗壮，呈圆形、圆柱形或纺锤形，微弯曲，表面黄白色或白色，皮孔横向突起，栓皮破裂处显黄白色木质部。质坚硬，断面淡黄白色，粉性，有鲜黄色孔点。

【性味功能主治】甘、苦、平。补益肝肾，强筋壮骨。用于神经衰弱，阳痿，遗精，腰痛，腿痛等。

青羊参《植物名实图考》

【来源】

为萝摩科植物青羊参 *Cynanchum otophyllum* Schneid. 的干燥根。在湖北和云南部分地区，误将其根作何首乌用。

【异名】

白石参、毒狗药、青阳参、地藕、闹狗药、牛尾参、小白薇。

【鉴别特征】

为多年生草本，长 2~5 米，根横走，圆柱形，肥大，外皮黄褐色，内面白色，折断有乳浆，茎纤细，绿色，被两列毛，单叶对生，三角状卵圆形，长 3~6 厘米，宽 2~5 厘米，先端渐尖，基部心形，垂片圆形全缘，脉上疏生短毛。聚伞花序腋生。萼片外被微毛，内部基部有腺体 5 个；花冠白色，内被微毛；副花冠杯状，比合蕊柱略长，裂片中间有一小齿，或褶皱或缺，花粉块每室 1 个，柱头顶端略两裂。菁葵果 2，角状，成熟时沿一侧开裂，种子多枚，顶端有长毛。

【药材鉴别】

干燥的根呈圆柱形，单一或数条。肥大，径约 1.5~2 厘米，表面黄色，具有规则和深浅不一的纵皱和横纹。质坚硬而轻，断面白粉色质，内部有黄色花纹，气略香，不易折断。味甜而微苦。

【性味功能主治】 甘、辛、温。祛风除湿，解毒止痉，主治风湿性关节痛，风湿瘙痒，癫痫，狂犬咬伤，毒蛇咬伤，头晕，耳鸣，荨麻疹，腰痛等。

注：在混淆品中还有三种性味功能主治差别更大的品种，应用时请特别注意鉴别。

葡萄科植物白蔹 Ampelopsis japonica（Thunb.）Makino 的干燥块根。

蓼科翼蓼属植物翼蓼 Pteroxygonum giraldii Damm. et Diels. 的干燥块根。又名红药子、红要了、荞麦七。

蓼科蓼属植物毛脉蓼 Polygonum cillinerve（Nakai）Ohwi 的干燥块根。又名朱砂七、荞馒头、血三七、朱砂莲、猴血七、红药子、黄药子。

枸杞子《别录》

【来源】

为茄科枸杞属植物宁夏枸杞 *Lycium barbarum* L. 或枸杞 *Lycium chinense Mill.* 的果实。始载于《神农本草经》列为上品。李时珍谓"枸、杞二树名。此物棘如枸之刺，茎如杞子条，故兼名之"。为常用中药。

【异名】

苟杞子、甜菜子、杞子、红青椒、构蹄子、狗奶子、枸杞果、地骨子、枸茄茄、红耳坠、血枸子、枸地芽子、枸杞豆、血杞子、西枸杞、宁夏枸杞、津枸杞、杞果、小秦椒。

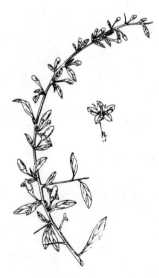

图 45 枸杞子

【鉴别特征】

1. 宁夏枸杞（西枸杞），灌木，高 50~250 厘米。主枝数条，树冠圆形，直径约，2 米，粗壮，分枝细长，先端通常弯曲下垂，常成刺状，外皮淡灰黄色，无毛。叶互生或数片丛生；叶柄短；叶片卵状披针形或窄倒卵形，长 2~7 厘米，宽 0.6~3 厘米，全缘，两面均无毛。秋季开花，腋生，常单一或 2~6 朵簇生于短枝上，花梗细；花萼钟状，长 3~4 毫米，先端 3~5 裂；花冠漏斗状，管部长约 8 毫米，较裂片长，管之下部明显细缩，然后向上逐渐扩大，先端 5 裂，裂片卵形，长约 5 毫米，先端圆，下部至基部渐窄，粉红色或淡紫红色，具暗紫色脉纹，边缘有疏纤毛；雄蕊 5 个，外露。浆果味甜，呈卵圆形或椭圆形，长 1~2 厘米，红色或橘红色，干品呈土黄色。种子多数，棕黄色。

2. 枸杞（津枸杞）又名杞、枸继、狗忌、羊乳、苦杞、地筋、枸棘、红榴榴科、石寿树。地上之种主要区别为植株较矮小，茎干较细。花冠管部和裂片等长，管之下部急缩，然后向上扩大成漏斗状，管部及裂片均较宽，花紫色，浆果长 1～1.5 厘米。

【药材鉴别及等级分类】

1. 西枸杞，又名甘枸杞。为宁夏枸杞的干燥成熟的果实。呈椭圆形或纺锤形，长 1～2 厘米，直径 0.5～0.8 厘米，表面鲜红色或暗红色，具不规则的皱纹，略有光泽，一端有白色果柄痕。本品特征：外形似小红枣，肉质柔软，内有黄白色种子，平扁似肾脏形。无臭，味甜，嚼之唾液成红黄色。以粒大、皮肉厚、种子少、色红、质柔软者为佳。

2. 津枸杞：（津血杞、杜枸杞）。因集散于天津，故称"津枸杞"。呈椭圆形或圆柱形，两端略尖，长 1～1.5 厘米，直径 0.3～0.5 厘米，表面鲜红色或暗红色，见不规则的皱纹，无光泽。本品特征：质柔软而略滋润，皮肉较薄，内藏多数种子，种子形同上。无臭，味甜。以粒大、肉厚、种子少、色红、质柔软者为佳；以粒小、肉薄、种子多、色暗红者为次质。

等级分类：宁夏枸杞：一等：呈椭圆形或长卵形。果皮鲜红，紫红或红色，糖质多。质柔软滋润。味甜。每 50 克 370 粒以内。二等：果皮鲜红或紫红色。每 50 克 580 粒以内。其他同一等。三等：果皮红褐或淡红色，糖质较少，每 50 克 900 粒以内，其他同一等。四等：每 50 克 1100 粒以内，油果不超过 15%。其它同三等。五等：色泽深浅不一，每 50 克 1100 粒以外，破子、油果不超过 30%。其它同四等。

津枸杞：一等：呈类纺锤形，略扁。果皮鲜红或深红色。果肉柔软。味甜微酸。每 50 克 600 粒以内。无油果、黑果。二等：每 50 克 800 粒以内，油果不超过 10%。无黑果。其他同一等。三等：果皮紫红色或淡红色，深浅不一，每 50 克 800 粒以外，包括油果。无黑果。其他同二等。

出口商品分：特级（贡果面）、甲级（贡果王）、乙级（贡果）、丙级（超王杞）等四个规格。

【主要成分】 果实含甜菜碱，玉米黄质，果皮含酸浆红色素、脂肪油，另含多种氨基酸，白氨酸、缬氨酸、脯氨酸、丙氨酸、酪氨酸、谷氨酸、甘氨酸、谷酰氨、天冬酰胺、天冬酰氨酸和组氨酸等。果实含微量胡萝卜素、硫胺核黄素、菸酸，及维生素 C，叶除含甜菜碱外，还含有东莨菪碱素、β - 谷甾醇、葡萄糖甙、芦丁、维生素 B_1、B_2、C。另含钙、磷、铁等。

【含量测定】 枸杞多糖 对照品溶液的制备 取无水葡萄糖对照品 25mg，精密称定，置 250ml 量瓶中，加水适量溶解，稀释至刻度，摇匀，即得（每 1ml 中含无水葡萄糖 0.1mg）。

标准曲线的制备 精密量取对照品溶液 0.2ml、0.4ml、0.6ml、0.8ml、1.0ml，分别置具塞试管中，分别加水补至 2.0ml，各精密加入 5% 苯酚溶液 1ml，摇匀，迅速精密加入硫酸 5ml，摇匀，放置 10 分钟，置 40℃ 水浴中保温 15 分钟，取出，迅速冷却至室温，以相应的试剂为空白，照紫外-可见分光光度法（附录 V A），在 490nm 的波长处测定吸光度，以吸光度为纵坐标，浓度为横坐标，绘制标准曲线。

测定法 取本品粗粉约 0.5g，精密称定，加乙醚 100ml，加热回流 1 小时，静置，放冷，小心弃去乙醚液，残渣置水浴上挥尽乙醚。加入 80% 乙醇 100ml，加热回流 1 小时，趁热滤过，滤渣与滤器用热 80% 乙醇 30ml 分次洗涤，滤渣连同滤纸置烧瓶中，加水 150ml，加热回流 2 小时。趁热滤过，用少量热水洗涤滤器，合并滤液与洗液，放冷，移至 250ml 量瓶中，用水稀释至刻度，摇匀，精密量取 1ml，置具塞试管中，加水 1.0ml，照标准曲线的制备项下的方法，自"各精密加入 5% 苯酚溶液 1ml"起，依法测定吸光度，从标准曲线上读出供试品溶液中含葡萄糖的重量（mg），计算，即得。

本品按干燥品计算，含枸杞多糖以葡萄糖（$C_6H_{12}O_6$）计，不得少于 1.8%。

甜菜碱 取本品剪碎，取约 2g，精密称定，加 80% 甲醇 50ml，加热回流 1 小时，放冷，滤过，用 80% 甲醇 30ml 分次洗涤残渣和滤器，合并洗液与滤液，浓缩至 10ml，用盐酸调节 pH 值至 1，加入活性炭 1g，加热煮沸，放冷，滤过，用水 15ml 分次洗涤，合并洗液与滤液，加入新配制的 2.5% 硫氰酸铬铵溶液 20ml，搅匀，10℃ 以下放置 3 小时。用 G_4 垂熔漏斗滤过，沉淀用少量冰水洗涤，抽干，残渣加丙酮溶解，转移至 5ml 量瓶中，加丙酮至刻度，摇匀，作为供试品溶液。另取甜菜碱对照品适量，精密称定，加盐酸甲醇溶液（0.5→100）制成每 1ml 含 4mg 的溶液，作为对照品溶液。照薄层色谱法（附录 VI B）试验，精密吸取供试品溶液 5μl、对照品溶液 3μl 与 6μl，分别交叉点于同一硅胶 G 薄层板上，以丙酮-无水乙醇-盐酸（10：6：1）为展开剂，预饱和 30 分钟，展开，取出，挥干溶剂，立即喷以新配制的改良碘化铋钾试液，放置 1～3 小时至斑点清晰，照薄层色谱法（附录 VI B 薄层色谱扫描法）进行扫描，波长：$\lambda_S = 515nm$，$\lambda_R = 590nm$，测量供试品吸光度积分值与对照品吸光度积分值，计算，即得。

本品按干燥品计算，含甜菜碱（$C_5H_{11}NO_2$）不得少于 0.30%。

【性味功能主治】 甘、平。滋补肝肾，养肝明目，润肺，降压，降胆固醇，保肝，促肝细胞再生，升白细胞、血小板，降血糖，消肿散结，解毒止痛，排脓生肌。主治肝肾阴虚，腰酸软疼痛，头晕，目花，视物模糊，糖尿病，肺结核，性神经衰弱，遗精，消渴等。

【用法与用量】 内服入煎剂，6～15 克，泡酒服用，或入丸、散。

【宜忌】 外邪实热，脾虚有湿泄者忌服。

【单方验方与饮食疗法】 ①治疗目眩眼花，视力减退：枸杞子 15 克，菊花 6 克，肉苁蓉 10 克，巴戟天 6 克。水煎服，每日 1 剂。②治疗肝虚见风流泪：枸杞子 50 克，浸入 1000 毫升酒中，浸 21 天后，每天饮之，1 日 2 次，1 次 30 毫升。③治疗肾虚腰痛：枸杞子 15 克，金毛狗脊 12 克，水煎服。④治目赤生翳：鲜枸杞子捣汁，每日点 3～5 次。⑤枸杞子 15～30 克，开水浸泡代茶饮，可治疗动脉硬化性高血压，冠心病等老年性疾病，长期服用效果较好。⑥治疗性机能减退、阳痿：用枸杞子 100 克，海马 2 具，红人参 10 克，浸入高粱酒 1500 毫升中，密封埋入土中 60 天，后取出饮用。每天

2 次，每次 15～30 毫升。补肾健身，增强性功能效果良好。⑦杞子炖羊脑：选 1 等宁夏杞子 50 克，将羊脑髓 1 具去红筋，勿弄破，应保持完整，放入砂锅内，加适量水，隔水炖。同时加入调料，炖熟即可食之，食用时再加少许味精。空腹时吃下。补脑壮阳，温肾延寿。温补肾阳，益脑保健增寿（本方大补阳虚，南方冬季常服为好，身体偏阴虚者不宜服）。⑧参杞酒：能益精固髓，滋阴明目，润五脏，久服延年益寿。治肾虚精亏，阳痿不起，耳聋目昏，面色无华。将枸杞子 100 克，地黄、麦冬各 60 克分别煎取汁，杏仁 30 克去尖煮汤，人参 20 克，白茯苓 30 克共捣碎。与其他药同贮于净器之中，以酒 3 斤浸泡，密封，经 7 日后开取，去渣备用。早、晚各 1 次，1 次 10～20 毫升。饭前温服。⑨杞蓉药酒：枸杞子 400 克，肉苁蓉 70 克，首乌 200 克，牛膝 70 克，茯苓 70 克，当归 70 克，补骨脂 70 克，红花 40 克，麦冬 10 克，栀子 10 克，红曲 9 克，好酒 3000 毫升，浸 21 天，去渣备用。能补益肝肾，养血明目。治肝肾两虚，头晕目花，腰膝酸痛。口服，1 日 2 次，1 次 10～20 毫升（高血压者忌服）。⑩康壮酒：枸杞子 50 克，炒陈曲 50 克，甘菊花 50 克，熟地黄 50 克，肉桂 45 克，肉苁蓉 36 克。将上药六味，共捣粗末，装入白布袋中，置于净器中，再加入酒 2 公斤浸之，密封，春夏浸 5 日，秋冬 7 日后，再加凉开水 1 公斤摇匀，备用。能益肝肾，乌须发。治肝肾不足，须发早白，身疲无力，腰膝软弱，老人久服体健益寿。口服，1 日 3 次，1 次 10～30 毫升。⑪参味枸杞酒：人参 10 克，枸杞子 30 克，五味子 30 克。以上 3 味药，选上等放入大酒瓶中，再加高粱酒 500 毫升，摇动数次，密封。浸 7 天后即可备用。能益气养阴，补肾壮胆。治气血不足，肾精亏损，心虚胆怯的心悸，失眠，神经衰弱等症。睡前饮 10～20 毫升。

附：含枸杞子成分的中成药

杞菊丸《全国中成药产品集》

【药物组成】熟地黄、茯苓、菊花、枸杞子、女贞子。

【功能】补肾明目。

【主治】肝肾阴虚，头晕耳鸣，视物昏暗。

【方药分析】熟地黄养血滋阴；枸杞子、女贞子滋补肝肾；菊花补肾明目；茯苓健脾益气。

【用法与用量】内服，1 日 2 次，1 次 1 丸。

杞菊地黄丸《北京市药品标准》

【药物组成】熟地黄 160 克，山药、山茱萸（制）各 80 克，牡丹皮、茯苓、泽泻各 60 克，枸杞子、菊花各 40 克。

【功能】滋肾养肝。

【主治】肝肾阴虚，头晕目眩，耳鸣，畏光流泪，视物昏花。

【方药分析】熟地黄滋肾阴，益精髓；山茱萸酸温滋肾益肝；山药滋肾补脾；泽泻淡渗利湿配熟地黄而泻肾降浊；丹皮清热凉血配山茱萸以泻肝火；茯苓利水渗湿配山药而渗脾湿；枸杞子滋补肝肾明目；菊花明目疏风清热。

【用法与用量】内服水蜜丸 1 次 6 克，小蜜丸 1 次 9 克，大蜜丸 1 次 1 丸；1 日 2 次。

杞菊地黄口服液《全国医药产品大全》

【药物组成】熟地黄 160 克，山药、山茱萸（制）各 80 克，牡丹皮、茯苓、泽泻各 60 克，枸杞子、菊花各 40 克。

【功能】滋肾养肝。

【主治】肝肾阴虚，头晕目眩，耳鸣，畏光流泪，视物昏花。

【方药分析】熟地黄滋肾阴，益精髓；山茱萸酸温滋肾益肝；山药滋肾补脾；泽泻淡渗利湿配熟地黄而泻肾降浊；丹皮清热凉血配山茱萸以泻肝火；茯苓利水渗湿配山药而渗脾湿；枸杞子滋补肝肾明目；菊花明目疏风清热。

【用法与用量】内服 1 次 10 毫升，1 日 2 次。

杞蓉片《全国医药产品大全》

【药物组成】锁阳 7500 克，肉苁蓉 5000 克，淫羊藿 3500 克，菟丝子 3000 克，枸杞子 2500 克，女贞子、金樱子各 2000 克，蛇床子、五味子各 1500 克。

【功能】补肾固精，益智安神。

【主治】用于肾亏遗精，阳痿早泄，失眠健忘。

【方药分析】方中肉苁蓉、锁阳、淫羊藿、蛇床子、菟丝子皆可补肾助阳；女贞子、枸杞子滋补肝肾；五味子、金樱子、菟丝子皆可滋肾以涩精。

【用法与用量】内服，1 次 4~6 片，1 日 3 次。

【宜忌】感冒发烧时暂停服用，肾亏严重者暂停房事。

杞蓉补酒《全国医药产品大全》

【药物组成】枸杞子 22.5 千克，何首乌（黑豆水蒸）11.25 千克，当归 4 千克，肉苁蓉、补骨脂（盐水炒）、茯苓、怀牛膝各 3.75 千克，红花 2.5 千克，栀子、麦门冬各 0.625 千克，红曲 0.5 千克，冰糖 62.5 千克，白酒（50% 毫升/毫升）500 千克。

【功能】补益肝肾，养血明目。

【主治】肝肾两虚，头晕目花，腰膝酸痛。

【方药分析】方中枸杞子、麦冬滋补肝肾以明目；当归、何首乌、红曲、红花、怀牛膝补血活血；苁蓉、补骨脂温阳壮肾；栀子、茯苓泻相火而渗湿；白酒以行药力。

【用法与用量】内服，每次 10~15 毫升，善饮酒者可酌量增加。

【宜忌】血压过高者忌服。

杞蓉益肾片《全国医药产品大全》

【药物组成】锁阳750克，茯苓500克，泽泻400克、枸杞子、菟丝子各300克，金樱子200克，大芸100克。

【功能】补肾固精，益智安神。

【主治】肾亏遗精，阳痿早泄，失眠健忘。

【方药分析】方中大芸、锁阳温肾壮阳；枸杞子、金樱子、菟丝子滋肾涩精；茯苓、泽泻清相火渗湿以安神。

【用法与用量】内服，1次4~6片，1日3次。

【宜忌】感冒发热者暂停服药，服药期间暂停房事。

拘杞子膏《全国医药产品大全》

【药物组成】枸杞子。

【功能】益肾生精，养肝明目。

【主治】肝肾虚弱，腰膝酸软，头晕目眩。

【方药分析】枸杞子一味煎膏因其为滋补肝肾之良药，有益肾生精，养肝明目之效，可治肝肾阴虚诸证。

【用法与用量】内服，1次9~15克，1日2次。

枸杞药酒《吉林省药品标准》

【药物组成】枸杞子2500克，熟地黄、蒸黄精各500克，百合、制远志各250克，白糖5000克，50度白酒50000克。

【功能】滋肾益肝。

【主治】肝肾不足，虚劳羸瘦，腰膝酸软，失眠。

【方药分析】枸杞子为主药，以滋补肝肾之阴；辅以熟地黄、黄精滋补肝肾之阴，又益精髓为辅药；佐使于百合、远志宁心安神，以治失眠多梦之证。

【用法与用量】内服，1次10~15毫升，1日2~3次，温服。

枸杞黄芪晶《宁夏回族自治区药品标准》

【药物组成】枸杞子20千克，山药8千克，黄芪3千克，红糖8千克，白糖70千克。

【功能】滋肾润肺，补肝明目，安神消渴。

【主治】消渴证，阴虚劳嗽等。

【方药分析】枸杞子，既可滋肾补肝，又能润肺养阴；黄芪、山药补脾肺之气，有益气生津之效。

【用法与用量】 开水冲服，一次 5～15 克，1 日 3～4 次。

龙眼肉 《开宝本草》

【来源】

为无患子科植物龙眼 *Euphoria longan*（*Lour*）Steud 的假种皮。始载于《神农本草经》列为上品，为常用中药。因其形而名。

【异名】

桂圆肉、元肉、益智、蜜脾、龙眼干。在植物的别名上更多，又名龙目、圆眼、桂圆、海珠丛、鲛泪、燕卵、骊珠、木弹、亚荔枝、川弹子、绣木团、荔枝双、比目、龙目。

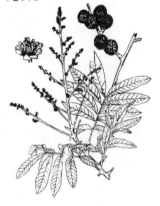

图 46　龙眼

【鉴别特征】

常绿乔木，高达 10 米以上，树皮棕褐色，粗糙，片裂或纵裂。茎上部分多分枝，小枝被有黄棕色短柔毛，双数羽状复叶互生。连柄长 15～30 厘米；小叶 2～6 对，近对生或互生。长椭圆形或长椭圆状披针形，长 6～20 厘米，宽 2～5 厘米，边全缘波状，上面暗绿色，有光泽，下面粉绿。春夏开黄白色小花，圆锥花序顶生或腋生，有锈色星状柔毛，花杂性。核果球形，不开裂，外皮黄褐色，粗糙，鲜假种皮白色透明，肉质，多汁，甘甜。种子球形，黑褐色，光亮。花期 3～4 月。果期 7～9 月。

【药材鉴别】

干燥桂圆呈圆球形，直径 2～3 厘米，表面土棕色至红棕色，微具网纹，基部留有短小的果柄。果皮薄而脆，易碎，内为肥厚的假种皮（龙眼肉）。除去假种皮后，种子圆球形，深棕色，一端具浅黄棕色的种脐。

龙眼肉生药为由顶端纵裂开的不规则块片。长约 1.5 厘米，宽 2～3.5 厘米，厚不及 1 毫米。表面黄棕色半透明；靠近种皮的一面，光亮而有纵皱纹。质柔韧而微有黏性。常粘结呈块状，靠近果皮的一面皱缩不平、粗糙。气香、味浓甜而特殊。以片大、肉厚、质细软、棕黄色、半透明、味浓甜者为佳。龙眼肉按厚薄大小色泽分为 1～3 级，以福建产者品质为佳。

【主要成分】 龙眼肉含维生素 A、B、葡萄糖、蔗糖及酒石酸等。还含有维生素 B_1、B_2、P、C。

【性味功能主治】 甘、温、平。养血安神，益心脾，利湿通络。主治心脾血虚，失眠，健忘，惊悸多梦，体虚，出血，因虚月经过多，产后虚弱，乳糜尿，白带多等。

【用法与用量】 煎汤内服，6～15 克，熬膏、浸酒或入丸、散。大剂量可用 30～60 克。

【宜忌】 多食能滞气，内有湿滞停饮及痰火者忌用。湿阻中满的病人不宜服用。

【单方验方与饮食疗法】①龙眼酒：温补脾胃，助精神；龙眼肉 100 克，上等好酒 500 毫升浸 100 天，常饮数杯。②治疗心慌，神思烦乱，遇事紧张：可用龙眼肉包松子 2～3 粒，捏成球状，每日吃 5 个，可见良效。③治妇女产后浮肿：龙眼肉 15 克，生姜 5 片，大枣 10 枚。水煎服。④龙胶大补膏，治体弱气血不足：龙眼肉 30 克，阿胶 30 克，白糖 3 克，西洋参片 30 克，放入有盖碗中，在饭锅上蒸，反复数次，便成膏状。1 日 1 次，1 次 1～2 匙。延年益寿，增强体质。⑤龙眼枣仁饮：龙眼肉 10 克，炒枣仁 10 克，芡实米 12 克。将上药煎煮成汁，代茶饮。治疗因心阴血虚、虚火内扰不能下济肾阴所致心悸、怔忡、失眠、健忘、神倦、遗精等症。疗效较好。⑥熙春酒：龙眼肉 100 克，枸杞子 100 克，女贞子 100 克，大生地 100 克，仙灵脾 100 克，柿饼 500 克，绿豆 100 克。将上述药材炮制后，用双层纱布装好，扎紧袋口，放入 4000 毫升 60 度好白酒瓷罐中，严密封口，浸泡 1 个月后去渣备用。能养肾精，泽肌肤，润毛发，美容颜，葆青春。治肌肤枯槁、毛发稀少、容颜憔悴、早衰早老。内服，1 日 2 次，1 次 10～30 毫升，不可过量。

附：含龙眼肉成分的中成药

杞园酒《浙江省药品标准》

【药物组成】龙眼肉 500 克，枸杞子 375 克。

【功能】滋养补血，明目安神。

【主治】用于血虚体弱，精神萎顿。

【方药分析】枸杞子补肾阴，龙眼肉补血。

【用法与用量】内服，1 次 15～30 毫升，1 日 2 次。

桂圆参芪膏《全国医药产品大全》

【药物组成】桂圆肉、黄芪、党参。

【功能】宁神益智，养血生津，滋补强壮，大补气血。

【主治】神经衰弱，身体消瘦，或病后体虚之人；常服亦可健身。

【方药分析】本品皆由补益药制成，桂圆肉甘温，益心脾，补气血，安神为主；黄芪、党参则补气为主，气升则血生。黄芪入肺经，而肺主一身之气，党参入脾经，而脾为后天之本，气血营卫生化之源，气血充足则诸脏得养，神宁智明，身体强壮。

【用法与用量】内服，每次 15～25 克（约 2 汤匙），可用开水冲服。

桂圆伪品及误用品鉴别

桂圆既是一种中药，具有养血安神，补益心脾的作用，又是一种食品和食品工业原料，因此具有较高的药用和经济价值。

现在有的地区也发现出售假桂圆的现象，安徽巢湖地区检查出 766 公斤假桂圆，这些假桂圆也属无患子科，是龙荔的干燥果，实，俗称"疯人果"。由于龙荔与桂圆同科同属植物，形状极为相似，故易混淆。产于广西、云南和越南等地。果实有毒，核仁毒性最大，多吃了会引起中毒，一次食果肉 100 粒或核仁 30 粒左右，轻者头昏，吐泻，无力，表情淡漠；重者神志模糊，狂躁，抽搐，瘫痪，甚至死亡，所以龙荔又称疯人果。

【鉴别特征】

龙荔呈圆球形，一般比桂圆大，壳的表面常裹上黄色或土黄色的细粉加以伪造，用手揉摸时细粉易脱落，不裹细粉的龙荔一般呈灰黄色，无果蒂及小"芽"，无纹路，果壳有明显的鳞状突起，很像荔枝。壳内壁发白或淡黄色，不平滑，不光泽；果肉粘手不易剥离，剥下的果肉粘而无韧性，易被手捻碎；果核椭圆形，有一明显的沟与槽，切开后棕黄色壳与籽不容易分开，无桂圆的香味，虽味甜，但不如桂圆浓厚，后味有微苦涩。

桂圆：果壳较平，表面较光滑，少数有不明显鳞斑状，呈棕褐色，容易剥离，果肉有点透明，比龙荔果肉薄。果核圆形而光滑，无纹路，果核切开后黑壳和籽容易分开；果肉具有桂圆特有的香甜味，后味不涩。

补 阳 药

凡具有壮阳功能，治疗阳虚阳痿病症的药物，称为补阳药。

补阳药大多性味甘，温（热），入脾、肾、肝三经，因脾运化水谷之精华。肾藏精主骨生髓，肾阳是生化之源泉，而阳虚多责之于脾、肾、肝，故肾实则精足骨强，脾肾足阳虚自除。

现代科学证明，补阳药能兴奋脑垂体——肾上腺皮质系统，促进皮质激素分泌，兴奋生殖器官，增强性机能，促进生殖系统功能改变。

阳虚症多见肢冷畏寒，阳痿早泄，官寒不孕，腰膝酸痛，筋骨萎软无力，小便频数等。

补阳药多性温热，易伤阴有助火之弊，有阴虚火盛，口干舌燥热性症状者，有宜服。

鹿茸《本经》

（附：鹿肾、鹿角、鹿角胶、鹿角霜、鹿筋、鹿尾、鹿胎、鹿血）

【来源】

为鹿科鹿属动物梅花鹿 *Cervus nippon* Temminck 或马鹿 *Cervus elaphus* L. 雄鹿未骨化而带茸毛的幼角。习称"花鹿茸"和"马鹿茸"。始载于《神农本草经》，列为上品。因为鹿角之初生者含血未成骨时，如草之嫩芽，故名茸也。

【异名】

斑龙珠、茸角、茸、花茸、马茸、黄毛茸、青毛茸。

【鉴别特征】

梅花鹿，是一种中型的鹿。耳大直立，体长约1.5米，肩高约90厘米。颈细长，躯干并不粗大，四肢细长，尾短。臀部有明显的白色块斑。仅雄鹿有角，直伸，表面有凹凸，角分四岔，间有六岔，眉岔斜下伸，第二岔与眉岔相距较远。夏毛常红褐色，冬毛长而密，呈棕灰色或棕黄色，四季均有白色斑点，其外缘是黑色，夏季白斑更显著。腹部及鼠蹊部毛白色。

马鹿体形较大，身长2米多，肩高约1.2米以上，体重约200公斤，背脊平直。耳大直立，圆锥形。颈长，颈下被毛较长。蹄大呈卵圆形。角长而粗，分6～8岔，眉岔向前伸，与主干几成直角，主干长，稍向后倾斜，并略向内弯，第二岔起点紧靠眉岔，第三岔

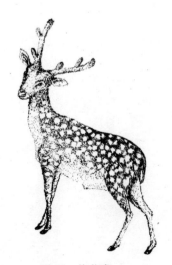

图47 梅花鹿

与第二岔相距较远，有时主干末端复有分岔。体毛色均匀，冬毛厚密，灰棕色，背脊上有一条棕黑色的背纹。臀部有一块黄赭色大斑。夏毛细短，一般为赤褐色。

【药材鉴别及等级分类】

花鹿茸：又称梅花鹿角。为梅花鹿的幼角。①锯茸：呈圆柱形，有 1 ~ 2 个分枝。具 1 个侧枝者习称"二杠茸"，主枝称"大挺"，长 10 ~ 18 厘米，锯口直径 3 厘米左右。外皮红棕色或棕色，多光润，表面密布红黄色或棕黄色的茸毛，上端较密，下部较稀，分岔间有一像灰色筋脉，皮茸紧贴。本品特征：体轻，锯口洁白，有细蜂窝状，外围无骨质。气微腥，味微咸。具 2 个侧枝者，习称"三岔"，大挺长 24 ~ 30 厘米，直径较细，多不圆，略呈弯弓形，微向后偏，先端略尖，下部多有纵棱线称"起筋"。见突起的疙瘩称"骨豆"。皮红黄色，毛较稀。二茬茸和头茬茸相似。但毛较粗糙，体较重，锯口外围多见骨化，无腥气。②砍茸：即带头骨的鹿茸，茸形与锯茸相同，亦分为二杠、三岔等规格。脑骨前端平齐，后端有一对弧形的骨，习称"虎牙"。脑骨色白无残肉，外附脑皮，皮上密生茸毛。

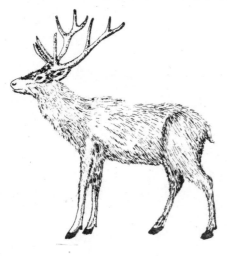

图48 马鹿

等级分类：梅花茸。

二杠锯茸 一等：体呈圆柱形，具有八字分岔一个，大挺、门桩相称，短粗嫩壮，顶头钝圆。皮毛红棕或棕黄色，锯口黄白色，有蜂窝状细孔，无骨化圈。不拧嘴，不抽沟，不破皮、悬皮、乌皮，不存折，不臭，每枝重85克以上。二等：存折不超过一处，虎口以下稍显棱纹。每支重65克以上。其余同一等。三等：枝杆较瘦。悬皮、乌皮、破皮不露茸，存折不超过二处，虎口以下有棱纹。每支重65克以上，其余同一等。四等：兼有独挺，怪角。不符合一、二、三等，均属此等。

三岔锯茸 一等：体呈圆柱形，具分岔二个。挺圆茸质松嫩，嘴头饱满。皮毛红棕或棕黄色，不乌皮（黑皮茸除去外），不抽沟，不拧嘴，不破皮、悬皮、存折，不怪角。下部稍有纵棱筋，骨豆不超过茸长的30%。每支重250克以上。二等：存折不超过一处，空走纵棱筋长不超过2厘米，骨豆不超过茸长的40%，每支重200克以上。其余同一等。三等：条杆稍瘦，茸质嫩。稍有破皮不露茸，存折不超过一处，纵棱筋、骨豆较多。每支重150克以上。其余同一等。四等：体畸形或怪角，顶端不窜尖，皮毛色乌暗，凡不符合一、二、三等者，均属此等。

马鹿茸药材鉴别及等级分类：马鹿茸，又名青毛茸，为马鹿的幼角，有砍茸和锯茸之分，形似花鹿茸，而形体较粗大，分枝也较多。侧枝 1 个习称"单门"；2 个习称"莲花"；3 个习称"三岔"；4 个习称"四岔"。商品以莲花茸、三岔茸较多。茸长

20～30厘米，外表灰黑色或灰黄色，毛粗而稀，锯口外围有骨质，分岔越多，质越老，体越重。稍有腥气，味微咸。

锯茸一等：体呈枝岔类圆柱形。皮毛灰黑色或灰黄色。枝干粗壮，嘴头饱满，皮嫩的三岔、莲花、人字等茸，无骨豆，不拧嘴，不偏头，不破皮，不发头，不骨折，不臭，不虫蛀。每支重275～450克以内。二等：质嫩的四岔茸嘴头不超过13厘米，骨豆不超过主干长度的5%。破皮长度不超过3.3厘米。三等：体呈支岔类圆柱形，皮毛灰黑或灰黄色。嫩五岔和三岔老茸。骨豆不超过主干长度的60%，破皮长度不超过4厘米。不窜尖。四等：体呈枝岔圆柱形或畸形，皮毛灰黑或灰黄色，老五岔、老毛杠、老再生茸。破皮长度不超过4厘米。五等：茸皮不全的老五岔，老毛杆，老再生茸。

锯血茸 一等（A级）：不臭，无虫蛀不骨化，茸内充分含血，分布均匀，肥嫩上冲的莲花、三岔茸。不偏头，不抽沟，不破皮，不畸形。主枝及嘴头无折伤，茸头饱满，不空、不瘪。每支重不低于500克。二等（B级）：不足一等的莲花、三岔茸及肥嫩的四岔、人字茸。每支重300克以上。三等（C级）：不足一、二等的莲花、三岔茸、四岔茸及肥嫩的畸形茸。每支重不低于250克。

马砍茸 一等：大莲花、小嘴三岔、三岔，特别短嫩肥胖，呈美的小嘴四岔，茸嘴呈元宝形，茸顶圆肥，自然抽分好，无底漏，不破皮，不臭，不鸳鸯怪形，如有空头、发头、生于头严重者应降等。茸身生长的疔痘，如超过全茸长度的1/2者亦应降等级。二等：中莲花、大嘴三岔、小嘴四岔，均须短嫩肥，茸头自然抽分好，细毛红底，煮烤工足，无底漏，不破皮，不臭，如有空头、发头、生于头者应降等，茸身生长的疔痘如超过全茸长度的1/2者应降等级。三等：小莲花，四岔及肥嫩的五岔和一、二等因缺点而降级者，主要无臭味，地道货、不破皮、烤煮。

以上一、二、三等均须头骨坚硬，眼骨应从眼框骨上边缘二分处往后锯平，喉骨只须少留（根据茸的大小亦可完全锯平掉式1/2，但小、中莲花的与净茸比例必须为4/10以上）。

鹿茸的等级较多除了以上等级外，还有花三岔砍茸1～3等。花锯茸1～2等。花二砍茸1～3等。商品又分为：花茸：吉林二杠巨1～4等，三岔砍特级，三岔砍1～4等，三岔巨1～4等，初生茸、再生茸等规格；马鹿茸：吉林砍茸1～4等，巨茸1～4等，砍茸1～2等及等外、三楂等规格。新疆巨茸1～4等及等外规格；鹿茸片：血片，粉片1～2等，砂片，老骨片等规格。产东北的称"东马茸"，又名"关马茸"，品质较优。产西北的称"西马茸"，品质较次。

【主要成分】

主要含有机物，如氨基酸含量多达17种以上，其中包括人体内不能合成的必需氨基酸如赖氨酸、色氨酸、苯丙氨酸、亮氨酸、异亮氨酸、苏氨酸、缬氨酸等。尚含半乳糖、糖醛酸等酸性黏多糖。还含有神经髓磷脂、神节甙脂、硫酸软骨内素A。醇提取物鹿茸精。所含前列腺素有PGE_1、PGE_2、PGF_1a、PGF_1B，雄激素、雌激素。另外含激素，有极少量的女性卵泡激素；含胶质、磷酸钙、碳酸钙等。

【性味功能主治】甘、咸、温。壮元阳，益精血，强筋骨。治虚劳肾虚，精血不足，精神倦乏，面色萎黄，头晕，耳鸣耳聋，目暗，腰膝酸痛，阳痿，滑精，子宫虚冷，崩漏，带下，再生障碍性贫血，血小板减少，小儿发育不良，神经衰弱，阴疮平塌色黯，溃疡久不愈合。

【用法与用量】内服，1～2.5 克，多入丸、散、酒剂服。

【宜忌】阴虚阳亢者忌服。上焦有痰热胃家有火者不宜服。

【单方验方与饮食疗法】①治疗贫血：鹿茸血酒。取锯茸时，茸内流出的液汁，用白酒浸渍，制成20%的鹿茸血酒（或从鹿颈静脉内取出血放入白酒内，制成30%的鹿血酒）。每次服10毫升，1日3次。有肾炎、肝炎、肝功能不正常者及有高血压症者不宜服。②治虚弱阳痿不举，面色不明，小便频数，不思饮食：好鹿茸 15～30 克（去皮毛切片），山药 30 克（轧粗末）。上药用布包，用好白酒适量，浸7日后备用，每日30毫升。酒尽后，将鹿茸焙干，留为补药用。③治疗宫寒不孕：用鹿茸5克，附片 15 克，红人参 15 克，艾叶炭 10 克，当归 30 克，熟地 30 克。烘干研细末，炼蜜为丸，丸重 3克，日服2次，1次1丸，久服能健身暖宫孕子。④参茸熊掌：将净洗熊掌 1000 克（去皮毛爪甲）放入盆内，加入鸡汤 1000 克，以淹没过熊掌为度，加入葱、生姜 15克，上笼屉蒸 30 分钟取出。将蜂蜜 30 克抹在熊掌面上，在八成热油内炸成金黄色捞出，先掌面向上，顶刀切成厚 0.66 厘米的片，然后掌面向下，整齐地码在碗内。将人参6克，用水泡软，切成约 3 厘米长的细丝，同鹿茸片 1 克一起放在熊掌掌面上。把猪肉 250 克和鸡肉 250 克切成 1.5 厘米的方块，备用。

于勺内放底油，在火上熔化，油热时，放葱、姜，做成金黄色；再把鸡肉、猪肉块下入手勺内，煸炒2分钟，加入酱油、料酒、精盐、味精、花椒水、鸡汤，烧开倒在熊掌碗内，上笼屉蒸烂取出，拣取鸡块、猪肉块、葱、姜，将熊掌和原汁（掌面向下）倒入手勺内，用文火煨5分钟，再上中火勾豆粉芡，淋上明油，翻出手勺，倒在盘中，放上香菜即可食用。能补气血，壮元阳，益精髓，强筋骨。治各种慢性病出现气血虚证候者，以及平时气血不足者。少量多次食用。阴虚阳亢者忌服。治疗贫血所致的头晕，唇甲淡白者，用鹿角胶 100 克，每次 5 克，（烊化）每天 3 次。

【不良反应中毒与解救】鹿茸内服后发现个别人有过敏症状，其表现为皮肤瘙痒，全身散在风疹块，面浮肿。一般情况停药后慢慢会消失。也可对症治疗，可及时使用脱敏药物。

附：鹿肾《别录》

【来源】

为鹿科动物梅花鹿 *Cervus nippon* Temminck 或马鹿 *C. elaphus* L. 鹿阴茎及睾丸部分。

【异名】

鹿鞭、鹿冲、鹿茎筋、鹿冲肾。

【药材鉴别】

呈长条形。梅花鹿肾长约 15 厘米，直径约 3 ~ 4 厘米；马鹿的阴茎长约 50 ~ 60 厘米，直径约 4 ~ 5 厘米。表面棕色，有纵行皱沟，顶端有一丛棕色毛，中段带有睾丸 2 个，呈椭圆形，略偏。质坚韧，气微腥。以粗壮、条长、无残肉及油脂者为佳。

【性味功能主治】 甘、咸，温。补肾壮阳下乳，益精。治肾虚，性神经衰弱，遗精，滑精，乳汁不足或宫冷不孕。多入丸药。

鹿角《本经》

【来源】

为雄鹿已成长骨化的角，分梅花鹿 *Cervus nippon Temminck* 和马鹿 *C. elaphus L.* 的骨化角。

【药材鉴别】

药材习分"花鹿角"和"马鹿角"二种。①花鹿角：为梅花鹿的老角，多为三岔或四岔，一般长 30 ~ 50 厘米，左右两枝对称，主干略向后弯曲。直径约 3 ~ 4 厘米。分枝向两旁伸展，枝端渐细，基部有盘状突起，习称"珍珠盘"。表面黄棕色，顶端渐细，枝端浅黄白色，无毛，有光泽，具疣状突起及棱纹。习称"骨钉"。骨质坚硬，断面外圈为白色，中央灰色具有细蜂窝状小孔。无臭，味微咸。以质坚硬、全体有骨、光泽者为佳。②马鹿角：为马鹿已骨化的老角，形状与梅花鹿角相似，每枝多为 3 ~ 6 岔。全长 50 ~ 60 厘米。直径约 3 ~ 6 厘米。表面灰褐色或灰黄色，疣状突起不明显（骨钉不显著）。断面白色层极厚，中央部灰黑色，有的微呈红色，骨质坚硬，具有蜂窝状孔。以无臭，味微咸，粗状坚实、无枯朽者为佳。

【主要成分】

主要含胶质，磷酸钙，碳酸钙及氮化物。煅制后鹿角含磷酸钙、磷酸镁、氯、氟及骨油。

【性味功能主治】 咸、温。能散瘀活血，消肿，益肾，强筋骨，下乳。治肾虚，腰背疼痛，跌伤瘀血作痛，疮疡肿痛。乳汁难下，乳房胀痛。虚劳内伤等。

【用法与用量】 内服，入汤剂 5 ~ 10 克，或入丸、散。外用适量，磨汁涂或研末外敷。

【宜忌】 阴虚阳亢者忌服。

鹿尾《青海药材》

【来源】

为鹿科动物梅花鹿 *Cervus nippon Temminck* 或马鹿的干燥尾部。

【药材鉴别】

干燥的尾巴，略呈圆柱状．粗短，先端钝圆，基部稍宽，割断面不规则，并带有一部分白毛；不带毛者外面紫红色至紫黑色。平滑有光泽，具有少数皱沟。以粗壮，黑亮，不带毛，质坚硬，气微腥，完整者为佳。一般认为马鹿尾粗壮而大，为品质较佳。梅花鹿尾因瘦小少采用。

【性味功能主治】 甘、咸，温。补腰脊，益肾精。治阳痿，腰脊疼痛不能屈伸，头昏，耳鸣，滑精。

【用法与用量】 内服，入煎剂6～15克，多入丸、散或泡酒。

【宜忌】 阳盛有热者忌用。

鹿血《千金、食治》

【来源】
为鹿科动物梅花鹿 *Cervus nippon Temminck* 和马鹿血的干燥品。

【药材鉴别】
宰鹿时取血，经风干成紫棕色，薄片状。

【性味功能主治】 咸、温。补虚、补血、益精。治疗贫血，神经衰弱，虚损腰痛，崩中带，遗精。

【用法与用量】 内服，3～6克，或入丸药。

鹿角胶《神农本草经》

【来源】
为鹿科动物梅花鹿 *Cervus nippon Temminck* 和马鹿的角加水熬出的胶汁液体，经蒸发浓缩并冷却凝固后，切开干燥而成的片状物。

【药材鉴别】
大多呈方片状，长宽各2～3厘米，厚约0.5厘米。表面黑棕色，光滑，略成半透明，显红棕色，质坚硬而脆，断面玻璃状，微臭，味淡。以切面整齐，平滑，棕黄色，半透明，无腥臭气者为佳。

【含量测定】 取本品粉末约0.2g，精密称定，照氮测定法（附录Ⅸ L 第一法）测定，即得。

本品按干燥品计算，含总氮（N）不得少于10.0%。

【性味功能主治】 甘、咸，温。益精血，补肝肾。主治肾虚，精血不足，性神经衰弱，遗精，阳痿，阴疽疮疡，妇女子宫虚冷，崩漏，带下。

【用法与用量】 内服，煎剂3～6克，或入丸、散。

【宜忌】 阴虚，阳亢者不宜服。

鹿角霜《品汇精要》

【来源】
为鹿科动物梅花鹿 *Cervus nippon Temminck* 和马鹿的角熬制鹿角胶后剩余的骨渣。现在所用的鹿角霜，均是熬鹿角胶后药渣。而古代有不提胶质者。

【异名】

鹿角白霜。

【药材鉴别】

为圆柱形或呈劈破成半圆柱形的块，大小粗细不一。外层灰白色，质较致密；内层深灰白色，质较疏松多细孔。无臭，微苦涩，有粘舌感。以块整齐、灰白色、不糟朽者为佳。

【主要成分】

含可溶胶约25%、磷酸钙、碳酸钙等。

【性味功能主治】咸、温。能补虚助阳，益肾收敛，活血止血。治脾胃虚寒，腰脊酸痛，肾虚遗精，崩漏带下，乳腺炎，止痛安胎。外用治虚寒性疮疡。

【用法与用量】内服，入煎剂5～10克，或入丸、散。

【宜忌】阴虚阳盛者忌服。

鹿筋 《唐本草》

【来源】

为鹿科动物梅花鹿 *Cervus nippon Temminck* 和马鹿的四肢筋。

【药材鉴别】

筋呈细条状，金黄色，有光泽，透明，长45－60厘米左右，粗约2厘米左右，上带有肉质，下部有半圆形黑色的蹄甲2个。梅花鹿筋较细短，上端不带肉质。质坚韧，气微腥。以身干、条长、粗大、金黄色有光泽者为佳。

【性味功能主治】味淡、微咸，温。祛风湿，强筋健骨。治疗风湿性关节炎，手足无力，转筋，腓肠肌痉挛。

【用法与用量】内服，6～15克。大剂量时60～100克，煮食用。

鹿胎 《本草新编》

【来源】

为鹿科动物梅花鹿 *Cervus nippon Temminck* 和马鹿的干燥胎儿。

【药材鉴别】

干燥的鹿胎儿，大小不一，头大，嘴尖，下唇较长，四肢细长，有两蹄，尾短，脊背皮毛有小白花点，鲜时色淡，全体弯曲，干燥后呈棕红色。质坚硬，气微腥。以幼小，无毛，胎胞完整，无臭味者为佳。

【性味功能主治】甘、温。补血，益精。温肾壮阳，补虚生精。主治肾虚精亏，体弱无力，腰腿酸痛。

【用法与用量】内服，入丸、散，6～15克，鲜胎可煮汁或熬鹿胎膏服。

【宜忌】胃脘有火者慎服。

【真伪鉴别】鹿茸常见伪品及其特点：多系用动物皮毛包裹其他动物骨胶经伪造而

成。呈类圆形片状，大小不等，体较重，不易折断，切断面棕紫色，无蜂窝状的细孔，偶有圆凹点，外皮毛可剥离。

附：含鹿茸、鹿胎等成分的中成药

鹿胎丸《吉林省药品标准》

【药物组成】鹿胎1具，制何首乌600克，仙茅、枸杞子、茯苓、黄精、人参（去芦）各300克，山茱萸、山药、熟地黄、生地黄、天门冬、麦门冬、盐茴香、盐补骨脂、覆盆子、五味子、杜仲炭、牛膝、鹿角胶、大青盐、柏子仁霜、制远志、当归、巴戟天、锁阳、肉苁蓉、萆薢、川椒、巨胜子、菟丝子饼、酒黄柏、酒知母各150克。

【功能】补气养血，益阴助阳，暖宫调经。

【主治】气血两亏，子宫寒冷，月经不调，久不受孕；男子肾亏阳痿。

【方药分析】胎盘、鹿角胶为血肉有情之品，益肾壮阳，补虚生精；配以仙茅、巴戟天、锁阳、肉苁蓉、菟丝子饼、盐补骨脂温肾壮阳；盐茴香、川椒暖胞宫；首乌、牛膝、杜仲、巨胜子、覆盆子、熟地、山茱萸肉补肝肾，益精血；当归、枸杞子补血和血以调经；天冬、麦冬滋阴；知母、生地凉血清热；萆薢、黄柏利湿浊；人参、茯苓、黄精、山药补气健脾；少入柏子仁、远志养心安神。和为重剂滋补药，适于气血双虚，肾寒宫冷之症。

【用法与用量】内服，1次1丸，1日2~3次，温黄酒或温开水送下。

【宜忌】孕妇忌服。

鹿胎膏《全国中成药处方集》

【药物组成】鹿胎1具（干的500克，鲜的7500克），熟地黄4000克，鹿角胶2000克，茯苓1500克，白术（麸炒）、当归、人参、甘草、川芎、白芍（酒炒）各500克。

【功能】养血益气，调经祛寒。

【主治】冲任虚损，腰腿酸痛，经血不调，脐腹冷痛，气血虚弱，心悸头眩，气短乏力，身体瘦弱。

【方药分析】鹿胎、鹿角胶血肉有情之品，为益肾壮阳，补虚生精之良药；辅以熟地、茯苓、白术、当归、人参、甘草、川芎、白芍八珍之剂，气血并补，共达温暖胞宫，温补冲任之效。

【用法与用量】内服，1次5克，1日2次，黄酒或温开水送服。

【宜忌】忌食生冷物。

鹿茸片《黑龙江省药品标准》

【**药物组成**】鹿茸（去毛）。

【**功能**】强壮滋补。

【**主治**】神经衰弱，体虚怕冷，劳伤虚损，腰膝痿弱。

【**方药分析**】鹿茸补肾壮阳，生精髓。

【**用法与用量**】内服，1 次 3 ~ 5 片，1 日 2 次。

鹿茸口服液《黑龙江省药品标准》

【**药物组成**】鹿茸（去皮毛）10 克，蜂蜜 700 克，枸橼酸钠 10 克，乙醇 50 毫升，香精适量，水适量，制成 1000 毫升。

【**功能**】温肾壮阳，生精益血，补髓健骨。

【**主治**】阳痿滑精，畏寒无力，血虚眩晕，腰膝痿软，虚寒血崩。

【**方药分析**】鹿茸补肾壮阳，生精髓；佐以蜂蜜等矫味、防腐。

【**用法与用量**】缓缓吸服，温开水送下。每日早晚各服 1 支。久置后有微量沉淀，服前轻微振摇即可，不影响质量和疗效。

鹿茸三鞭酒《广东省药品标准》

【**药物组成**】当归、肉苁蓉、茯苓、黄精、首乌各 5000 克，川加皮、红杞子各 2500 克，淫羊藿叶 1875 克，土地骨、白术、白芍、淮牛膝、补骨脂各 1250 克，杜仲、天冬各 625 克，鹿茸 312 克，川椒 250 克，羊鞭、狗鞭各 100 克，牛鞭 40 克。

【**功能**】固腰健肾，提神补气。

【**主治**】阳痿滑精，畏寒肢冷，腰膝酸软无力，宫寒崩漏。

【**方药分析**】鹿茸、羊鞭、牛鞭、狗鞭、淫羊藿、补骨脂补肾壮阳，生精髓；首乌、肉苁蓉、淮牛膝、杜仲补肝肾，强筋骨；配以枸杞、天门冬、土地骨、白芍、当归、黄精补血养阴以滋化源；白术健脾；茯苓安神；川椒温中；川五加祛风湿。和以成温肾壮阳，强腰膝之功。

【**用法与用量**】内服，随酒量服用。

鹿茸归芪丸《广东省药品标准》

【**药物组成**】甘草（炙）85 克，茯苓 45 克，熟地黄 28.1 克，党参 22.5 克，远志、补骨脂、白术、枸杞子各 16.9 克，巴戟、黄芪（炙）、鹿胶、当归、狗鞭、锁阳各 11.3 克，阳起石（煅）8.5 克，鹿茸 5.6 克，陈皮 3 克。

【**功能**】滋肾益气，补血强筋。

【**主治**】体质虚弱，病后欠补，夜多小便，营养不良。

【方药分析】鹿茸、巴戟、鹿胶、补骨脂、阳起石、狗鞭、锁阳补肾壮阳，生精髓；配熟地、当归、枸杞以滋其阴血；党参、黄芪、白术、茯苓、甘草诸药补脾益气，使运化精微；稍佐远志宁心安神；陈皮理气解郁，为阴阳气血双补之良剂。

【用法与用量】内服，1次10丸，1日2次。

【宜忌】感冒发热勿服。

鹿茸膏《辽宁省药品标准》

【药物组成】当归、熟地黄各600克，红参、白术（炒）、茯苓、川芎、白芍（酒炒）、香附（醋制）、枸杞子各300克，甘草150克，鹿茸125克，鹿角胶75克，益母草膏7500克。

【功能】调经养血，补肾益精。

【主治】妇女血气两亏，体弱无力，腰腹疼痛，月经不调，男子遗精，形体瘦弱，腰酸膝软，头昏耳鸣。近代用于神经衰弱，性神经衰弱，糖尿病，慢性肾炎等病。

【方药分析】鹿茸、鹿角胶补肾益精；红参、白术、茯苓、甘草、当归、川芎、白芍、熟地黄八珍调补气血；配以香附、益母草膏、枸杞子养血调经，故为补元阳、益精血、调经止痛之剂。

【用法与用量】内服，1次10克，1日2次，黄酒炖服或温开水送下。

鹿茸精《上海市药品标准》

【药物组成】鹿茸（去皮毛）100克，乙醇（30%）适量。

【功能】补肾阳，益精血，强筋骨。

【主治】神经衰弱，营养不良，食欲不振，性机能低落等症。

【方药分析】鹿茸补肾益精，壮阳补虚。

【用法与用量】内服，1次0.5～2毫升（10～40滴），1日2～3次，饭前半小时，温开水送服。

鹿茸精注射液《黑龙江省药品标准》

【药物组成】鹿茸100克，甲酚3克。

【功能】补肾阳，益精血，强筋骨。

【主治】神经衰弱，营养不良，食欲不振，性机能低落及遗忘症等。

【方药分析】同功效主治。

【用法与用量】肌肉或皮下注射，1次1～2毫升，1日1次。

鹿茸精口服液《全国医药产品大全》

【药物组成】鹿茸、蜂蜜、香精适量，水适量。

【功能】增强机体活力，促进细胞新陈代谢。

【主治】神经衰弱，食欲不振，营养不良，性机能减退及健忘症等。

【方药分析】相同于功能主治。

【用法与用量】内服，1次1~3毫升，1日3次。

全鹿大补丸《辽宁省药品标准》

【药物组成】全鹿干3500克，或鲜全鹿肉10000克，投药味的重量如下：熟地黄1000克，生地黄、山茱萸各800克，枸杞子、菟丝子、杜仲（炭）、芡实（炒）、黄芪各600克，川芎、山药各500克，女贞子、肉苁蓉（制）、巴戟天（盐炙）、白术（炒）、茯苓、补骨脂（盐炙）、何首乌（制）、白芍（酒炒）、当归、莲子肉（炒）各400克，麦冬、怀牛膝、陈皮各300克，大青盐、沙苑子、菊花、砂仁、龟版（制）、天冬、酸枣仁（炒）、锁阳、川椒各250克，甘草（制）150克，芦巴子（炒）100克，五味子、小茴香（盐制）各80克，沉香40克。

【功能】补血填精，益气固本。

【主治】头眩耳鸣，阳痿不举，神志恍惚，身体衰弱，气血双亏，崩漏带下。

【方药分析】方中全鹿为主药，补肾壮阳，添精益髓；巴戟天、肉苁蓉、补骨脂、菟丝子、芦巴子、沙苑子、锁阳等补肾助阳而益精气，振奋活动机能；红参、黄芪、山药、白术、茯苓、甘草健脾益气，补气生血；二地、二冬、女贞子、枸杞子、山茱萸、龟版、菊花、大青盐补养肝肾而填精血，滋阴清热；当归、白芍、首乌补血养血；酸枣仁、五味子、芡实、莲子肉养心安神，固肾涩精；杜仲、怀牛膝强腰壮膝；川椒、小茴香暖肝温肾；川芎、陈皮、砂仁、沉香流畅气机，活动血液，以防补之腻滞。

【用法与用量】内服，1次1丸，1日2次。

【宜忌】孕妇忌服，有实热者慎用。

全鹿丸《北京市药品标准》

【药物组成】鹿茸、人参、巴戟天、锁阳、熟地黄、当归、麦冬、沉香。

【功能】温肾固精，益气养血。

【主治】肾阳虚弱，气血亏损引起，头晕健忘，目暗耳鸣，腰膝酸软，倦怠嗜卧，阳痿滑精，宫寒带下，滑胎小产。

【方药分析】方中鹿茸、巴戟天、锁阳补肾壮阳，添精补髓，强筋健骨；人参大补元气，益心安神；熟地黄、当归、麦冬滋阴补血；沉香行气使补而不滞。

【用法与用量】内服，1次1丸，1日2次。

【宜忌】忌气恼劳碌，节制性生活。忌生冷食物。

全鹿片《浙江省药品标准》

【药物组成】补骨脂（盐炒）、全鹿干、芡实、白术（炒）、陈皮、当归（酒炒）、川芎（酒炒）、山药、肉苁蓉各21克，沉香、花椒、小茴香（酒炒）各10克，全鹿清膏适量。

【功能】 补肾填精，益气培元。

【主治】 老年阳虚，腰膝酸软，畏寒肢冷，肾虚尿频，妇女血亏，崩漏带下。

【方药分析】 方中全鹿清膏补肾壮阳，益气养血；全鹿干、补骨脂、肉苁蓉助其益肾填精，强壮筋骨；白术、山药健脾益气；陈皮、沉香、当归、川芎理气活血，使气血通调，补而不滞；小茴香、花椒温经散寒。

【用法与用量】 内服，1次4片，1日3次。

【宜忌】 阴虚火旺者忌服。

鹿角霜粉治乳腺炎方：

鹿角霜60克，研细粉，用温开水将其细粉调成糊状。分4～6次服。

淫羊藿 《神农本草经》

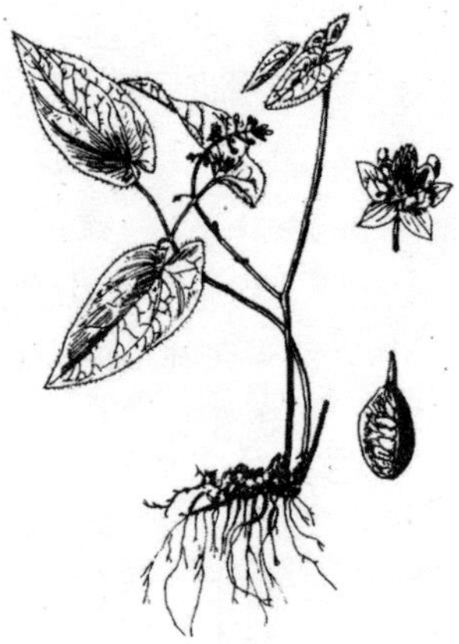

图49　淫羊藿

【来源】

为檗科淫羊藿属植物箭叶淫羊藿 *Epimedium sagitta-tum* (Sieb. et Zucc.) Maxim.，心叶淫羊藿 *E. brevicornum Maxim*，和大花淫羊. 藿 *E. macranthum Morr, et Dec-ne.* 的全草。始载于《神农本草经》，历代本草均有收载，均为野生，因此似藿，性能壮阳祛湿，故名也。本药列为中品，为常用中药。

【异名】 刚前、仙灵脾、仙灵毗、放杖草、弃杖草、千两金、千鸡筋、黄连祖、三枝九叶草、牛角花、铜丝草、铁打杵、三叉骨、三叉风、羊角风、肺经草、铁菱角、三角莲、羊藿叶、淫阳藿。

【鉴别特征】

箭叶淫羊藿多年生常绿草本，高20～50厘米。根状茎匍匐，呈结节状，质硬多须根，基生叶1～3，三出复叶，叶柄细长，长约12～15厘米；小叶片卵圆形至披针形，长4～9厘米，先端急尖，或渐尖，边缘有细刺毛。基部心形，箭簇形，侧生小叶片基部不对称心形浅裂，春季开小花，直径仅6～8毫米，外面有紫色斑点，内轮白色，呈花瓣状；花瓣4，黄色，有短矩；雄蕊4；心皮1。蓇葖果卵圆形。种子4粒，肾形黑色。

心叶淫羊藿叶片较小，为二回三出复叶，叶柄长4～8厘米；小叶柄长2～4厘米；小叶片卵圆形或近圆形，长3～5厘米，宽2～4厘米，先端锐尖，基部深心形，两侧小叶片基部不对称，夏、秋开白色花，聚伞状圆椎花序，花梗具腺毛。

大花淫羊藿　叶为二回三出复叶。基生与茎生，基生叶有长叶柄；小叶片卵形，长约3厘米，顶端急尖或渐尖，基部斜心形，边缘有刺毛状细锯齿。总状花序有4～6

朵，花较大，直径约 2 厘米；萼片红紫色；花瓣白色，有长距。蓇葖果卵形。

【药材鉴别】

淫羊藿：又名大叶淫羊藿：茎呈细长圆柱形，长约 20~25 厘米，棕色或绿黄色，具纵棱，无毛。本品特征：叶生茎顶，多为一茎生三枝，一枝生三叶。叶片呈卵状心形，先端尖基部心形，边缘有黄色刺毛状细锯齿，上面黄绿色，光滑，下面灰绿色，中脉及细脉均突出，叶薄如纸而有弹性。有青草气。味微苦，无臭味。

心叶淫羊藿：又名小叶淫羊藿。叶片为圆心形，先端微尖，叶片较薄，小叶较大，长 4~10 厘米，宽 3.5~7 厘米。其他同淫羊藿。

箭叶淫羊藿：小叶片为箭状长卵形，革质，叶端渐尖呈刺状，叶茎箭形，叶长 4~12 厘米，宽 2.5~5 厘米。其他同淫羊藿。

以上药材均以梗少，叶多，色黄绿，不破碎者为佳。

一般处方中应用炙羊藿。淫羊藿的炮炙方法：先将羊脂油置锅内，加热熔化，然后倒入净选后的淫羊藿叶或丝，用文火炒至微黄色，取出放凉，备用。炙淫羊藿表面微黄色，有油光亮。微有羊油气。增强其温肾壮阳作用。

出口规格要求：身干、色绿黄、叶片整齐、不碎乱、扎小把。

【主要成分】 淫羊藿茎、叶含淫羊藿甙，叶含有挥发油、蜡醇、三十一烷、植物甾醇、鞣质、油脂。脂肪油中的脂肪酸、棕榈酸、硬脂酸、油酸、亚油酸、软脂酸、木兰碱。

大花淫羊藿的叶和茎中含淫羊藿甙，根及根状茎含去甲基淫羊藿甙和木兰碱。

【含量测定】 **总黄酮** 精密量取淫羊藿苷测定项下的供试品溶液 0.5ml，置 50ml 量瓶中，加甲醇至刻度，摇匀，作为供试品溶液。另取淫羊藿苷对照品适量，精密称定，加甲醇制成每 1ml 含 10μg 的溶液，作为对照品溶液。分别取供试品溶液和对照品溶液，以相应试剂为空白，照紫外-可见分光光度法（附录Ⅴ A），在 270nm 波长处测定吸光度，计算，即得。

本品按干燥品计算，含总黄酮以淫羊藿苷（$C_{33}H_{40}O_{15}$）计，不得少于 5.0%。

淫羊藿苷 照高效液相色谱法（附录Ⅵ D）测定。

色谱条件与系统适用性试验 以十八烷基硅烷键合硅胶为填充剂；以乙腈-水（30：70）为流动相；检测波长为 270nm。理论板数按淫羊藿苷峰计算应不低于 1500。

对照品溶液的制备 取淫羊藿苷对照品适量，精密称定，加甲醇制成每 1ml 含 0.1mg 的溶液，即得。

供试品溶液的制备 取本品粉末（过三号筛）约 0.2g，精密称定，置具塞锥形瓶中，精密加入稀乙醇 20ml，称定重量，超声处理 1 小时，再称定重量，用稀乙醇补足减失的重量，摇匀，滤过，取续滤液，即得。

测定法 分别精密吸取对照品溶液与供试品溶液各 10μl，注入液相色谱仪，测定，即得。

本品按干燥品计算，含淫羊藿苷（$C_{33}H_{40}O_{15}$）不得少于 0.50%。

【性味功能主治】辛、甘，温。补肝壮肾阳，促精液分泌，降血压，降血糖，祛风除湿。治阳痿不举，早泄，腰酸，小便失禁，风湿游走性关节疼痛，半身不遂，腰膝无力，慢性腰腿痛。月经不调，更年期高血压，冠心病，慢性气管炎。现代药理，本品有雌性和雄性激素样作用。

【用法与用量】内服，煎汤 10 ~ 15 克，酒浸，入丸、散。或外用，煎水洗。

【宜忌】因本品为壮阳之药宜用于肾阳不足者，如性机能正常或阴虚阳亢者及阳事易举者，不宜服用。

【单方验方与饮食疗法】①治疗阳痿，早泄：淫羊藿 1 斤，白酒 3 斤，浸泡 1 周，密封，前四天控制温度保持在 50℃ 以上，后 3 天温度保持在 5 ~ 8℃ 内，过滤后备用，每日服 3 次，每次服 20 ~ 30 毫升。②治疗属阴阳两虚，妇女更年期高血压，更年期综合征，头晕耳鸣，腰膝酸软无力，下肢不温者：淫羊藿、仙茅各 15 克，当归、巴戟天各 9 克，黄柏、知母各 6 克，每天 1 剂，水煎服。③治疗风湿游走性疼痛：淫羊藿 30 克，威灵仙 30 克，川芎 30 克，桂心 30 克，苍耳子 30 克，上药共研细末，每日服 2 次，每次服 3 克，用温酒调服。也可根据疼痛症状，不定时服用。④治疗肾虚腰腿无力，阳痿早泄：仙灵脾 250 克，将其切碎，置于布袋中，用白酒 2 斤浸泡，密封 7 天后取出药袋备用。每日 3 次，每次空腹饮 1 杯。增强其补肾壮阳，祛风除湿，强筋壮骨之效。⑤二仙饮治疗冲任阴阳失调的各种证候。仙灵脾 10 克，仙茅 10 克，巴戟天 15 克，黄柏丝 10 克，知母 10 克，当归 6 克，红糖 30 克，白糖 30 克。将上药煎水，去渣。加入红、白糖后，再煮 1 ~ 2 沸，即可备用。每日 2 次，每次 30 ~ 60 毫升。⑥灵脾地黄酒治疗肾虚阳痿，吕冷不孕，腰膝无力，筋骨酸痛。用淫羊藿 250 克，熟地 150 克，将二味药共捣碎，用纱布袋盛，置于净器中，白酒 2 斤半浸泡，密封口七天，方可饮用。每日随时饮之，以勿大醉为好。若酒饮尽再加酒泡之。

附：含淫羊藿成分的中成药

仙乐雄胶囊《安徽省药品标准》

【药物组成】狗鞭 60 克，人参、牛鞭各 50 克，仙灵脾浸膏 30 克，熟地黄浸膏 15 克，鹿茸 2 克，维生素 Bi5 克，维生素 B62 克，维生素 C30 克。

【功能】温肾补气，养血安神，健脑强身，益精助阳。

【主治】神经衰弱，头昏耳鸣，腰膝酸软，血虚眩晕，惊悸健忘，烦躁不安，自汗盗汗，未老先衰，劳损过度的肾气衰弱及先天性睾丸发育不全，阳痿等症。

【方药分析】人参大补元气，补肺益脾，生津安神；鹿茸、狗鞭、牛鞭、仙灵脾补肾助阳，益精强筋壮骨；熟地补血滋阴。

【用法与用量】每服 1 ~ 2 粒，1 日 3 次。

【宜忌】密闭、置阴凉干燥处保存。

仙灵脾冲剂《全国中成药产品集》

【药物组成】淫羊藿。

【功能】扩张冠脉，降低冠脉血流阻力，改善心肌缺血，镇静，降血脂。

【主治】冠心病，心绞痛，高血脂。

【方药分析】淫羊藿补命门，助肾阳，性温而不热，久服无不良现象。现代研究，含淫羊藿甙、维生素 E 等。

【用法与用量】内服，1 日 2 次，1 次 1 袋。

仙灵脾酒《全国中成药产品集》

【药物组成】淫羊藿。

【功能】补肾阳，祛风湿。

【主治】阳痿，腰膝萎弱，四肢麻痹。

【方药分析】淫羊藿具有补肾阳，祛风湿的作用。

【用法与用量】内服，1 日 3 次，1 次 30 毫升。

仙茸壮阳精《全国中成药产品集》

【药物组成】鹿茸、仙茅、巴戟天、枸杞子、淫羊藿等。

【功能】滋补强壮。

【主治】气血不足，阳痿，腰膝无力。

【方药分析】鹿茸、仙茅、巴戟天、淫羊藿补肾助阳，强腰壮骨，祛寒除湿；枸杞子补肾滋阴，养肝明目。

【用法与用量】内服，1 日 2 次，1 次 10 毫升。

巴戟天《神农本草经》

【来源】

为茜草科巴戟属植物巴戟天 *Morinda officinalis* How 的干燥根。始载于《本经》，列为上品，为常用中药。苏恭谓："叶似茗，经冬不枯。根如连珠，宿根青色，嫩根白紫，用之亦同，以连珠多肉厚者为胜"。

【异名】

巴戟、兔仔肠、鸡肠风、巴吉天、巴戟肉、鸡眼藤、三蔓草、不凋草、不雕草、黑藤钻、糠藤、三角藤。

【鉴别特征】

草质性缠绕藤本，根的肉质肥厚，圆柱形，支根有不规则的念珠状，外皮鲜时白色或黄褐色，茎有细纵条棱，幼时有褐色粗毛，叶对生，长椭圆形，长 3 ~ 13 厘米，宽2~5厘米，先端短渐尖。基部钝或圆形，全缘，上面深绿色，嫩叶常呈紫色，并有稀疏短粗毛，老时光滑无毛，下面沿中脉上被短粗毛，叶缘有短睫毛；托叶膜质，鞘状。4~5月，开花冠肉质漏斗状白色花，果期9~10月，核果球形至扁球形，直径5~10毫米，成熟后红色。

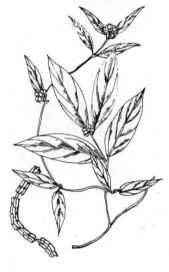

图50　巴戟天

【药材鉴别】

干燥根呈弯曲扁圆柱形，长度不等，直径1~2厘米。表面灰黄色，有纵皱纹及深陷的横纹，皮部断裂而露出木质。本品特征：外形如鸡肠，形成1~3厘米的节，断面不平，横切面多裂纹，皮部呈明显的灰紫色，木质部灰棕色，肉厚木心细，气微，味甜而略涩。以条匀肥粗、连珠状、肉质厚，色紫为佳。本品经验鉴别要注意3点：

①观其形：形似鸡肠，呈结节状，肉厚心细，肉质灰紫色，木心灰棕色。②尝其味：正品者味微甜带涩。③检其色：取巴戟天片5克，用开水泡后、水液显紫蓝色为真品。

【主要成分】根含有维生素C、糖类及树脂，另含蒽醌、黄酮类化合物等。

根浸液有降低血压作用。能刺激造血机能，增加血红蛋白及红细胞。有促性腺机能作用。有增强脑力作用。能补肾阳兼能祛风寒湿痹。

【含量测定】　照高效液相色谱法（附录Ⅵ D）测定。

色谱条件与系统适用性试验　以十八烷基硅烷键合硅胶为填充剂；以甲醇-水（3∶97）为流动相；蒸发光散射检测器检测。理论板数按耐斯糖峰计算应不低于2000。

对照品溶液的制备　取耐斯糖对照品适量，精密称定，加流动相制成每1ml含0.2mg的溶液，即得。

供试品溶液的制备　取本品粉末（过三号筛）0.5g，精密称定，置具塞锥形瓶中，精密加入流动相50ml，称定重量，沸水浴中加热30分钟，放冷，再称定重量，用流动相补足减失的重量，摇匀，放置，取上清液滤过，取续滤液，即得。

测定法　分别精密吸取对照品溶液10μl、30μl，供试品溶液10μl，注入液相色谱仪，测定，用外标两点法对数方程计算，即得。

本品按干燥品计算，含耐斯糖（$C_{24}H_{42}O_{21}$）不得少于2.0%。

【性味功能主治】辛、甘，微温。补肾壮阳，强筋骨，祛风除湿，降血压。主治腰膝酸软，阳痿，早泄，小腹疼痛，子宫冷痛，下肢浮肿，体虚，小便频数，风湿痹痛。

【用法与用量】内服，煎汤5~9克，入丸、散，熬膏或酒渍。

【宜忌】阴虚火旺者不宜服。

【单方验方与饮食疗法】①治风冷腰膝冷痛，行步困难；用巴戟天45克，怀牛膝

90 克，羌活 45 克，桂心 45 克，五加皮 45 克，杜仲 60 克（炒黄去粗皮），干姜 45 克（炮姜），上药共研细末炼蜜为丸，丸如梧桐子大。1 日 2 次，饭前，用黄酒送服。②治肾虚老人衰弱，足膝痿软，步履困难；用巴戟天 10 克，熟地黄 12 克，人参 5 克，菟丝子 6 克，补骨脂 6 克，小茴香 2 克，水煎服，每天 1 剂，可达补肾壮腰之效。③巴戟熟地酒，治疗肾阳欠虚，阳痿早泄，腰膝酸软。用巴戟天 60 克，熟地黄 45 克，枸杞子 30 克，制附子 20 克，甘菊花 60 克，川椒 30 克。将巴戟天去心，川椒去目。上六味药共捣碎，置于净瓶中，用酒 3 斤浸之，封存 5 日后，去掉药渣备用。每日早、晚各 1 次，每次空腹时温饮 1~2 小盅或适量饮。④治疗小便不禁：益智仁、巴戟天（二味均用酒及大青盐煮）、桑螵蛸、菟丝子（酒蒸）各等量，共为细末，酒煮糊为丸，制丸如梧桐子大，每次服 20 粒，淡盐水送服。

巴戟天伪品及误用品的鉴别

巴戟天性味辛、甘，温，有较好的补肾壮阳功能，因此在一些地方发现羊角藤、假巴戟，铁箍散等品种充巴戟天使用。在陕西省中药质量大检查中，发现全省内有 36 个县使用的巴戟天不是正品，而是羊角藤，因而在应用时要注意鉴别。

羊角藤《广西药植名录》

【来源】
为茜草科植物羊角藤 *Morinda Umbellata* L.

【异名】
红头根、牛的藤、山八角、白面麻、穿骨虫、放筋藤。

【鉴别特征】
干燥的根呈圆柱形，略弯曲，直径约 1~1.5 厘米。表面灰黄色或暗灰色，有的略紫，具不规则皱纹和较粗的横纹及横裂纹，有的皮部横向断离露出木心，形成长短不等的节状。质坚硬，断面皮部厚仅 0.1~0.4 厘米，呈淡紫色，木心直径 0.5~1.4 厘米，呈黄棕色，齿轮状。味淡而微涩，嚼之有砂砾感。亦有的以"巴戟肉"销售，呈卷筒状，长短不等，或为片块状，厚约 0.1~0.3 厘米。

【主要成分】 根及茎含 2-羟基蒽醌、甲基蒽醌、茜素等。

【性味功能主治】 辛，微甘，温。主治风湿痛，关节肿痛。肾虚腰痛。

假巴戟《中药真伪鉴别》

【来源】
为茜草科植物假巴戟 *Morinda shughuaeusis* G. Y. Chen et M. S. Huang 的根或根皮。

【鉴别特征】
本品与巴戟天相近似，不同特点为小枝和叶被毛较少，叶片光亮，花果有较长的梗萼近平截，稀被毛。种子横切面呈"十"字状。

干燥的根呈长圆柱形或不规则片状、槽状，直径1.5~2厘米，外表面灰褐色，粗糙，有纵皱纹，具少数横溢纹。皮部菲薄．松脆，揉之易脱落。木心发达，约占直径的80%以上，不易折断，断面粗糙，木部呈放射状。无臭，味淡、微甜。

本品的性味功能主治有待研究。

铁箍散《陕西中草药》

【来源】

为木兰科植物铁箍散 Schisahdra Propinqua（Wall.）Baill. var. Sinensis Oliv. 的根或藤茎。

【异名】

珠蕊五味子。

【鉴别特征】

藤茎圆柱形，细长弯曲，直径0.3~0.5厘米，表面棕红色或棕褐色，具纵皱纹，分枝断痕和疣状突起，有的从节痕处横裂，露出木质心，形成长短不等的节，状如连珠。质坚韧，折断面皮部粉性，棕褐色，木部粉白色。气香微苦辛，嚼之发粘。

【性味功能主治】辛、苦、微温。祛风活血，消肿止痛。治风湿疼痛，骨折等。

注　有一种紫草科植物大玻璃草在部分地区也叫铁箍散，其性味苦、寒，功能主治也不相同。

肉苁蓉《神农本草经》

【来源】

为列当科植物肉苁蓉 Cistanche deserticola Y. C. Ma 的带鳞叶的干燥肉质茎。始载于《神农本草经》列为上品。为较常用中药。因补而不峻，有从容和缓的作用，且肉质，故名肉苁蓉。

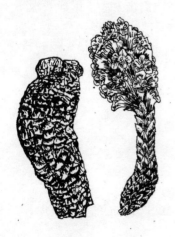

图51　肉苁蓉

【异名】

苁蓉、大芸、寸芸、甜大芸、咸大芸、淡苁蓉、地精、金笋、肉松蓉。

【鉴别特征】

多年生肉质寄生草本，高80~130厘米，茎肉质肥厚，扁平不分枝，宽5~9厘米，厚2~5厘米。叶密集，螺旋排列，肉质鳞片状，黄色，无叶柄，基部叶三角卵形，1~2厘米，最宽约1厘米，上部叶渐窄长，三角披针形，长达2厘米，背部被白色短毛，边缘毛稍长。5~6月，花茎由茎顶抽出，粗状扁圆形，径3~7厘米，叶三角窄披针形，较茎生叶稍稀疏，背部及叶缘均有白毛；穗状花序粗大顶生，长10~20厘米，径5~8厘米，花下有苞片 1，与叶同形，但毛被向上渐少，小苞片 2，与花萼基部合生，椭圆窄线形，先端渐尖，背面被白毛；花萼 5 裂，有绿毛；花冠管状钟形，上部有 5 裂片，裂片蓝紫色；雄蕊 2 对，花丝基部有毛，花药箭形，被长毛；子房长卵形，花柱细长，柱头倒三角形。果期 7~8 月，蒴果 2 裂，种子极多，细小。

【药材鉴别】

甜苁蓉：生于盐碱地，红沙地戈壁滩一带，寄生在盐爪爪、着叶盐爪等植物的根上。干肉茎呈圆柱状或略扁。根部粗而上端渐细，略弯曲，长 10~30 厘米，直径 3~5 厘米，表面灰棕色，密披肥厚的肉质鳞片，呈覆瓦状排列。本品特征：质坚实，有韧性，肉质带油性，不易折断，断面棕红色，有花白点或裂隙，外形密披覆瓦鳞片状。气微，味微甜。以粗肥、条匀、断面棕色、质厚不空者为佳。

咸苁蓉：外形与甜苁蓉相同，但外表黑褐色，质较软，满披盐霜，断面黑色。气微，味咸，以肉质条粗长，色黑，柔润者为佳。

迷肉苁蓉：生于湖边砂地，寄生于琐琐植物的根上。呈圆柱形。根部膨大，向上渐细，常同咸苁蓉混用。

【主要成分】 肉苁蓉含有微量生物碱及结晶性中性物质，含列当素肉苁蓉碱、肉苁蓉甙、肉苁酸，并有糖反应。

【含量测定】 照高效液相色谱法（附录Ⅵ D）测定。

色谱条件与系统适用性试验 以十八烷基硅烷键合硅胶为填充剂；以甲醇为流动相 A，以 0.1% 甲酸溶液为流动相 B，按下表中的规定进行梯度洗脱；检测波长为 330nm。理论板数按松果菊苷峰计算应不低于 3000。

时间（分钟）	流动相 A（%）	流动相 B（%）
0~17	26.5	73.5
17~20	26.5→29.5	73.5→70.5
20~27	29.5	70.5

对照品溶液的制备 取松果菊苷对照品、毛蕊花糖苷对照品适量，精密称定，加 50% 甲醇制成每 1ml 各含 0.2mg 的混合溶液，即得。

供试品溶液的制备 取本品粉末（过四号筛）约 1g，精密称定，置 100ml 棕色量瓶中，精密加入 50% 甲醇 50ml，密塞，摇匀，称定重量，浸泡 30 分钟，超声处理 40 分钟（功率 250W，频率 35kHz），放冷，再称定重量，加 50% 甲醇补足减失的重量，摇匀，静置，取上清液，滤过，取续滤液，即得。

测定法 分别精密吸取对照品溶液与供试品溶液各 10μl，注入液相色谱仪，测定，即得。

本品按干燥品计算，肉苁蓉含松果菊苷（$C_{35}H_{46}O_{20}$）和毛蕊花糖苷（$C_{29}H_{36}O_{15}$）的总量不得少于 0.30%；管花肉苁蓉含松果菊苷（$C_{35}H_{46}O_{20}$）和毛蕊花糖苷（$C_{29}H_{36}O_{15}$）的总量不得少于 1.5%。

【性味功能主治】 甘、碱、酸，温。温肾壮阳，润肠通便，补肾益精。主治肾虚阳痿，腰膝冷痛，遗精早泄，女子不孕，带下血崩，肠燥便秘。本品可"大补壮阳、养五脏、益精气、多子"。是治疗肾亏阳萎，腰膝冷痛及女子不孕，或体质虚弱的大便秘结等症常用佳品。

【用法与用量】内服，煎汤，6～10克，或入丸剂。

【宜忌】胃弱便溏，阴虚火旺者不宜服。肠胃有实热之大便秘结者也不宜用。

【单方验方与饮食疗法】①治疗老年津枯，产后血虚，热病津伤之便秘；用肉苁蓉30克，水煎服。也可以用黑芝麻90克，火麻仁45克，当归60克，研末蜜丸，丸重9克，日服2丸。效果更佳。②强筋健髓：苁蓉、鲜鱼共为末，黄精酒丸服之。③治疗肠燥便秘：肉苁蓉30克，当归15克，水煎服。④治疗肾虚亏精男子阳痿尿频，用大芸80克，熟地60克，五味子40克，菟丝子20克，共研细末，酒熟山药糊为丸，1日2次，1次9克。⑤治疗老年性气虚、血虚所致的便秘。可用肉苁蓉煮猪肉汤服。⑥肉苁蓉粥治肾虚阳痿、阳虚便秘。将肉苁蓉30克先入砂锅，煮烂，去药渣，再将粳米50克，羊肉60克煮粥，待粥将快熟时下葱、姜、盐、味精，煮2～3沸即成。喝粥食肉。1日2次。⑦苁蓉强壮酒治肝肾虚损，腹胁疼痛，下元虚冷。大云50克，川牛膝40克，菟丝子20克，制附子20克，椒红30克，肉豆蔻20克，补骨脂20克，枳实20克，巴戟天30克，木香15克，鹿茸10克，肉桂20克，蛇床子20克，炮姜20克。

将补骨脂炒香，巴戟天炒黄，鹿茸去毛酥炙，然后再将十四味药共捣细碎，用白布包好，置于净器中，以好酒3斤浸，密封8日即可食之。1日2次，1次1～2杯，早晚空腹服。⑧肉苁蓉饮治肾虚白带多，或早婚分娩次数过多，损伤肾气；带下清稀，淋漓不断，腰痛如折。用肉苁蓉20克，水煎，每日早、晚服1次。

附：含肉苁蓉成分的中成药

苁蓉补肾丸《全国医药产品大全》

【药物组成】肉苁蓉、熟地黄、菟丝子各300克，酒蒸山药150克，五味子、枸杞子各50克。

【功能】补肝益肾，壮阳。

【主治】肝肾亏损，筋骨酸软，四肢无力，阳痿滑泄，女子崩带，老年体弱。

【方药分析】肉苁蓉、菟丝子补肾助阳；熟地黄补血益肾；枸杞子、五味子补肾益阴，涩精；山药补气。

【用法与用量】内服，1日2次，1次15～20粒，或5～8克。

苁蓉健肾丸《山东省药品标准》

【药物组成】肉苁蓉500克，熟地黄250克，莲须、炒菟丝子各150克，茯苓、锁阳、何首乌（酒蒸）、炙淫羊藿、炒白术各100克，炒枣仁25克，羊睾丸、羊鞭2副，猪脊髓1条。

【功能】补肾壮阳。

【主治】肾虚腰痛，阳痿遗精。

【方药分析】大芸、锁阳、菟丝子、淫羊藿、羊睾丸、羊鞭补肾壮阳；熟地黄、何首乌、猪脊髓益肾补血；茯苓渗湿；白术健脾补气；酸枣仁安神。

【用法与用量】内服，1日2次，1次5~10克，用淡盐水或温开水送服。

滋阴补肾丸《广西药品标准》

【药物组成】肉苁蓉、熟地黄各120克，菟丝子、茯苓、山药、泽泻、巴戟天各60克；枸杞子、黄柏、山萸肉、知母、牡丹皮各45克。

【功能】滋阴补肾。

【主治】肾阴不足头晕目眩，自汗盗汗，腰脊酸痛。

【方药分析】熟地黄滋阴益髓为主，山萸肉酸温滋肾益肝，山药滋肾补脾，共成三阴并补以收补肾治本之功，更用泽泻配熟地降泻肾浊，丹皮配山萸肉以泻肝火，茯苓配山药渗脾湿，使补而不滞；更用知母、黄柏降上炎之火，枸杞子、菟丝子、肉苁蓉、巴戟天补肾益精。增强本方滋补之功。

【用法与用量】内服，1日2次，1次9克。

滋阴健肾丸《经验良方》

【药物组成】熟地黄、山药（炒）、茯苓、大枣（去核）各60克；淮牛膝、枸杞子、山茱萸、杜仲（盐炒）、远志、巴戟天、五味子、茴香（盐炙）、楮实子、肉苁蓉各40克，菖蒲20克。

【功能】温胃补脾，养血益精。

【主治】脾肾虚损，腰膝酸软痛，阳痿遗精，耳鸣目眩，精血亏耗，身体瘦弱，食欲减退，牙根酸痛。

【方药分析】地黄、牛膝、杜仲、山茱萸、五味子、杞子滋肾，填精生髓；巴戟天、肉苁蓉、茴香、菖蒲、远志、山药、茯苓、楮实子、大枣温补脾肾助阳，全方合奏养血益精之效。达到还少之功，本方又名（还少丹）。

【用法与用量】内服，1日2次，1次1丸（蜜大丸）。

【宜忌】外感表证及热证者忌用。

滋补肝肾丸《医方集成》

【药物组成】熟地黄、枸杞子各200克，山药、杜仲（盐水炒）、川牛膝各150克，楮实子、肉苁蓉（酒制）、五味子、山茱萸、巴戟天、小茴香（盐水炒）、茯苓、远志（甘草水制）各100克，石菖蒲、甘草各50克。

【功能】滋补肝肾，养血益精。

【主治】肝肾阴虚，精血不足，头晕耳鸣，心悸健忘，腰痛体倦，遗精盗汗。

【方药分析】同滋阴健肾丸。

【用法与用量】内服，1次9克（1丸），1日2次。

滋肾丸《辽宁省药品标准》

【药物组成】熟地黄400克，生地黄、川芎、当归、茯苓、黄芪、党参、肉苁蓉（制）、锁阳、怀牛膝、陈皮、麦冬、天冬、甘草、续断、巴戟天、枸杞子、覆盆子、五味子、小茴香（盐炒）、补骨脂（盐水炒）、炒芦巴子（炒）、炒白术、炒芡实米、楮实子、菟丝子（炒）各80克，青椒、大青盐各40克。

【功能】补肾助阳，填精益髓。

【主治】肾阳虚，腰腿酸软，阳痿早泄，梦遗滑精，神疲体倦。

【方药分析】熟地、生地、天麦冬、枸杞、五味子、当归滋阴补肾，添精生髓，滋补肾中之阴；更用肉苁蓉、锁阳、续断、巴戟天、覆盆子、补骨脂、芦巴子、楮实子、菟丝子补肾阳，强筋骨，温补肾中之阳；合用则阴阳并补，重在补阳，即古人云"善补阳者，必阴中求阳，则阳得阴助则生化无穷"之义。肾阳虚，失于温煦，脾胃健运无力，故方中又配党参、黄芪、白术、茯苓、陈皮、山药、甘草补气健脾，以助运化；更用小茴香、青椒、大青盐等辛热之品，温肾助阳，以加强本方助阳之力；加入芡实收涩止遗；川芎、牛膝活血行气，用于滋补方中，使补而不滞。

【用法与用量】内服，1次1丸（10克），1日2次。

仙茅《海药本草》

【来源】

为石蒜科植物仙茅 *Curculigo orchioides* Gaertn. 的干燥根茎。始载于《雷公炮炙论》，因其叶似茅，久服轻身，故名仙茅。为不常用中药。

【异名】

独茅根、独毛、地棕、仙茅参、仙茅根、独脚仙茅。

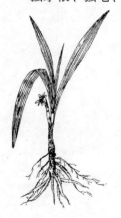

图52 仙茅

【鉴别特征】

为多年草本。根茎延长，长达20～30厘米，粗壮，肉质，圆柱状，直立入地，外皮褐色或棕褐色，内部肉白色，地上茎不明显，叶基生，3～6片，条状披针形至披针形，长15～25厘米，宽1～2厘米，先端渐尖，基部下延成柄，柄基部扩大成鞘，鞘成紫红色，叶脉显明，有中脉，两面疏生柔毛。后渐光滑。花腋生，6～8月开花，花梗长1～2.5厘米，藏于叶鞘内，不出土；花杂性，上部为雄性花，下部为两性花，苞片披针形，长3～5厘米；绿色，膜质，被长柔毛，花的直径1厘米，花被下部细长管状，长约2厘米或更长，上部6裂，裂片披针形，长8～12厘米，内面黄色，外面白色，有长柔毛。浆果椭圆形，稍肉质，长约1.2厘米，不开裂，种子有光泽，黑色。

【药材鉴别】

干燥的根茎呈圆柱形，略弯曲，两端平，长3－8厘米，直径3～8毫米。表面棕褐色，粗糙，皱缩不平，有细密而连续的横纹，并散布有不明显的细小圆点状皮孔。本品特征：质坚而脆，易折断，断面平坦，带颗粒性状（蒸煮后透明状），皮部浅灰棕色，靠近中心处色较深，微有辛香气，味微苦辛。以条根粗匀、质坚脆、表面黑褐色者为佳。

【主要成分】 含黏液质，水解后产甘露糖、葡萄糖及含葡萄糖醛酸，还含有鞣质、脂肪，及树脂、淀粉等。

【含量测定】 照高效液相色谱法（附录Ⅵ D）测定。

色谱条件与系统适用性试验 以十八烷基硅烷键合硅胶为填充剂；以乙腈-0.1%磷酸溶液（21：79）为流动相；检测波长为285nm。理论板数按仙茅苷峰计算应不低于3000。

对照品溶液的制备 取仙茅苷对照品适量，精密称定，加甲醇制成每1ml含70μg的溶液，即得。

供试品溶液的制备 取本品粉末（过三号筛）约1g，精密称定，精密加入甲醇50ml，称定重量，加热回流2小时，取出，放冷，再称定重量，用甲醇补足减失的重量，摇匀，滤过。精密量取续滤液20ml，蒸干，残渣加甲醇溶解，转移至10ml量瓶中，加甲醇至刻度，摇匀，滤过，取续滤液，即得。

测定法 分别精密吸取对照品溶液与供试品溶液各10μl，注入液相色谱仪，测定，即得。

本品按干燥品计算，含仙茅苷（$C_{22}H_{26}O_{11}$）不得少于0.10%。

【性味功能主治】 辛，温，有小毒。壮肾阳，强筋骨，补命门火，散寒除湿，抗菌、解毒，治慢性肾炎，阳痿，滑精，腰膝酸痛。神经衰弱，失眠，风湿痹痛，月经不调，妇女更年期高血压。

【用法与用量】 内服，5～10克，入丸、散，外用。

【宜忌】 凡阴虚火旺，内有热证者不宜服。本药有小毒，不宜久服或过量服。

【单方验方与饮食疗法】 ①治妇女绝经期综合征：用仙茅、淫羊藿、巴戟天、当归、知母、黄柏；偏阳虚者仙茅、淫羊藿各用10克，偏阴虚者可加龟版、生地，可不用巴戟天。症见头晕耳鸣可加女贞子、枸杞子；头痛可加蔓荆子、沙苑子；失眠加首乌藤、合欢皮；气短无力汗多加党参、茯苓、白术；泛恶，加陈皮、姜半夏、姜竹茹；症见浮肿加茯苓、薏苡仁、车前子等。药用量适症而定，一般可用6～9克。每日1剂，水煎服。②治肾虚阳痿：用仙茅、金樱子各15克。炖肉吃。③治疗性机能低下，阳痿不举：用仙茅10克，淫羊藿15克，枸杞子、菟丝子各10克，水煎服。④治疗血清胆固醇过高症：用仙茅、徐长卿、五指毛桃、何首乌各15克；楤木9克，水煎服，每日1剂。30天为一疗程。⑤治疗老年遗尿：用仙茅30克，泡酒服。⑥治疗肾虚所致腰膝冷痛或寒湿痹痛：用仙茅 10 克，薏苡仁 15 克，桂枝 9 克，细辛 3 克，木瓜 10 克，菝葜60 克，水煎后浓缩为稠汁，冲鸡蛋 2 个服用，均见良效。⑦二仙粥治内分泌失调所致的肥胖及绝经期综合征，以兴阳泻水，调节阴阳。仙茅 15 克，仙灵脾 15 克，巴戟天 15 克，黄柏 15 克，知母 12 克，当归 10 克，粳米 60 克。

将药物煎水，滤去药渣，用药液熬粳米粥。1 日 2 次，早晚吃一碗。食时可加适量红糖或蜂蜜以调其苦味。不宜加白糖。⑧二仙加皮酒，治肝肾阳虚，寒湿痹痛。症见腰膝筋脉拘急，肌肤麻木，关节不利，阳痿早泄，子宫寒冷不孕。用仙茅 90 克，仙灵脾 120 克，五加皮 90 克。将仙茅用米泔水泡，去尽赤水，晒干，五加皮用酒洗净，仙灵脾洗净后，三味药共粗碎，用纱布包好，置入净坛内加酒 3 斤，浸 7 天后可开封去药渣备用。早晚各饮 1～2 盅，疗效较好。

杜仲《神农本草经》

【来源】

为杜仲科杜仲属植物杜仲 *Eucommin ulmoides* Oliv. 的树皮。历代本草均有收载。野生与栽培均有，古代有杜仲（人名）因服此药得道，而得其名。列为上品，为常用中药。

【异名】

思仙、思仲、石思仙、木绵、檰、丝连皮、丝楝树皮、扯丝皮、丝棉皮、棉树皮、川杜仲、绵杜仲、厚杜仲、玉丝皮。

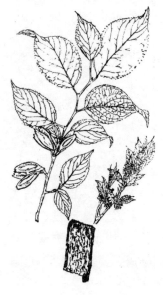

图 53 杜仲

【鉴别特征】

落叶乔木，高达 20 米。枝、叶、树皮、果皮内含橡胶，折断面有很多银白色细丝，故俗称"扯丝皮"。树皮灰色，小枝淡褐色或黄褐色，具细小而明显的皮孔。单叶互生，具短柄；柄长 1～2 厘米；叶椭圆形或椭圆状卵形，长 6～13 厘米，宽 4～7 厘米。先端渐尖，基部宽楔形，边缘具锯齿，有时略呈钩状，幼叶上面疏被柔毛，下面毛较密，老叶上面光滑。花单性，雌雄异株，无花被，春、夏先叶开放或与叶同时开放，单生于小枝基部；雄花苞匙状倒卵形；雄花有雄蕊 6～10 个，花药条形，花丝极短；雌花具短花梗，子房窄长，顶端有 2 叉状花柱。翅果扁而薄，长椭圆形。种子 1 粒。花期 4～5 月，果期 9 月。

【药材鉴别及等级分类】

干燥的杜仲树皮为扁平的板片状或两边稍向内卷，大小厚薄不一，厚约 3～8 毫米，外表灰褐色，平坦或粗糙，有明显的纵皱裂槽纹，薄树皮有斜方形横裂的皮孔，有时可见淡灰色地衣斑，内表面暗紫色，光滑。本品特征：外皮粗糙，折断面有光亮银白色丝。气微，味稍苦，嚼之有胶状残余物。以身干、皮厚、块大、断面白丝多、内皮暗紫色者为佳。商品分为特等和 1~3 等。

特等：呈平板状，两端切齐，去净粗皮，表面呈灰褐色、质脆、断处有胶丝相连，整张长 70~80 厘米，宽 50 厘米以上，厚 0.7 厘米以上，碎片不超过 10%，味微苦。一等：整张长 40 厘米以上，宽 40 厘米以上，厚 0.5 厘米以上，碎片不超过 10%，其余同特等。二等：呈板片状或卷曲状，内面清褐色，整张 40 厘米以上，宽 30 厘米以上，厚 0.3 厘米以上，碎片不超过 10%，其余同一等。三等：凡不符合特等、一、二等标，厚度最薄不得小于 0.2 厘米．包括枝皮、根皮、碎块，均属此等。

出口药材每张均须"修口"（修边），等级分类：

一等：为厚杜仲，皮肉应肥厚，刮去粗皮呈黄褐色，无霉点及碎筒，最小块 15 平方厘米以上。二等：厚杜仲，除厚 0.5 厘米外，均按上述要求。三等：厚杜仲，均按上述要求。

一等：薄杜仲，除厚 0.3 厘米以下外，均按上述要求。二等：薄杜仲，除厚 0.2 厘米左右外，均按上述要求。

【主要成分】树皮含杜仲胶约 10~12%，为易溶于乙醇，难溶于水的硬性树胶，属于硬橡胶类。树皮含树脂、柔质，此外还含糖甙、生物碱、果胶、脂肪、树脂、有机酸、酮糖、维生素 C、醛糖、绿原酸。叶含山奈醇、咖啡酸、酒石酸、还原糖。

种子含大量脂肪油，主要为亚油酸脂、维生素 C 及微量生物碱。全株植物均含桃叶珊瑚甙。此外含有松脂醇二葡萄糖甙、山奈酚、杜仲甙、筋骨草甙等。

【含量测定】照高效液相色谱法（附录Ⅵ D）测定。

色谱条件与系统适用性试验 以十八烷基硅烷键合硅胶为填充剂；以甲醇-水（25：75）为流动相；检测波长为 277nm。理论板数按松脂醇二葡萄糖苷峰计算应不低于 1000。

对照品溶液的制备 取松脂醇二葡萄糖苷对照品适量，精密称定，加甲醇制成每 1ml 含 0.5mg 的溶液，即得。

供试品溶液的制备 取本品约 3g，剪成碎片，揉成絮状，取约 2g，精密称定，置索氏提取器中，加入三氯甲烷适量，加热回流 6 小时，弃去三氯甲烷液，药渣挥去三氯甲烷，再置索氏提取器中，加入甲醇适量，加热回流 6 小时，提取液回收甲醇至适量，转移至 10ml 量瓶中，加甲醇至刻度，摇匀，滤过，取续滤液，即得。

测定法 分别精密吸取对照品溶液与供试品溶液各 10μl，注入液相色谱仪，测定，即得。

本品含松脂醇二葡萄糖苷（$C_{32}H_{42}O_{16}$）不得少于 0.10%。

【性味功能主治】苦、微辛、温。滋补肝肾，强筋骨，安胎止血，降血压，抗动脉硬化。主治肝肾风虚，腰膝酸痛，足膝痿弱，小便频数，胎动不安，阴部湿痒，高血压，头晕，目眩。

【用法与用量】内服，入汤剂 10~15 克，酒浸，入丸、散。治肾虚劳，多用杜仲炭。

【宜忌】 阴虚火旺者不宜用，如果有口渴、口苦、小便黄赤等热性症状，不宜服用。

【单方验方与饮食疗法】 ①治疗突然腰痛不可忍：杜仲炭60克，丹参60克，川芎45克，桂心30克，细辛1克，上药共轧细末，每次服12克，用酒调服，饭前温服。②治疗习惯性流产：杜仲9克，续断15克，山药12克，水煎服，效果良好。③杜仲茶：用杜仲6克，高级绿茶6克，每日1剂，用开水冲泡，加盖5分钟后可饮用。代茶饮。肝肾不足补其虚，强筋骨降血压。最适宜高血压合并心脏病患者饮用。④治疗阴虚阳亢所致的高血压病：用杜仲炭12克，桑寄生15克，生牡蛎20克，杭菊花、枸杞子各10克，水煎服，每日1剂。服药11天血压就会明显下降，自觉症状明显改善。⑤治疗腰痛：杜仲炭10克，大茴香10克，川木香3克，水1盅，酒半盅，煎服，每日1剂，渣再煎。

附：含杜仲成分的中成药

杜仲丸《全国中成药产品集》

【药物组成】 盐杜仲、牛膝、寄生、羌活、独活、当归、生地黄、制草乌、制附子。

【功能】 祛风散寒，舒筋活络。

【主治】 肢体麻木，半身不遂，腰酸，腿痛，顽固性头痛，头昏。

【方药分析】 杜仲补肝肾，强筋骨；羌活、独活祛风湿散寒活络；寄生、牛膝、当归、制草乌、制附子活血通络，散寒祛风。

【用法与用量】 内服，1日3次，1次2~4片（丸剂1次服2丸）。

杜仲片《湖北省药品标准汇编》

【药物组成】 杜仲叶1260克，杜仲540克。

【功能】 补肝肾，强筋骨，降血压。

【主治】 治疗腰膝酸软，肾虚腰痛，高血压症。

【方药分析】 杜仲有补肝肾，强筋骨，降血压的功效。

【用法与用量】 内服，1日3次，1次4片。

杜仲叶止血粉《全国医药产品大全》

【药物组成】 杜仲叶。

【功能】 止血生肌。

【主治】 用于小伤口出血。

【方药分析】杜仲叶有强筋骨，止血生肌之功。

【用法与用量】外用适量，把粉直接洒在伤口上，然后用纱布包扎。

杜仲叶冲剂《全国中成药产品集》

【药物组成】杜仲叶。

【功能】补肝肾，强筋骨，降血压，安胎气。

【主治】肾虚腰痛，腰膝无力，胎动不安，先兆流产，以及高血压症。

【方药分析】取其补肝肾，强筋骨，降压安胎之功效。

【用法与用量】温开水冲服，1日2次，1次1袋。

杜仲地黄丸《全国产品大全》

【药物组成】熟地黄120克，枸杞子，怀山药各90克，盐杜仲、茯苓、肉苁蓉、楮实子、山萸肉、牛膝、五味子、小茴香、远志、巴戟天、大枣（去核）各60克，石菖蒲30克。

【功能】补肾固精，益心健脾。

【主治】饮食减退，潮热盗汗，神衰力弱，腰酸体倦，遗精滑精。

【方药分析】杜仲补肝肾，强筋骨；熟地黄补精血；枸杞子补肾阴；巴戟天、肉苁蓉助肾阳；大枣、山药健脾补气；菖蒲开心窍；茯苓利水湿；五味子、山茱萸、楮实子滋肾涩精；牛膝活血祛瘀；小茴香温；远志安神。

【用法与用量】内服，1日2次，1次6~9克。温开水送服。

杜仲冲剂《全国中成药产品集》

【药物组成】杜仲。

【功能】补肝肾，强筋骨，安胎。

【主治】肾虚腰痛，腰膝无力，胎动不安，先兆流产。

【方药分析】杜仲有补肝肾，强筋骨，安胎之功效。

【用法与用量】内服，1日2次，1次1袋。

杜仲补天素《全国中成药产品集》

【药物组成】杜仲、巴戟天、淫羊藿、柏子仁、山萸肉、山药、枸杞子。

【功能】补益肝肾，壮腰安神，补肾壮阳。

【主治】肝肾不足，腰酸背痛。

【方药分析】杜仲补肝肾，强筋骨；巴戟天、淫羊藿补肾壮阳；山茱萸、山药、枸杞子、柏子仁补脾胃，益肺肾滋阴安神。

【用法与用量】内服，1日3次，1次2~4片。

杜仲补腰合剂 《湖北省药品标准汇编》

【药物组成】略。

【功能】补肾强身，补中益气。

【主治】肾虚腰腿疼痛，疲劳无力，精神不振，小便频数。

【用法与用量】内服，1日2次，1次20~40毫升。

杜仲虎骨丸 《全国中成药产品集》

【药物组成】杜仲、人参、虎骨、三七、细辛、乌梢蛇、金铁锁、川芎、'当归、秦艽、独活、白术、狗骨胶、桑白皮、石楠藤、淫羊藿。

【功能】益气健脾，养肝壮腰，活血通络，强健筋骨，祛风除湿。

【主治】风湿痹痛，筋骨无力，屈伸不利，步履艰难，腰膝疼痛，畏寒肢冷。

【方药分析】杜仲、淫羊藿、虎骨补肝肾，强筋健骨；金铁锁、石菖蒲、石楠藤、独活、狗骨胶、三七、当归、活血祛风通络；佐人参、白术健脾益气。

【用法与用量】内服，1日3次，1次5粒。

杜仲酊 《天津市药品标准》

【药物组成】杜仲100克（轧粗粉），乙醇（50%）适量。

【功能】补肝肾，强筋骨。

【主治】治疗高血压症。

【方药分析】杜仲有补肝肾，强筋骨，降血压的功效。

【用法与用量】内服，1日3次，1次2~3毫升。

【宜忌】阴虚火旺者慎服。

杜仲药酒 《全国中成药产品集》

【药物组成】杜仲、狗脊、熟地黄、党参、淫羊藿、当归、川牛膝。

【功能】温补肝肾，补益气血，强筋壮骨，祛风除湿。

【主治】肝肾阴虚，筋骨疲弱，风寒痹痛，梦遗滑精。

【方药分析】杜仲补肝肾、强筋骨；党参、熟地、当归益气补血滋阴；佐狗脊、淫羊藿、川牛膝补肾壮骨，祛风除湿。

【用法与用量】内服，1日2次，1次10~20毫升。

杜仲降压片 《全国医药产品大全》

【药物组成】杜仲炭、益母草各470克，黄芩、钩藤、夏枯草各280克。

【功能】清肝热，降血压。

【主治】高血压症。

【方药分析】杜仲补肝肾，强筋骨；黄芩清热燥湿；双钩藤平肝息风；夏枯草清肝热散结；益母草活血化瘀。

【用法与用量】内服，1日3次，1次3~5片。

杜仲伪品及误用品的鉴别

杜仲为常用中药，正品应该有一种杜仲科植物杜仲的树皮。由于近些年来杜仲紧缺，有的地区出现了伪品或误用品，有的地区使用卫矛科多种植物的树皮和夹竹桃科多种植物的藤。如杜仲藤、金丝杜仲、银丝杜仲、毛杜仲藤、丝棉木、扶芳藤、紫花络石。这七种植物的性味功能主治与杜仲有所不同，有的品种还有小毒，会出现不良反应，可出现头晕、呕吐等症状。应注意鉴别。

杜仲藤《中药真伪鉴别》

【来源】

为夹竹桃科植物杜仲藤 *Parabarium micranthum*（A. Dc.）Pierre 的藤茎。四川地区代杜仲用。

【异名】

土杜仲、白杜仲、藤杜仲。

【药材鉴别】

藤茎粗细不一，皮薄，外皮灰褐色，擦破处呈红棕色，内表面黄棕色或红褐色，皮折断后有少许银白色富弹性的橡胶丝，丝较稀疏。中央木部黄棕色，密布小孔眼。气微，味微涩。

【性味功能主治】微苦、涩，温。通经活络，活血化瘀，行气止痛。主治风湿腰痛，肾亏腰痛。

金丝杜仲《云南中草药选》

【来源】

为卫矛科植物云南卫矛 *Eonymus yunnancnsis Franch.* 的根，茎。

【异名】

黄皮杜仲、棉杜仲。

【药材鉴别】

根呈圆柱形，外表面橙黄色或黄褐色，内表面淡黄色，折断面有弹性白丝。

【性味功能主治】苦，温，有毒。舒筋活血，止痛。治风湿疼痛，跌打损伤。

【用法与用量】内服，汤剂10~15克；或酒浸。也可研末调敷患处。

银丝杜仲

【来源】

为卫矛科植物游藤卫矛 *Euonymus vagans* Wall. 的树干皮。

【异名】

土杜仲。

【药材鉴别】

干燥的树皮，外表面灰色，平坦或粗糙，有明显的横纹。质脆，易折断，折断后有弹性白丝。

【性味功能主治】 祛风除湿，补肾。主治风湿性腰痛，肾虚腰痛，筋骨痿软等。

毛杜仲藤

【来源】

为夹竹桃科植物毛杜仲藤 *Parabarium huaitingii* Chun et Tsiang 的干燥茎皮和根皮。在广西部分地区混作杜仲药用。

【药材鉴别】

根皮呈浅褐色，茎皮为暗红褐色，老茎皮表面有棕色或灰白色斑点，折断面有白色胶丝。气微，味苦微辛。

【主要成分】 藤皮含有生物碱、酚类、有机酸、糖类。

【性味功能主治】 微苦、涩，温。通经活血，行气止痛。主治肾亏腰痛，风湿腰痛。

丝棉木

【来源】

为卫矛科植物丝棉木 *Euonymus bungeanus* Maxim. 的茎皮。曾在浙江等地混作杜仲入药。

【药材鉴别】

茎皮外表面灰色或灰褐色，内表面淡黄白色，折断面白色胶丝疏而较脆，几无弹性，拉长至 2 毫米即断，气微，味微甘。

【主要成分】 根皮、茎皮含橡胶，干皮含胶质。另含有卫矛醇。

【性味功能主治】 苦、涩、寒。有小毒。祛风活血，解毒止血。用于血栓闭塞性脉管炎、风湿性关节炎、腰痛、衄血、漆疮、痔疮。

扶芳藤 《本草拾遗》

【来源】

为卫矛科植物扶芳藤 *Euonymus fortunei*（Turcz.） 的藤皮。

【异名】

漭藤、岩青杠、岩青藤、万年青、卫生草、千斤藤、山百足、抬络藤、白对叶肾、对叶肾、白垟络、土杜仲、藤卫矛、尖叶爬行卫矛、攀缘丝棉木、坐转藤、小藤仲、爬墙虎、铁草鞋、换骨筋。

【药材鉴别】

干燥的藤茎皮呈板状或槽状，栓皮上附有多数气生根，栓皮上有黄白斑或条痕，栓皮剥落后，内呈红棕色，内表面浅黄棕色，有细纵纹。质脆，易折断，折断面纤维状，微有白色胶丝，拉之即断，极无弹性。微臭，味淡。

【主要成分】 含卫矛醇。种子含前番茄红素，和前 – r – 胡萝卜素。

【性味功能主治】 辛，平。舒筋活络，止血消瘀。主治腰肌劳损，风湿痹痛，咯血，月经不调，血崩，跌打骨折，创伤性出血。

【用法与用量】 内服，入汤剂或酒浸，如治疗腰肌劳损，取扶芳藤30克浸酒一周后，去渣饮酒。

【宜忌】 孕妇忌服。

紫花络石 《中草药汇编》

【来源】

为夹竹桃科植物紫花络石 *Trachelospermum axillare Hook. f.* 的藤皮。

【异名】

掰掰果、未角藤、车藤。

【药材鉴别】

干燥的藤呈双卷筒状或槽状。长短不等，厚2～4毫米。外表灰褐色，有较明显的突起的横长或圆形皮孔，并有微突起的横纹。内表面黄白色，有细纵纹。质硬而脆，易折断，折断时有白色胶丝，拉之即断，无弹性。无臭，味微苦。

【性味功能主治】 辛、微苦，温。有毒。解表发汗，通经活络，止痛。主治感冒，风湿，跌打劳伤，支气管炎，肺结核。

【用法与用量】 内服，煎剂1.5～3克，亦可研细面白开水送服，每次1～1.5克。

注：本品有中毒现象，中毒症状：心慌、汗多。

补骨脂 《雷公炮炙论》

【来源】

为豆科植物补骨脂 *Psoralea corylifolia* L. 的干燥果实。始载于《开宝本草》，因其功补肝壮肾、益精填髓，故名补骨脂，为较常用中药。苏颂谓："今岭外山坂间多有之。四川合州亦有，皆不及番舶者佳。茎高三四尺，叶小似薄荷，花微紫色，实如麻子，圆扁而黑，九月采"。

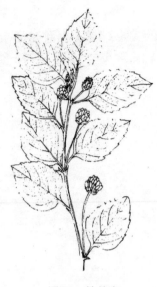

图 54 补骨脂

【异名】

破故纸、故子、黑故子、婆固脂、故韭子、和兰苋、怀故子、破骨子、胡故子、古固子、补骨鸱。

【鉴别特征】

一年生草本，高 0.4 ~ 1.5 米，全体被黄白色或棕黑色腺点。茎直立，枝坚硬单叶互生，枝端时有侧生小叶片；叶片宽卵形或三角状卵形，长 5 ~ 10 厘米，宽 5 ~ 8 厘米，先端稍尖或钝圆基部截形，边缘有不规则粗齿，近无毛，两面均有显著的黑色腺点。叶柄长 2 ~ 4 厘米，侧生小叶柄长 1 ~ 3 毫米。夏季 7 ~ 8 月开淡紫色或黄色花，花轴腋生，花冠蝶形，花柱丝形。果期 9 ~ 10 月，荚果椭圆形，有宿存花萼，果皮黑色，与种子粘贴，长约 5 毫米；熟后不开裂，种子 1，气香而腥。

【药材鉴别】

干燥的果实呈扁椭圆形或略似肾形，长 0.3 ~ 0.5 厘米，厚约 1.5 厘米。中间微凹，表面黑棕色，粗糙，具细微网状皱纹及细密的腺点，少数果实外皮灰棕色的宿萼。本品特征：果皮薄而粗糙，见网状点皱纹，与种皮不分离，剥开后内有种仁一枚，见子叶 2 片，淡棕色或淡棕黄色，富有油脂。气微香苦味。以粒大黑色，饱满坚实、无杂质者为佳。

【主要成分】含多种呋喃香豆素；补骨脂内脂（又叫补骨脂素，有增加皮肤黑色素的作用。）含挥发油、树脂、黄酮类化合物。种子含贝伐查耳酮、异贝伐钦、贝伐钦、贝伐钠尼，还含有棉子糖、脂肪油、豆甾醇等。

【含量测定】　照高效液相色谱法（附录Ⅵ D）测定。

色谱条件与系统适用性试验　以十八烷基硅烷键合硅胶为填充剂；以甲醇-水（55：45）为流动相；检测波长为 246nm。理论板数按补骨脂素峰计算应不低于 3000。

对照品溶液的制备　取补骨脂素对照品、异补骨脂素对照品适量，精密称定，分别加甲醇制成每 1ml 各含 20μg 的溶液，即得。

供试品溶液的制备　取本品粉末（过三号筛）约 0.5g，精密称定，置索氏提取器中，加甲醇适量，加热回流提取 2 小时，放冷，转移至 100ml 量瓶中，加甲醇至刻度，摇匀，滤过，取续滤液，即得。

测定法　分别精密吸取对照品溶液与供试品溶液各 5 ~ 10μl，注入液相色谱仪，测定，即得。

本品按干燥品计算，含补骨脂素（$C_{11}H_6O_3$）和异补骨脂素（$C_{11}H_6O_3$）的总量不得少于 0.70%。

【性味功能主治】辛，苦，大温。补肾助阳，暖脾止泻，固精缩尿，抗菌消炎，抗癌，止血，升血小板，强心，扩冠状动脉。治肾阳虚衰，腰膝酸痛，阳痿，遗精，老年遗尿，脾肾虚寒，五更泻，外用治白癜风，鸡眼，牛皮癣，秃发等。

【用法与用量】内服入煎剂，3～10克，入丸、散，或入酒浸搽之。

【宜忌】阴虚火旺者脾胃有病者慎用。

【单方验方与饮食疗法】①补骨脂酒治疗白癜风，牛皮癣，秃发等病症。用补骨脂40克（75%酒精100毫升），将补骨脂粗碎加入酒精瓶中，浸泡1周后过滤，再浓缩至量的1/3，涂搽患处，一般要持续数月可见效。同时配合晒日光20～30分钟。②治肾气虚冷，小便无度。破故纸（盐炒）、小茴香（盐炒）、共轧细面，酒糊为丸如梧桐子大。每服50粒～100粒。用淡盐水、温酒送服。⑧治疗青少年或成年人顽固性遗尿。用补骨脂12克，益智仁10克，山药15克，鸡内金10克，水煎服，每天1剂，效果较好。④治妊娠腰痛，痛不可忍。破故子适量，在瓦上炒香熟，轧成末，嚼胡桃1个，空心温酒调服。1日2次，1次9克。⑤固脂鸭治疗肾阴阳俱虚，肾不纳气，咳嗽气喘、咳血等症。用补骨脂100克，核桃肉100克，肥鸭1只，陈甜酒50毫升，好酱油20毫升。将鸭宰后，去毛及去内脏，洗净备用。核桃肉、补骨脂用酱油、甜酒拌和，填入鸭肚内，用线缝紧，用湿绵纸封固，放盆内，置锅内隔水蒸至极烂，去药袋即可食用。食肉喝汤，也可适当加味精。⑥补骨脂酒治肾虚腰痛，因房事过多或酒后同房肾气亏损；腰胀腰痛，身弱乏力，失眠。将补骨脂6克，研为细面，用酒调服。1日2次。

附：含补骨脂成分的中成药

四神丸（1）《内科摘要》

【药物组成】补骨脂、生姜各120克，肉豆蔻、五味子、吴茱萸各60克，大枣50枚。

【功能】温肾暖脾，固涩止泻。

【主治】脾肾虚寒，五更泄泻，不思饮食，食不消化，或腹痛肢冷，神疲乏力，舌质淡苔薄白，脉沉迟无力。

【方药分析】补骨脂辛苦大温，补命门之火，以温养脾土，李时珍谓"活肾泄"，故为主药；肉豆蔻辛温，温脾暖胃，涩肠止泻，配合补骨脂，则温肾暖脾，固涩止泻之功相得益彰，故为辅药；五味子酸温，固肾益气，涩精止泻；吴茱萸大热，温暖脾胃，以散阴寒，共为佐药；生姜温胃散寒，大枣补脾养胃，共为使药。

【用法与用量】内服，空心饭前服，1日2次，1次3～6克。

【宜忌】内有湿热或湿滞所引起泄泻禁服。

四神丸（2）《山东省药品标准》

【药物组成】补骨脂400克（盐炒），肉豆蔻（煨）、炙五味子、大枣（去核）各200克；吴茱萸100克。

【功能】、【主治】、【方药分析】 均同四神丸（1）方。

【用法与用量】 1日2次，1次6~9克。温开水送服。

四神丸（3）《澹寮方》

【药物组成】 炒破故子120克，肉豆蔻60克，炒小茴香30克，木香15克。

【功能】 温肾暖脾止泻。

【主治】 脾、肾虚寒泄泻。

【方药分析】 破故纸温肾温脾，配以肉豆蔻温脾暖和并涩肠，加茴香更助其温之力，少佐木香以防温涩太过。

【用法与用量】 内服，1日2次，1次30~50粒（梧桐子大小者）。淡盐水送下。

补骨脂伪品及误用品的鉴别

补骨脂因其功能而定名，是临床上较常用的中药。但在云南、四川、贵州等省发现将木蝴蝶作补骨脂混用，也有的地区与冬葵子混淆，但它们的来源，性味功能主治等方面也不相同，故不能混用或代用，用时应注意鉴别。

混淆品

木蝴蝶《纲目拾遗》

【来源】
为紫葳科植物木蝴蝶 *Oroxylum indicum*（L.）Vent. 的干燥成熟种子。

【异名】
千张纸、玉蝴蝶、云故子、云故纸、白玉纸。

【鉴别特征】
干燥的种子类椭圆形，扁平而菲薄，外种皮除基部外，三边延长成宽大的翅，呈半透明薄膜状，淡棕白色，有绢样光泽，并有放射状纹理，边缘多破碎。连翅种子长约5~8厘米，宽3~5厘米。剥去膜质的外种皮后，可见一层薄膜状的胚乳，紧裹于子叶之外。子叶2枚，黄白色，扁平似绢样。本品特征：形似白蝴蝶，质脆，胚根明显。气无，味微苦。以干燥、色白、大而完整者为佳。

【主要成分】 含木蝴蝶甙A、木蝴蝶甙B、黄芩甙元、特土甙、白杨素。

【性味功能主治】 味微甘、苦，凉。具有润肺，疏肝、和胃的功能。主治咽喉炎症、肺热咳嗽、胃痛、疮溃不敛等症。

混淆品

冬葵子《神农本草经》

【来源】

为锦葵科植物苘麻 *Abueilon theophrasei* Medic. 的干燥种子。弘景谓："以秋种葵，覆养经冬，至春作子者，谓之冬葵，入药性至滑利。"为少常用中药。

【异名】

蓖麻子、露葵、葵子、苘麻子。

【鉴别特征】

干燥的种子呈三角状或卵状扁肾形，一端较尖，长 3~6 毫米，短径 2.5~4.5 毫米，厚 1~2 毫米。表面暗褐色，有不明显的稀疏短毛，肾形凹陷处有线形的种脐、淡棕色。种皮坚硬、剥落后可见胚根圆柱形，下端渐尖，子叶心形，两片重叠，然后再折曲。气微，味淡。以身干、子粒饱满、灰褐色、无杂质者为佳。本品最易与补骨脂混淆，注意鉴别。

【主要成分】含脂肪油及蛋白质。花含花青素类。鲜冬葵含单糖、麦芽糖、淀粉。

【性味功能主治】甘，寒。滑肠通便，利尿、下乳。主治大便燥结，小便不利，淋病，水肿，乳闭肿胀等。

冬虫夏草《本草从新》

【来源】

为麦角菌科植物虫草属冬虫夏草 *Cordyceps sinensis*（Berk.）Sacc. 的子座及其寄生的干燥虫体。吴仪洛："产云、贵。冬在土中，身活如老蚕，有毛能动。至夏则毛出土上，连身俱化为草"。其冬季为虫、夏季为草，故名。为较常用中药。

【异名】

夏草冬虫、虫草、冬虫草。

【鉴别特征】

冬虫夏草，寄生在垫居于土中的鳞翅目蝙蝠蛾科蝙蝠蛾属昆虫绿蝙蝠蛾的幼虫体内，冬季菌丝侵入虫体，吸取养分，致使幼虫全体充满菌丝而死；夏季自虫体头部出生子座，露出土外，子座单生，细长如棒球棍状，全长 4~11 厘米，上部为子座头部，稍膨大，呈窄椭圆形，与柄部近等长或稍短，表面深棕色，断面白色；柄基部留在土中与幼虫头部相连，

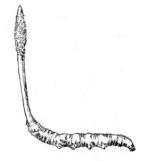

图 55　冬虫夏草

幼虫深黄色，细长圆柱状，长 3~5 厘米，有 20~30 环节，腹部有足 8 对，形略如蚕。

【药材鉴别与等级分类】

干燥的冬虫草体与菌座相连而成，全长 9~11 厘米，虫体如三眠老蚕，长 3~6 厘

米，粗约 0.4 ~ 7 厘米。表面棕黄色，粗糙，背部有许多横皱纹，腹部有 8 对足，中间 4 对足较明显。本品特征：体如蚕，质轻而脆，易折断，断面类白色，边周显深黄色，断面内心充实。虫体头部生出菌座呈棒状，弯曲，上部略膨大，表面灰褐色或黑褐色，长可达 4 ~ 8 厘米，气微臭，味淡。以虫体色泽黄亮、丰满肥大、断面黄白色，菌座短小者为佳。

等级分类；过去商品中只分为三等。

一等虫体完整，肥壮，坚实，色黄，子座短。

二等虫体完整肥壮，坚实，色黄，子座较长，

三等虫体不完整，予座较长，其他同二等。

现在冬虫夏草的等级方法较多，各地区有自己的等级分别方法掌握起来也很麻烦。散装野生冬虫夏草可分；

1. 选装野生藏冬虫夏草：选装野生冬虫夏草大体可分为 6 至 13 个级别。

2. 统装野生藏冬虫夏草：统装野生冬虫夏草大体可分为 8 至 19 个级别；

散装无包装野生藏冬虫夏草分为两大类：

第一大类为依据虫体外形大小分级的藏冬虫夏草，简称：选草；

第二大类为依据无分级的藏冬虫夏草，简称：统草。

无包装散货选装藏冬虫夏草等级参考为依据虫体外形大小，人工挑选分类分级的野生藏冬虫夏草又名：选装藏冬虫夏草或选装藏虫草。

1. 一级品（每公斤藏虫草条数在 1899 条内，水分含量不低予 3% 至不高于 5% 之间，已折断藏虫草条数不高于 3%）

2. 二级品（每公斤藏虫草条数在 1900 至 1999 条内，水分含量不低于 3% 至不高于 5% 之间，已折断藏虫草条数不高于 3%）

3. 三级品（每公斤藏虫草条数茬 1999 至 2099 条内，水分含量不低于 3% 至不高于 5% 之间，已折断藏虫草条数不高于 3%）

4. 四级品（每公斤藏虫草条数在 2100 至 2199 条内，水分含量不低于 3% 至不高于 5% 之间，已折断藏虫草条数不高于 3%）

5. 五级品（每公斤藏虫草条数在 2200 至 2299 条内，水分含量不低于 3% 至不高于 5% 之间，已折断藏虫草条数不高于 3%）

6. 六级品（每公斤藏虫草条数在 2300 至 2399 条内，水分含量不低于 3% 至不高于 5% 之间，已折断藏虫草条数不高于 3%）

7. 七级品（每公斤藏虫草条数在 2400 至 2499 条内，水分含量不低于 3% 至不高于 5% 之间，已折断藏虫草条数不高于 3%）

8. 八级品（每公斤藏虫草条数在 2500 至 2599 条内，水分含量不低于 3% 至不高于 5% 之间，已折断藏虫草条数不高于 3%）

9. 九级品（每公斤藏虫草条数在 2600 至 2699 条内，水分含量不低于 3% 至不高于 5% 之间，已折断藏虫草条数不高于 3%）

10. 十级品（每公斤藏虫草条数在 2700 至 2799 条内，水分含量不低于 3% 至不高于 5% 之间，已折断藏虫草条数不高于 3%）

11. 十一级品（每公斤藏虫草条数在 2800 至 2899 条内，水分含量不低于 3% 至不高于 5% 之间，已折断藏虫草条数不高于 3%）

12. 十二级品（每公斤藏虫草条数在 2900 至 2999 条内，水分含量不低于 3% 至不高于 50% 之间，已折断藏虫草条数不高于 3%

13. 十三级品（100% 已折断，水分含量不低于 3% 至不高于 5% 之间）。

【主要成分】 主要含虫草酸，粗蛋白，其分解产物为谷氨酸、苯丙氨酸、脯氨酸、缬氨酸、羟基缬氨酸、精氨酸、丙氨酸的混合物；高脂肪，其中含饱和脂肪酸（硬脂酸）、不饱和脂肪酸、D–甘露醇，又含冬虫草素。另含维生素 B_{12}。

【含量测定】 照高效液相色谱法（附录 VI D）测定。

色谱条件与系统适用性试验 以十八烷基硅烷键合硅胶为填充剂；以磷酸盐缓冲液（pH6.5）［取 0.01mol/L 磷酸二氢钠 68.5ml 与 0.01mol/L 磷酸氢二钠 31.5ml，混合（pH6.5）］-甲醇（85∶15）为流动相；检测波长为 260nm。理论板数按腺苷峰计算应不低于 2000。

对照品溶液的制备 取腺苷对照品适量，精密称定，加 90% 甲醇制成每 1ml 含 20μg 的溶液，即得。

供试品溶液的制备 取本品粉末（过三号筛）约 0.5g，精密称定，置具塞锥形瓶中，精密加入 90% 甲醇 10ml，密塞，摇匀，称定重量，加热回流 30 分钟，放冷，再称定重量，用 90% 甲醇补足减失的重量，摇匀，滤过，取续滤液，即得。

测定法 分别精密吸取对照品溶液与供试品溶液各 10μl，注入液相色谱仪，测定，即得。

本品含腺苷（$C_{10}H_{13}N_5O_4$）不得少于 0.010%。

【性味功能主治】 甘，温。补虚损，益精气，补肺益肾，止喘化痰。治肾虚喘咳，肺结核咳嗽，咯血，腰膝酸痛，阳痿，遗精。自汗盗汗，病后久虚不复。

【用法与用量】 内服，入汤剂 3~9 克，或入丸散。

【宜忌】 孕妇及有表证者慎服。

【单方验方与饮食疗法】 ①治疗肺结核咳嗽，冬虫草 5 克，贝母 6 克，沙参 12 克，杏仁麦冬各 10 克，水煎服。②治肾虚贫血，阳痿，遗精，冬虫草 15 克，炖肉或炖鸡服食。③治疗肺肾虚喘，喘咳见痰中带血。用冬虫草 6 克，阿胶 10 克，五味子 6 克，麦冬 12 克，水煎服，每日 1 剂。④用于免疫低下之习惯性感冒，冬虫草 10 克，代茶饮。⑤治疗肺癌，食道癌，用冬虫草 10 克，生地、麦冬、石斛各 15 克，水煎服，或代茶饮，3 个月 1 个疗程，有明显的效果。⑥虫草炖黄雀治疗肾精亏虚、肾阴阳俱虚之阳痿不举、早泄、精少等症。用冬虫草 6 克，黄麻雀 12 只，生姜 2 克，葱适量。

将黄麻雀去毛及内脏，洗净，切成块。放入沙锅内，加水适量炖 2 小时，以雀肉烂熟为度。雀肉同黄雀一齐食用，分多次吃完。⑦冬虫夏草酒治疗圆形脱发、脂溢性脱发、小儿头发生长迟缓。将 60 克冬虫草浸泡在 250 毫升白酒内，浸渍 7 日后可备用。用牙刷拈酒外戳 1~3 分钟，早晚各 1 次。

附：含冬虫草成分的中成药

冬虫夏草精胶囊《安徽省药品标准》

【药物组成】本品为虫草头孢菌粉制成的胶囊。

【功能】活血化瘀，安神。

【主治】心律失常及房性和室性早搏的心悸、心慌、脉结代。

【用法与用量】内服，1 次 2 粒，1 日 3 次。温开水送下。

【宜忌】孕妇慎服。

虫草人参酒《全国中成药产品集》

【药物组成】冬虫夏草、人参。

【功能】养血润肺，补肾壮阳。

【主治】身体虚弱，阳痿不举。

【方药分析】方中人参、冬虫夏草均为补益强壮之品，合用能够大补元气，养心益肺滋补肝肾，强壮机能，为强身补益之佳品。

【用法与用量】内服，1 次 10~20 毫升。

虫草头孢菌粉《安徽省药品标准》

【药物组成】冬虫夏草。

【功能】抗心律失常。

【主治】房性和室性早搏。

【方药分析】本药为冬虫夏草分离得到的麦角菌科真菌虫草头孢，具有抗心律失常作用。

【用法与用量】内服，1 次 0.5 克，1 日 3 次。

虫草壮元酒（1）《湖北省药品标准》

【药物组成】红曲 70 克，白芍 48 克，党参、何首乌（制）、白术、黄芪（蜜炙）各 30 克，熟地黄、茯苓各 21 克，当归、黄芪（蜜炙）各 19.5 克，丹参、远志各 15 克，冬虫夏草 12 克，陈皮、人参各 10.1 克。

【功能】补肺益肾，健脾安神。

【主治】体虚，精神疲倦，健忘。

【方药分析】方中冬虫夏草补肺肾之气；人参大补元气，补脾益肺，并能益心安神；党参、白术、茯苓、黄芪、甘草补中益气，助气血生化之源；熟地、白芍、当归、首乌滋阴补血，养肝益肾；远志宁心安神；丹参、红曲、陈皮活动气血，使补而不滞。

【用法与用量】内服。1 次 30 毫升，1 日 2 次。

虫草壮元酒（2）《全国中成药产品集》

【药物组成】冬虫夏草、人参、黄芪、党参、制何首乌、熟地黄。

【功能】益气补肺，补肾安神。

【主治】体虚，精神疲倦，健忘。

【方药分析】方中冬虫夏草补肺益肾；人参大补元气，补脾益肺，益心安神；黄芪、党参补中益气，助气血生化之源；首乌、熟地滋阴补血，养肝益肾。

【用法与用量】内服，1 日 1 次，1 次 20 毫升。

虫草花粉口服液《全国中成药产品集》

【药物组成】冬虫夏草，花粉。

【功能】补肺益肾，强身健脑。

【主治】气短喘咳，强身助育。

【方药分析】方中冬虫夏草、花粉均为补益强壮之要药，合用具有补肺益肾，强身健脑之效。

【用法与用量】内服，1 日 2 次，1 次 1 支。

虫草花粉晶《全国中成药产品集》

【药物组成】冬虫夏草、花粉。

【功能】补肺益肾，强身健脑。

【主治】气短喘咳，强身助育。

【方药分析】方中冬虫夏草、花粉均为补益强壮之要药，合用具有补肺益肾，强身健脑之效。

【用法与用量】内服，1 日 2 次，1 次 2 克。

虫草补天精《山东省药品标准》

【药物组成】全龟 200 克，枸杞子、熟地黄、黄芪各 60 克，当归 30 克，蜂王浆、冬虫夏草各 2 克。

【功能】益气滋阴养血。

【主治】虚劳骨蒸，久嗽咯血，肠风痔血及病后体虚。

【方药分析】方中全龟滋阴潜阳；冬虫夏草补肺益肾；枸杞子、熟地、当归养阴补血；黄芪补中益气；蜂王浆滋补强壮。

【用法与用量】内服。1 次 10 毫升，1 日 2～3 次。

虫草补酒《全国医药产品大全》

【药物组成】龙眼肉 4000 克，淫羊藿、生晒人参、玉竹各 2000 克，冬虫夏草、曲酒（40°）各 500 克。

【功能】补气，补肺，益肾。

【主治】肺虚咳喘，腰膝酸软，久病体虚等症。

【方药分析】方中人参大补元气，健脾益肺；龙眼肉健脾养心，补益气血；冬虫草、淫羊藿益肺补肾壮阳；玉竹滋阴润肺。

【用法与用量】内服。1 日 2～3 次，1 次 1～2 汤勺。

虫草参王浆《黑龙江省药品标准》

【药物组成】虫草、人参、蜂王浆。

【功能】滋补强壮。

【主治】营养不良，食欲减退，神经衰弱，病后体虚。

【方药分析】方中蜂王浆具有滋补强壮，益肝健脾之功，为滋补要药；人参大补元气，补脾，益气生津，宁神益智；虫草补肺益肾。

【用法与用量】内服，1 日 2～3 次，1 次 10 毫升。

【宜忌】久置有少许絮状沉淀，用时摇匀。

虫草参芪膏《青海省药品标准》

【药物组成】人参、虫草等。

【功能】滋阴补肝，养心益肝。

【主治】体弱多病，年老神衰，疲劳过度等。

【方药分析】方用人参、虫草等补益之品，大补元气，养心益肺，滋补肝肾，为强身补益之剂。

【用法与用量】内服，1 日 2～3 次，1 次 1～2 汤勺。

虫草速溶茶《全国中成药产品集》

【药物组成】冬虫夏草。

【功能】壮阳益气，补虚乌发。

【主治】体弱多病，年老神衰，脏腑机能衰退。

【方药分析】本方用冬虫夏草，具有补肾壮阳，滋阴益精，补肺益气，强壮机能之效，为补益之佳品。

【用法与用量】内服。1 次 1 袋，1 日 2 次，用开水冲服。

虫草鸭精《全国医药产品大全》

【药物组成】虫草、全鸭、黄芪、枸杞等。

【功能】益精壮阳，健骨强筋。

【主治】诸虚百损，肺热咳嗽，肾虚阳痿，脾胃不和，食欲不振，睡眠不足，倦怠乏力。

【方药分析】方中用全鸭血肉有形之品补血填精，健骨强筋；虫草、黄芪、枸杞等健脾益气，补肺益肾，养血柔肝。诸药合用，补诸虚百损。

【用法与用量】内服。1 次 45～70 克，1 日 1～2 次。

虫草蜂皇浆《全国中成药产品集》

【药物组成】鲜王浆、冬虫夏草。

【功能】补肺益肾，增进食欲。

【主治】肺肾不足，食欲不振。

【方药分析】方中鲜王浆具有滋补强壮，益肝健脾之功，为滋补要药；冬虫夏草补肺益肾。

【用法与用量】内服，1 日 2 次，1 次 10 毫升。

虫草蜂皇浆胶囊《全国中成药产品集》

【药物组成】冬虫夏草、蜂王浆。

【功能】滋补强壮，益气健脾。

【主治】肝病后体虚疲乏无力，食欲减退，神经衰弱。

【方药分析】方中蜂王浆具有滋补强壮，益肝健脾之功，为滋补要药；冬虫夏草补肺益肾。

【用法与用量】内服，1 日 2 次，1 次 10 毫升。

虫草速溶晶《青海省药品标准》

【药物组成】人参、虫草等。

【功能】滋补强壮。

【主治】病后、产后身体衰弱，神经衰弱，疲劳过度，精神不振。

【方药分析】方用人参、虫草等补益之品，大补元气，养心益肺，滋补肝肾，为强身补益之剂。

【用法与用量】内服。1 次 1 袋，1 日 2 次。用开水冲溶饮用。

虫草精《青海省药品标准》

【药物组成】人参、虫草等。

【功能】滋肾补肝，养心益肺。

【主治】体弱多病，年老神衰，过劳体倦，失眠，早衰，贫血等。

【方药分析】方用人参、虫草等补益之品，大补元气，养心益肺，滋补肝肾，为强身补益之剂。

【用法与用量】内服。1 次 1 支，1 日 1 次。

虫草伪品及误用品的鉴别

冬虫夏草是名贵奇缺药材，一直供不应求，经济价值很高。因此市场上出现一些冒充冬虫夏草的伪品，是利用外形很容易混淆的根茎伪造而成，使其鱼目混珠如地蚕、地笋等应用时一定要注意识别。

地蚕《真伪鉴别》

【来源】

为唇形科植物甘露子 Stachys sieboldi Miq. 或地蚕 Stachys geobombycis C. Y. Wu 的根茎，经人工伪造而成。

【鉴别特征】

干燥的根茎呈纺锤形，两端略尖，长 1.5～4 厘米，径 0.3～0.7 厘米，略皱缩而扭曲，表面黄白色至棕黄色，具 4～15 个环节，节上可见点状芽痕及根痕，鳞叶褐色。质坚脆，易折断，断面略平坦。气无；味微甘。用水浸泡易膨胀，胀后外表黄白色，长 3～8 厘米，径 0.5～1 厘米，呈明显的结节状，节上有突起的芽及根痕。

地蚕和上种相似。只是在植物形态上有些不同点，因伪造冬虫草是应用根茎，植物形态没有更大的参考意义。

警惕中药市场上用假冬虫草骗钱

冬虫草，全名冬虫夏草，是蝙蝠蛾幼虫被虫草菌感染死后的尸体组织与菌丝结成坚硬的假菌，冬季低温干燥土壤内保持虫形不变达数月之久，便称为冬虫草。等待夏季，温湿适宜时从菌核长出棒状子囊座，并露出地面，地上部分称为夏草。

【鉴别特征】

冬虫夏草是麦角菌科真菌冬虫夏草菌寄生在蝙蝠蛾科昆虫幼虫死体的复合体。寄生在鳞翅目蝙蝠蛾蛾绿蝙蝠蛾的幼虫冬季虫的菌丝侵入虫体吸收养分，致使幼虫全体充满菌丝而死，夏季自虫体头部生出子座，露出地面子座单生，细长如棒球棍状，全长 4～11 厘米。上部为子座头部稍膨大，呈窄椭圆形与柄部近等长或稍短，表面深棕色。断面为白色，柄基部留在土中，与幼虫头部相连，幼虫为深黄色，细长圆柱状，长 3 ~ 5 厘米，有 20 ~ 30 环节，腹部有足 8 对，形略如蚕。

其药材体如蚕，质轻而脆，易折断，断面略平坦类淡黄白色，周边显深黄色，断面内充实，虫体头部环纹较细，生出菌座呈棒状，头部红棕色，弯曲，上部略膨大，表面灰褐色，或黑褐色，长可达 4 ~ 8 厘米。气微腥臭，味微苦淡。以虫体色泽黄亮，丰满肥大，断面淡黄白色，菌座短小者为佳。

【功效及现状】

冬虫草性味甘、平。补虚损，益精气。补肾益肺，止血化痰。治肾虚精亏；肺结核咳嗽，咳血；腰膝酸痛，阳痿遗精，盗汗自汗，病后久虚不复，久咳虚喘。冬虫夏草入药，始载于公元 1694 年（康熙三十三年甲戌）汪昂著《補图本草备要》在新增项中记述：甘平、保肺益肾，止血化痰、治劳嗽。公元 1757 年（清乾隆二十二年）吴遵程（仪洛）著《本草从新》；1765 年（乾隆三十年）赵学敏（恕轩）著《本草纲目拾遗》及公元 772 年清太医院编《药性通考》皆论其具有益肺肾、补精髓、止血化痰、疗诸虚百损、治劳嗽膈症。公元 1723 年法国人巴拉南（Balanan）游历中国时收集数种药材，其中有从西藏、四川产的冬虫夏草，经巴黎学士会院专家鉴定，翌年法国当时著名昆虫学家列留（Liluo）著书记载，梓行于世。后又有英国人利维（Lew）从中国收集药材中也有冬虫夏草，展藏于英博物院。1842 年英著名菌学家研究冬虫夏草功效比人参，为良药，但不易见觅。惟御医用之。意大利菌学家萨加礼德将冬虫夏草列入哥谛瑟蒲属（Cordyceps）附图注释，沿用至今。日本学者对此药很重视，有很多研究论述，并称日本也有产。但是品质远不如中国产的。世界上同类品或相似品有 20 多种，应防假冒伪劣品。现在市场上价格昂贵，每克售价 500 元左右。由于价格昂贵，一些图财者意以假冬虫夏草骗人牟取暴利。

最近有人拿来所谓"冬虫草"的东西请笔者给她进行鉴别。说此"冬虫草"价格很便宜，才 100 元一斤。好像拣了个大便宜，笔者看后确定为是用地蚕经过加工后造的假冬虫草。

地蚕为唇形科植物甘露子的根茎；鉴别特征为纺锤形两端略尖，长 1.5 ~ 4 厘米，直径 0.3 ~ 0.7 厘米，略皱缩而扭曲，表面黄白色至棕黄色。具 4 ~ 15 环节，节上可见点状芽痕及根痕。质坚脆，易折断。断面略平坦。气无，味微甘。水浸泡后易膨胀。胀后表面黄白色。长 3 ~ 8 厘米，径 0.5 ~ 1 厘米。呈明显的结节状，节上有突起芽及根痕。地蚕的外形很像冬虫草。造假者用黄褐色的染色剂拌上粉物伪装而成，使其以假充真。（见下图）

【鉴别方法】

真冬虫草，用温水浸泡后，虫体变膨大而软。菌座色加重成为黑褐色。虫体与菌座相连不脱落，浸液微有臭味。国家对冬虫夏草的鉴别也很重视，为了防止用中药的传统鉴别出现差错，

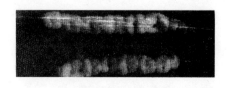

用地蚕假冒的冬虫夏草

2010 年的《中华人民共和国药典》中也有检测细则。照高效液相色谱法，见（附录Ⅵ D）测定。分别精密吸取对照品溶液与供试品溶液各 10μl，注入液相色谱仪，测定，即得。真冬虫夏草应含腺苷（$C_{10}H_{13}N_5O_4$）不得少于 0.010%。而假冬虫草测不出腺苷的含量。假冬虫草用温水浸泡 10 分钟后，会显出植物的原形。褐黄色开始脱落，假菌座也开始脱落与虫体分开。露出了植物的根茎。浸液变成黑褐色，微有黏性，断面成为白色或黄白色。微有甘味。现在市场上也有用地笋伪造假冬虫草的，其形状基本与地蚕的形状、性味相同。鉴别的方法也基本一样，请注意识别。这两种植物的根茎没有药用的作用，甚至于会危害健康。

冬虫草是名贵奇缺药材，一直供不应求，价格昂贵，市场上有多种伪品出售；如用面粉做模压制而成，经染色以假充真。过去药政处呈经查处过 9 箱用面粉制作包装很精致的假冬虫夏草。冬虫草掺杂铁丝的和其他杂品的都发现过，希望欲购买冬虫夏草者慎重识别，以防上当受骗，损害健康。

（作者为中药主任药师，中国老教授协会医药专业委员会、中医药专业委员会、全国医院中药委员会委员）

地笋《嘉祐本草》

【来源】

为唇形科植物地笋 *Lycopus lucidus* Turcz. 的根茎，经人工伪造而成。

【异名】

地瓜儿、地瓜、地笋子、地蚕子、地藕、旱藕、旱三七、水三七。

【鉴别特征】

多年生草本，根茎肥大，茎无毛或节上疏生小硬毛。叶长圆状披针形，边缘具锐尖粗牙齿状锯齿，两面无毛，下面具腺点；叶柄短或无。轮伞花序；萼齿具刺尖头，边缘具小缘毛；花冠白色；雄蕊仅前对能育。小坚果倒卵圆状四边形。花期 6～9 月，果期 8～11 月。

根茎的外形似地蚕，长 4～8 厘米，直径约 1 厘米。表面黄棕色，有环节 7～12 个。质脆，断面白色。有色气，味甘。

【主要成分】含泽兰糖、葡萄糖、半乳糖、蔗糖、棉子糖、水苏糖等。

【性味功能主治】甘、辛、温。活血，益气，消水肿，治吐血，衄血，产后腹痛，带下。

蛤蚧《雷公炮炙论》

【来源】

为壁虎科动物蛤蚧 *Gekko gecko* Linnaeus 的干燥体，除去内脏，拭净，用竹片撑开，使全体扁平顺直，低温干燥。始载于宋《开宝本草》，历代本草均有收载，过去多系野生，现已大量人工培养。李时珍谓：因声而命名。为常用中药。

【异名】

对蛤蚧、仙蟾、蛤蟹、大壁虎、蚧蛇、德多、握儿、石牙。

【鉴别特征】

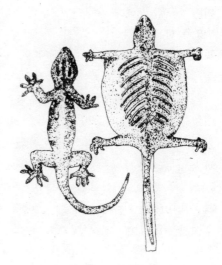

图56　蛤蚧

形如大壁虎，体长 10～14 厘米，尾圆，长约 10～15 厘米。头呈三角形，口内有细齿，并生于颚边。4 足除第一趾外均具爪，指、趾间具蹼；指、趾面有吸盘。雄性股孔 20 余枚，左右相连。全身生密鳞，背面灰黑色并有砖红色及蓝色斑点，腹部灰白色散有粉红色斑点，尾部有砖红色环纹，体表密被多角形或类圆表细鳞，背、腹鳞较大。药材四足头尾均撑直，呈扁片状，眼大而凹成窟窿，脊椎骨突起，四肢及尾多皱缩。略有腥气，味微咸。

【药材鉴别与等级分类】

干燥的全体，固定在竹片上而呈扁片状。头部及躯干长 10～15 厘米，尾长 10～15 厘米，腹背部宽约 6～10 厘米，头大，扁长，因眼大而凹陷成窟窿，眼间距下凹呈沟状，角质细齿密生于颚的边缘，无大牙。背呈灰黑色或银灰色，并有灰棕色或灰绿色的斑点，脊椎骨及两侧肋骨均呈崤状突起，全身密布圆形细小有光泽的鳞。四肢指、趾各 5，除第一指、趾外，均有爪。尾细长而结实，上粗下细。中部可见骨节，色与背部相同。以体大肥壮，眼大、头大、口满细牙，趾底面有盘爪，质坚韧，尾全，不破碎，气腥，味微咸者为佳。如见体小、头小、眼小、有大牙，趾底面无吸盘者，属伪品或误用品，无尾者不宜入药。

等级分类分为：短尾、断尾、全尾规格，现在多以一只长尾，一只短尾搭配出售。

在出口的规格中要求：木箱装，每箱 50 对。

一、特装每箱 5 对，尾长 9.5 厘米以上，全尾，体大肥壮。二、5 装每箱 5 对，尾长 8.5～9.49 厘米，全尾。三、10 装每箱 10 对，尾长 8～8.49 厘米，全尾。四、20 装每箱 20 对，尾长 7.5～7.9 厘米，全尾。五、30 装每箱 30 对，尾长 7～7.49 厘米，全尾。

【主要成分】含肌肽、胆碱、肉毒碱、鸟嘌呤、蛋白质、脂肪。蛤蚧，"其力在尾，其毒在眼"。

【性味功能主治】味咸，性平，有小毒。补肺益肾，纳气定喘止咳，助阳。主治虚劳咳嗽，支气管哮喘，肺结核咳嗽，咳血，肾阳不足，阳痿遗精，小便频数。

【用法与用量】内服，煎剂 3～6 克，或入丸、散。

【宜忌】外感风寒咳喘者不宜服。

【单方验方与饮食疗法】①治疗虚弱，可单方蛤蚧 2 条（鲜品或干燥品），去鳞片和内脏，炖鸡或炖肉吃。久服有强壮身体，康复保健的作用。②治急、慢性气管炎：蛤蚧 1 对，海螵蛸半斤，共研细粉，加白糖 1 斤，混匀，分 24 份。每次服 1 份，早晚各 1 次，1 个月见效。③治肺嗽；面浮，四肢浮：蛤蚧 1 对（雌雄头尾齐全、净洗，用法酒和蜜涂炙熟），人参 1 株（红参）。共为细末，溶蜡四两，滤去渣和药末，作成六个药饼子，每次服用，空心用糯米粥，送药饼，趁热服之。④治疗肺结核肺气虚咳嗽，用蛤蚧 1 对，冬虫草 20 克，百合 20 克，白及 20 克，共研细末，每日 2 次，每次 3 克。⑤人参蛤蚧酒，治肺肾气虚或阳虚之喘。用人参 6 克，蛤蚧 1 对，白酒 1000 克，将蛤蚧去头足，尾必保留。同人参一同放入白酒瓶或缸内，浸泡 5～7 日，每日摇动数次，7 日后可饮用。每日 2 次，每次 15 克左右，早晚服（阴虚火旺者忌服）。⑥治虚喘咳嗽、痰中带血。用蛤蚧 1 对，百部 12 克，紫菀 9 克，五味子 2 克，川贝 9 克，杏仁 9 克，桑白皮 9 克，水煎服。

附：含蛤蚧成分的中成药

蛤蚧大补丸《广西药品标准》

【药物组成】熟地黄 75 克，女贞子、狗脊、续断（盐制）、杜仲、黄精、骨碎补（炒）各 63 克，蛤蚧 52 克，党参、黄芪、枸杞子、当归、茯苓、山药各 50 克，木瓜、巴戟天（盐制）各 38 克，甘草、白术各 25 克。

【功能】补血益气，健脾暖胃，祛风湿，壮筋骨。

【主治】男女体弱，头晕目眩，食欲不振，腰酸骨痛。

【方药分析】蛤蚧、狗脊、巴戟天补肾壮阳，益精生髓；枸杞子、当归、熟地、女贞子、黄精补血滋阴；党参、黄芪、茯苓、山药、白术、甘草补气健脾助运化；木瓜、续断、杜仲、骨碎补祛风湿，补肝肾，强筋骨。

【用法与用量】内服，1 次 3～5 丸，1 日 2 次，早、晚服。

蛤蚧补肾丸《广西药品标准》

【药物组成】熟地黄、杜仲各 60 克，党参、山药、茯苓各 50 克，当归、牛膝、枸杞子、锁阳、续断、菟丝子、淫羊藿各 40 克，肉苁蓉 35 克，黄芪、胡芦巴各 30 克，麻雀（干）25 克，狗鞭 20 克，蛤蚧 6.5 克，鹿茸 1.8 克。

【功能】壮阳益肾，填精补血。

【主治】身体虚弱，真元不足，小便频数。

【方药分析】鹿茸为主，补肾阳，益精血，强筋骨；辅以熟地养血滋阴，填精益髓，主辅合用，阴阳并补，重在补阳；佐以蛤蚧、狗鞭、淫羊藿、麻雀、锁阳、胡芦巴兴阳道，助肾阳；当归、枸杞子、菟丝子养血滋阴，填精生髓；续断、杜仲、牛膝补肝肾，强筋骨，且牛膝有补而不滞之功；更用黄芪、党参、山药、茯苓、补气健脾助运化，使气血化生有源。

【用法与用量】内服，1 次 3 ~ 4 粒，1 日 2 ~ 3 次。

蛤蚧治痨丸《吉林省药品标准》

【药物组成】蜜百部 100 克，贝母、白果、白芨各 75 克，乌梅、冬虫夏草各 50 克，蛤蚧 5 对。

【功能】滋肾补肺，止咳抗痨。

【主治】肺痨，潮热盗汗，咳嗽，咯血。

【方药分析】蛤蚧为主，补肺益肾；百部为辅，滋阴润肺止咳；主辅合用，滋肾补肺以止咳；贝母、冬虫夏草润肺养阴，且化痰止咳；白果、乌梅敛肺止咳；白芨收敛止血。

【用法与用量】1 次 1 丸，1 日 2 次，温开水送下。

蛤蚧定喘丸《青海省药品标准》

【药物组成】紫菀、百合各 75 克，瓜蒌仁、鳖甲（醋制）、黄芩、甘草、麦冬、苦杏仁（炒）各 50 克，麻黄 45 克，黄连 30 克，紫苏子（炒）、石膏（生）、石膏（煅）各 25 克，朱砂 20 克，蛤蚧 11 克。

【功能】滋阴清肺，止咳定喘。

【主治】虚劳久咳，年老哮喘，气短发热，胸满郁闷，自汗盗汗，不思饮食。

【方药分析】蛤蚧为主，补肺气，定喘止嗽；鳖甲为辅，滋阴降虚火，治阴虚潮热盗汗；佐以百合、麦冬、紫菀、蒌仁滋阴润肺，化痰止咳，加强主药补虚之力；更用麻黄、杏仁、紫苏子宣降肺气，止咳平喘；生石膏、黄芩、黄连走上焦，清泄肺热；久咳肺络受损，故加煅石膏收敛生肌；甘草为使，调和诸药。

【用法与用量】内服，1 次 1 丸，1 日 2 次。

蛤蚧定喘膏《新疆维吾尔自治区药品标准》

【药物组成】紫菀、百合、北沙参各 1880 克，麦门冬、瓜蒌、鳖甲（制）、甘草、杏仁（炒）、生石膏各 1240 克，麻黄 1120 克，款冬花 740 克，贝母、紫苏子各 620 克，蛤蚧 62 克。

【功能】疏风解热，止咳定喘。

【主治】咳嗽痰喘，呼吸困难，胸闷不畅，口干渴。

【方药分析】蛤蚧、贝母、麦门冬、瓜蒌、鳖甲、百合滋阴润肺，止咳定喘；麻黄、生石膏、杏仁、甘草解表清热，宣肺平喘；紫菀、款冬花、紫苏子止咳平喘。

【用法与用量】内服，1 日 2 ~ 3 次，1 次 15 克，小儿酌减。

蛤蚧参芪补浆《全国中成药产品集》

【药物组成】蛤蚧、黄芪、党参。

【功能】补肺益肾，益精助阳，益气定喘。

【主治】体弱气虚，精神倦怠，四肢无力，阴虚喘咳，虚痨消渴，阳痿。

【方药分析】蛤蚧补肺气，助肾阳，定喘嗽，益精血，用于肺虚咳嗽，肾虚作喘，虚劳喘咳；配以黄芪、党参补中益气。

【用法与用量】内服，1次15~20毫升，1日2次。

蛤蚧养肺丸《广西药品标准》

【药物组成】蛤蚧、前胡、川贝母、桑白皮、麦门冬。

【功能】补虚润肺，止咳化痰。

【主治】痨伤咳嗽，精神不振，四肢疲倦，肺痨，肺炎。

【方药分析】蛤蚧补肺定喘止咳；天门冬滋阴润肺，清肺火，润燥止咳；川贝母重在润肺止咳；加入前胡止咳平喘；桑白皮清肺中痰火。

【用法与用量】内服，1次1丸，1日2次。

【宜忌】孕妇忌服。

蛤蚧党参膏《广西药品标准》

【药物组成】蛤蚧、党参。

【功能】补中益气，润肺定喘，生津止咳。

【主治】气虚喘促，体衰食少。

【方药分析】党参补脾养胃，润肺生津，健运中气，合蛤蚧补肺肾，定喘止嗽。

【用法与用量】内服，1次10~15克，1日2次。

蛤蚧精《广西药品标准》

【药物组成】蛤蚧、杜仲、黄精、熟地黄、枸杞子、山药。

【功能】补肝肾，益精血，壮筋骨。

【主治】气血两亏，体虚气喘。

【方药分析】蛤蚧补肺润肾，益精助阳；熟地补精益髓，养血滋阴；二者合用，共为主药，补益肝肾，填骨髓，生精血，壮元阳。辅以枸杞子滋补肝肾，以助熟地滋阴养血之功；佐以山药甘平，补肾固涩，使补而不失，且有健脾助运化之功；黄精补虚填髓；杜仲补肝肾，强筋骨；诸药共奏补肝肾，益精血，壮筋骨之功。

【用法与用量】内服，1次1支，1日2次。

【宜忌】阴虚患者不宜服用。

蛤蚧伪品及误用品的鉴别

蛤蚧为常用中药，经济价值较高，现在有用其他外形相似动物伪充蛤蚧销售者。如壁虎、喜山鬣蜥、蜡皮蜥、疣螈及红瘰疣螈、山溪鲵等。这些动物虽然外形相似，历代本草记载和现代药理研究，并没有相似蛤蚧之功效，用时要注意鉴别。

壁虎《纲目》

【来源】

为守宫科动物壁虎 *Gekko chinesis* Gray 或其他几种壁虎的全体。去内脏干燥后入药。由于外形与蛤蚧相似。在云南、贵州、四川、陕西发现有以壁虎伪充蛤蚧使用。

【异名】

守宫、小蛤蚧、蝘蜓、蝎虎、壁宫、壁宫子、地塘虫、天龙、爬壁虎。

【鉴别特征】

形似蛤蚧而小。头与躯身扁平，全长 20 厘米以下，灰褐色，躯干部长 4~6 厘米。头颈部为躯干长约 1/3。尾长 5~7 厘米，有时不存在或只有细而短小的再生尾，头长椭圆形而扁，吻端钝圆，吻鳞切鼻孔，两眼凹陷成穿窿，两颌密生细齿。背部褐灰相杂的斑纹。其间散有较大的黑褐色与灰白色疣鳞，腹鳞较大，圆形，复瓦状排列，四足均具五趾，趾底具瓣状吸盘。尾细，可见深浅两色环带。

【性味功能主治】 咸，寒有小毒。祛风，定惊，散结，解毒。治瘰疬，恶疮，中风瘫痪，历节风痛，风痰惊痫。无有相似蛤蚧之功效。

【用法与用量】 内服，多焙研入丸、散。外用：研末调服。

【宜忌】 病属非痰风毒所感者应斟酌用之。

喜山鬣蜥《中药真伪鉴别》

【来源】

为鬣蜥科动物喜山鬣蜥 *Agama himalayana* Steindachner 的去内脏干燥体。

【异名】

西藏蛤蚧。

【鉴别特征】

多为条形或扁片状，全长达 20 余厘米，头较小而略扁。体长 6~8 厘米，头颈长约 4~5 厘米，两眼微穿窿，吻鳞不切鼻孔。头顶、躯干背面及四肢鳞片较大。呈复瓦状排列，背鳞及四肢鳞具棱脊，颌鳞锥状，腹鳞斜方形，四足均具五趾，趾狭而细，节略膨大，先端具细长爪，形似鸟足，无蹼和吸盘，全体黑褐色，尾长超过体长。气腥，味微咸。

注：该品分布于西藏、新疆等省区，性味功能还不太清楚，当地民间用于治疗胃病，不可与蛤蚧相混用。

蜡皮蜥《中药真伪鉴别》

为鬣蜥科动物蜡皮蜥 *Leiolepis belliana rubritaeniata* Mertens 的去内脏全体。

【异名】

红点蛤蚧。

【鉴别特征】

全体长40厘米，尾长近体长的两倍。头短、眼小，闭合，耳孔裸露。上下颌生多数细小牙齿，上颌前端有二枚大牙。头顶部及尾背部鳞片较大，均具棱，背鳞细小，呈细颗粒状，嵌银排列。前肢较短，后肢长而粗壮，前趾较短，后趾细长，先端均具尖细爪。尾粗壮，中段以后渐细呈鞭状。体尾和四肢背面灰黑色，密布橘红色圆形斑点，体两侧有条形橘红色斑纹，腹面及四肢腹面均呈灰白色，尾部淡褐色。主产于广西、广东等省区。

性味功能主治有待研究。

疣螈及瘰疣螈

【来源】

为蝾螈科动物贵州疣螈 *Tylototriton Kweichowensis* Fang et Chang 或红瘰疣螈 *Tylototriton verrucosus* Anderson 的干燥全体。

【异名】

土蛤蚧。

【鉴别特征】

呈条形，全体长约15～19厘米，尾较头部和躯干部为短。头近圆形而扁，头顶有倒"V"字形棱，中间陷下，或中间有一瘰疣隆起，嘴大，颌缘生许多细齿，脊柱两侧各有一列瘰疣隆起。呈棕黄色或土黄色。头、背及腹部其他部分均呈黑褐色，密生疣瘰粒。四肢短而弯曲，前肢4趾，后肢5趾，无爪。尾侧扁。

性味功能主治此药还不太清楚。

山溪鲵

【来源】

为小鲵科动物山溪鲵 *Batrachuperus pinchonii*（David）的干燥体。

【异名】

羌活鱼。

【鉴别特征】

呈条形，长10～18厘米。头近圆扁，嘴闭合，颌缘生细齿，眼下陷。四肢短小，前后肢均具 4 趾，趾关节明显。尾前端圆柱状，向后渐成扁形。全体光滑，呈黑褐色。

性味功能主治不详。

海马《本草拾遗》

【来源】

为海龙科动物克氏海马 *Hippocampus kelloggi* Jordan et Snyder.、刺海马、*H. histrix kaup.* 大海马 *H. kuda Bleeker*、斑海马 *H. trimaculatus Leach* 的干燥体。始载于《本草纲目拾遗》。多为野生，因生于海内，形似马，故名。为较常用中药。

【异名】

马头鱼、水马、刺海马、龙落子、鰕姑、对海马。

【鉴别特征】

海马　海马中以此种体形最大，体长 20～30 厘米，体形侧扁，无鳞，腹部稍凸出，完全为骨质环所包，头与体躯成直角，头冠低小，尖端具 5 个短小棘，吻细长，呈管状，吻长稍大于眶后头部长度。眼较大，口小，无牙，背鳍 18～19；臀鳍 4，胸鳍 18，体环 11＋39＋40。躯干部骨环呈七棱形，尾部细长，骨环呈四棱形，尾端卷曲。除头及腹棱棘色，体侧具不甚规则或呈囊纹状的白色斑点及线纹。

刺海马　体长 20～24 厘米。头冠不高，尖端具 4－5 细而尖锐的小棘。吻细长，呈管状，吻长大于或等于眶后之头长。背鳍 18，臀鳍 4，胸鳍 18。体环 11＋35～36。体上各骨环接结处及头部的小棘特别发达，仅后部尾环的小棘不甚明显，此为本种有别于其他种的显著特征。体淡黄褐色，背鳍近尖端具一纵列斑点，臀、胸鳍淡色，体上小棘尖端呈黑色。

大海马　体长 20～24 厘米，头冠较低，顶端具五个短钝粗棘。吻呈管状，吻长恰等于眶后头长，头部及体环与尾环上的小棘均不明显。背鳍 17，臀鳍 4，胸鳍 16。体环 11＋35～36。体呈黑褐色，头部及体侧有细小暗黑色斑点，且散在有细小的银白色斑点，背鳍有黑色纵列斑纹，臀、胸鳍淡色。

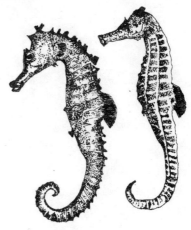

图 57　刺海马　图 58　海马

三斑海马　简称斑海马，体长 10～18 厘米。头冠短小顶端具 5 个短小突棘。吻管长度不及头长的 1/2。背鳍 20～21，臀鳍 4，胸鳍 17～18。体环 11＋40～41。体节 1、4、7、11 骨环，背方接结呈隆起状脊，背侧方棘亦较其他种类为大。体黄褐色至黑褐色，体侧背方第 1、4、7 节小棘基部各具一大黑斑，此为本种的明显特点。

【药材鉴别】

海马：为克氏海马、大海马的干全体。体呈长条形，略弯曲，长 10～25 厘米，上部粗而扁方形，直径约 2～3 厘米，下部细方形，直径约 1 厘米，尾端略尖而弯曲。本品特征：头似马头，有管状长嘴，有一对深陷的眼睛。表面黄白色或灰棕色，略有光泽，上部具 6 棱，下部有 4 棱，密生突起的横纹，边缘有齿，背部有鳍。骨质坚硬，不易折断。气微腥，味微咸。以条大、色白、尾卷、完整者为佳。

刺海马：为刺海马的干全体。外形特征，与海马相似，但较小，长 20 厘米，通体有硬刺，刺长 0.2～0.5 厘米。其他性状同海马。

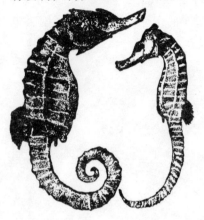

图 59　大海马　　图 60　三斑海马

小海马：为海马的幼体。形状与海马相似而细小，性状同海马。别名海蛆。

【性味功能主治】甘，温。补肾壮阳，调气活血，消癥瘕。主治肾虚阳痿，虚喘，遗尿，难产癥积，疔疮肿毒等症。

【用法与用量】内服：入煎剂 5～10 克。或入散剂。外用适量，研细末撒患处。

【宜忌】孕妇及阴虚内热、脾胃虚弱者不宜服用。

【单方验方与饮食疗法】①海马汤治夜尿频繁，或妇女因体虚而白带多：用海马 10 克，杞子 12 克，鱼膘胶 12 克（溶化），红枣 30 克，水煎服。②治年久虚实积聚瘕块：小海马 1 对（海马子雄者青色，雌者黄色），木香 30 克，大黄 60 克，橘皮 60 克，白丑（炒）60 克，巴豆 49 粒。上 6 味，以童子小便将青橘皮浸软，裹巴豆，用线系好，入小便内再浸 7 日，取出，用麸炒黄，去巴豆，只将青橘皮与其他药共研细末。每次 6 克。温开水临睡前服。③治因体弱引起的疮疖，尤其是小儿暑疖，脓疱疮，用海马 6 克，加半肥瘦猪肉煮汤，连汤带渣饮之，增强身体的抵抗力，往往服 2～3 天，即可见明显好转。④急救仙方，海马拔毒散：治疗发背诸恶疮、疔疮：海马 1 对（炙干），炙穿山甲、水银、朱砂各 6 克，雄黄 9 克，轻粉 3 克，脑子、麝香各少许，上药除水银外，共研细末，再入水银研至无星为度备用。用针将疮口刺破，点药入内，1 日 1 点。⑤海马酒可补肾助阳，治疗阳痿不举，腰膝酸软等症。用海马 1 对，白酒 500 克。将海马洗净，放入酒罐内。再将白酒倒入酒罐中，盖好盖，浸泡 15 天即可备用。每日服 3 次，每次 20～30 毫升。⑥治疗阳痿，肾虚命门虚衰，用海马 15 克，红参 30 克，韭菜子 60 克，焙干共研细末装胶囊，每次 1.5 克，每天 2 次，温淡盐水送服。效果较佳。⑦治疗乳腺癌，用穿山甲 100 克，海马 1 只，蜈蚣 3 条，共研细末，每天 2 次，每次 1 克。用黄酒冲服。⑨治疗骨髓炎，用海马、火硝各 30 克，阿胶、乳香、没药、血竭、儿茶各 9 克，老母鸡 1 只，将鸡剖开，去内脏存毛，将上药装入鸡肚内，用黄泥外糊 1 厘米厚，晾半天，用桑柴或麻秆，先小火，后大火烧至熟为度约（3～4 小时）去泥土后碾碎成细末备用，每天 2 次，每次 3 克，红糖水冲服。若窦道口大者，亦可将此药面外敷于窦道口内，用药 50 天左右，治疗慢性化脓性骨髓炎 15 例，全部治愈。

附：含海马成分的中成药

海马三肾丸（1）《黑龙江省中成药标准规格》

【药物组成】鹿肾、海狗肾、驴肾、海马、鹿茸、枸杞子、蛤蚧、覆盆子、蛇床子、淫羊藿、补骨脂。

【功能】补肾壮阳，填精益髓，兴阳起痿，补虚壮阳。

【主治】阳痿，早泄，滑精，及头晕，耳鸣，腰痛腿软，倦怠无力。

【方药分析】鹿肾、海狗肾、驴肾补肾壮阳；补骨脂、淫羊藿、蛇床子加强其补肾壮阳之力；鹿茸、海马补督脉，壮元阳，生精髓，强筋骨；蛤蚧、覆盆子涩纳肾气，有固精止遗之效；枸杞子平补肾阴。

【用法与用量】内服，1 次 1 丸，1 日 3 次，淡盐水送服。

【宜忌】忌食生冷食物，阴虚火旺者忌服。

海马三肾丸（2）《汉药丸散膏酒标准配本》

【药物组成】海狗肾 1 具，黑驴肾 1 具，花鹿肾 1 具，海马 1 对，蛤蚧（去头）1 对，熟地 300 克，胡桃 200 克，鹿茸、附子、人参、山药、桑螵蛸各 100 克，母丁香、贡桂、稍花、韭子、萸肉、覆盆子、枸杞子、肉苁蓉、巴戟天、故纸、淫羊藿、丝饼、仙茅、蛇床、澄茄、大茴香、小茴香各 50 克。

【功能】补肾壮阳。

【主治】阳痿，滑精。

【方药分析】海狗肾、黑驴肾、花鹿肾、海马、蛤蚧、胡桃、鹿茸、羊藿、苁蓉、巴戟、故纸、仙茅、蛇床、韭子温肾壮阳，益精补髓；附子、肉桂、丁香、澄茄、小茴、大茴温中下二焦而散寒；丝饼、桑螵蛸、覆盆、萸肉、稍花补肾固精；人参、山药健脾益气，固后天之本；熟地、枸杞养血滋阴。

【用法与用量】内服，每次 10 克，每日 3 次，淡盐汤送下。

【宜忌】忌食生冷。

海马种玉丸《内蒙古药品标准》

【药物组成】大海米 64 克，熟地黄、肉苁蓉、附子（制）、巴戟天各 40 克，狗脊（蛤粉烫）、鹿肾（蛤粉烫）各 30 克，母丁香 20 克，人参（去芦）、驴肾（蛤粉烫）各 15 克，海马 12 克，补骨脂（盐制）、蒺藜（去刺、盐炒）、菟丝子（酒制）、胡桃仁、小茴香（盐制）各 10 克，当归 8 克，山茱萸、杜仲（炭）、白术（麸炒）、川牛膝、山药（炒）、鹿茸（去毛，酒制）、枸杞子、五味子、茯苓各 6 克，黄芪（蜜制）5 克，肉桂（去皮）、甘草（蜜制）、虎骨（制）、龙骨（煅）各 3 克。

【功能】养血生精，补肾壮阳。

【主治】肾气虚衰，气血两亏，腰酸腿痛，气喘咳嗽。

【方药分析】熟地黄、山茱萸、枸杞子、五味子、鹿肾、狗肾、驴肾、海马、龙骨、海米滋阴补肾；杜仲、川牛膝、鹿茸、小茴香、肉桂、补骨脂、肉苁蓉、母丁香、蒺藜、附子、巴戟天、虎骨、菟丝子、胡桃仁温肾壮阳；当归、黄芪、人参、茯苓、白术、甘草、山药益气补血。

【用法与用量】内服，1 次 1 丸，1 日 2 次，淡盐水或温开水送服。

海马追风膏（1）《辽宁省药品标准》

【药物组成】马钱子 600 克，当归 120 克，防风、没药、乳香各 90 克，川芎、木瓜、怀牛膝、杜仲、赤芍、防己、荆芥、甘草、红花、天麻各 60 克，肉桂 30 克，海马 12 克，彰丹 2700 克，豆油 600 克。

【功能】祛风散寒，活血止痛。

【主治】风寒麻木，腰腿疼痛，积聚疝气。

【方药分析】马钱子、当归、川芎、赤芍、红花、乳香、没药行气活血，通利经络；防己、防风、荆芥、天麻、甘草、木瓜祛风散寒，除湿止痛；怀牛膝、杜仲、海马、肉桂补肾壮阳，强筋壮骨；彰丹解毒消散；豆油润泽滋补。诸药相合补肾散寒，除湿止痛。

【用法与用量】外用，温热化软，贴穴位或患处。

【宜忌】孕妇忌贴肚腹。

海马追风膏（2）《全国医药产品大全》

【药物组成】乳香、没药各 150 克，豹骨、海马、当归、紫荆皮、透骨草、牛膝、白附子各 120 克，赤芍、骨碎补、穿山甲、桂枝、川乌各 60 克，红花、追地风、千年健、血竭各 30 克。

【功能】散风活血，舒筋定痛。

【主治】风寒湿痹，肩背疼痛，腿痛腿软，筋骨疼痛。

【方药分析】豹骨、海马、骨碎补、牛膝补肾壮筋骨；桂枝、川乌、紫荆皮、透骨草、白附子、穿山甲、追地风、千年健温经通络，祛风止痛；赤芍、当归、红花、乳香、没药、血竭活血散瘀，血行风自灭。诸药相合强筋壮骨，祛瘀止痛。

【用法与用量】温热化软，贴穴位或患处。

【宜忌】孕妇忌贴肚腹。

海马万应膏《黑龙江省药品标准》

【药物组成】肉桂、羌活、附子、莪术、独活、麻黄各 150 克，桃仁、木香、白芷、防风、当归各 100 克，血竭 75 克，海马 50 克，食用植物油 5000 克，彰丹

2500 克。

【功能】祛风通络，活血止痛。

【主治】一切风寒湿痹，腰腿疼痛，四肢麻木，跌打损伤之症。

【方药分析】海马、肉桂、附子补肾壮阳，强筋骨散寒除湿；羌活、独活、麻黄、防风、白芷祛风散寒止痛，当归、血竭、桃仁、木香、莪术养血活血，行气止痛；彰丹解毒消肿，取食物油有润泽滋补之效，诸药协力，共奏祛风除湿，舒筋活络之功。

【用法与用量】外用，温化开，贴于患处。

【宜忌】孕妇忌用。

海龙《本草纲目拾遗》

【来源】

为海龙科动物刁海龙 Solenognathus hardwickii（Gray）、拟海龙 Syngnathoides biaculatus（Bloch）、尖海龙 Syngnathus acus L. 或粗吻海龙 Trachyrhamphus serratus（Temminck et Schlegel）的干燥体。始载于《本草纲目拾遗》。多为野生。因生海内，形似龙，故名也。赵学敏引赤嵌集谓："海龙产澎湖澳，冬日双跃海滩，渔人茯之，号为珍物，首尾似龙，无牙爪，大者尺余，入药。"为较常用中药。《译史》："雌者黄，雄者青。"

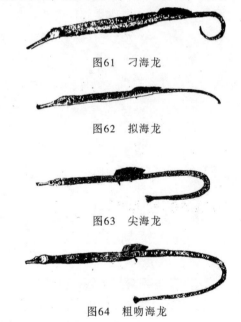

图61　刁海龙

图62　拟海龙

图63　尖海龙

图64　粗吻海龙

【异名】

海蛇、海钻、水雁、钱串子、扬枝鱼。

【鉴别特征】

刁海龙　体长而侧扁，体高远大于体宽。全长 37～50 厘米。头长，与体轴在同一水平线上，或与体轴形成大钝角。吻特别延长，约为眶后头长的 2 倍，口小无牙。眼大而圆，眼眶突出。全体具环状鳞板。躯干部五棱形，尾部前六棱形，向后逐渐变细，为四棱形，尾端卷曲。背鳍较长 41～42，完全位于尾部，始于尾环第 1 节，止于第 10 节或 11 节。臀鳍 4，极短小。胸鳍 23，短宽，无尾鳍。骨环 25～26＋56～57。腹部中央棱别突出，体上棱脊粗强。体淡黄色，于躯干部上侧棱骨环相接处有一列黑褐色斑点，各鳍色淡。

海钻拟海龙，体长而平扁，全长 20～22 厘米，头与体轴在同一水平线上。躯干部粗壮，近四棱形，体无鳞，完全包于骨环中。躯干部与尾部上侧棱及下侧棱完全相连续。尾部细尖卷曲，前方六棱形，后方渐弱，为四棱形。背鳍 40～41，臀鳍 5～6，胸鳍 20～22，无尾鳍。骨环 16～17＋51～53。体鲜绿黄色，体侧及腹面均有大小不等鲜黄色斑点，吻侧及下方具有不规则深绿色网纹，背鳍、臀鳍及胸鳍均为黄绿色。

尖海龙　小海龙全体小而细长，呈鞭状，体高宽近相等，全长 11～20 厘米，躯干横断面七角形，尾部四棱形，尾部后渐细。头长而细尖，头侧面有皱纹。吻呈管状，大于头长的 1/2。体无鳞，骨片排列成环状，骨面有显著的丝状纹。躯干上侧棱和尾部上侧棱不相连续；躯干下侧棱与尾部下侧棱相连续。体黄绿色，腹侧淡黄，体上具多数不规则暗色横带。背鳍较长，尾鳍长而后缘圆形。背鳍、臀鳍及胸鳍淡色，尾鳍黑褐色。

海蛇为粗吻海龙，在广东地区用同科动物粗吻海龙作海龙，药材习称海蛇。全国其他地区用以上三种海龙。粗吻海龙，动物体延长，体长约 22～28 厘米，稍侧扁，体高大于体宽，直径 0.5～0.8 厘米，躯干部七棱形，尾部四棱形，较长，后方渐细，约为躯干长的 2 倍。头小与身体在一直线上，后头部有一明显尖锐中央隆起嵴。头上除吻背部中央线有一行细锯齿外，余皆光滑无棘。吻管较短。躯干部侧棱与尾部下侧棱相连续，尾具小的尾鳍，后缘尖形或圆形。

【药材鉴别】

刁海龙　呈长条形而略扁，中部略粗，尾部渐细而弯曲。全长 20～40 厘米，中部直径约 1.5～2.5 厘米，表面黄白色或灰棕色。头部前方有管道长嘴，嘴基部有深陷的眼睛一对。本品特征：嘴呈管状，身长，尾弯，躯干部具 5 条纵棱，尾部前段具 6 条纵棱，后段具 4 条纵棱，体部骨环 25～26，尾部骨环 56～57，全体有圆形突起的图案状花纹。体轻骨质，坚硬。气微腥，味微咸，以条大、色白完整者为佳。

拟海龙又名海钻。呈长条形而平扁，中部略粗，尾部细而略弯，全长 20～21 厘米，中部直径 2 厘米左右，表面灰棕色，本品特征：嘴长管状。眼大而圆，躯干部具 4 条纵棱，尾部前段具 6 条纵棱，后段具 4 条纵棱。体部骨环 16～17，尾部骨环 51～53，全体有圆形突起的图案花纹，体轻，质坚，骨质状。气微腥味微咸。

尖海龙又名小海龙。呈细长条形而扭曲。中段略粗，全长 15～20 厘米，直径 0.5 厘米左右。尾长约为躯干的 2 倍，表面背部灰褐色，腹部灰黄色。本品特征：躯干部有 7 条纵棱，尾部有 4 条纵棱，体部骨环 19 个，尾部骨环 36～41 个，但不甚明显，质轻而脆，易折断。气腥，味淡微咸。以条大色白，完整者为佳。

【性味功能主治】 甘、咸，温。补肾壮阳。治肾虚阳痿不育，妇女难产，精神衰惫。跌打损伤。

【用法与用量】 内服，煎汤 4～10 克，或入丸散。

【宜忌】 孕妇及阴虚火旺者忌服。

【单方验方与饮食疗法】 ①海龙汤治疗慢性淋巴结炎、淋巴结核（瘰疬）、单纯性甲状腺肿（瘿瘤）。用海龙 10 克，冬菇 18 克，紫菜 10 克，红枣 30 克，水煎服。②治疗妇女宫缩无力而引起的难产，用海龙 1 个，水煎服，兑黄酒半杯温服。⑧治疗肾阳虚衰所致的阳痿，用海龙 30～50 克，枸杞子 60 克，人参 10 克，浸在 500 毫升的酒内，密封 1 个月后备，每天 1 次，每次服 10 毫升。治疗阳痿功效甚佳。④治疗甲状腺机能亢进，用 9 海汤：海龙、海螵蛸、牡蛎各 10 克，海马、海参各 3 克，海燕 6 克，昆布、海藻各 15 克，海蛤粉 12 克，水煎服，每日 1 剂，连服 3 天，疗效显著。

附：含海龙成分的中成药

海龙胶 (1)《山东省药品标准》

【药物组成】 海龙 1000 克，黄明胶 750 克，甘草 50 克，当归 15 克，肉桂 15 克，川芎、黄芪、肉苁蓉各 10 克，白芍、陈皮、枸杞子各 5 克。

【功能】 温肾养血，填精补髓。

【主治】 肾虚阳痿，血虚痛经。

【方药分析】 海龙、肉桂、肉苁蓉温肾壮阳；黄芪、陈皮、甘草补中益气；当归、白芍、枸杞子、黄明胶滋阴补血；川芎养血活血。

【用法与用量】 内服，1 日 1~2 次，1 次 6~10 克，烊化兑服（炖化）。

海龙胶 (2)《全国医药产品大全》

【药物组成】 海龙、黄明胶、豆油、绍酒、冰糖。

【功能】 温肾壮阳、活血止痛、填精补髓。

【主治】 男子气虚阳痿，妇女血亏痛经。

【方药分析】 海龙甘、温，补肾壮阳，散瘀消肿为君药；佐以黄明胶、豆油、绍酒、冰片滋阴补血，行气止痛。

【用法与用量】 内服，每日 1 次，1 次 6~10 克，白开水炖化服。

海龙酒《山东省药品标准》

【药物组成】 炙狗脊、大枣各 200 克，桑寄生、黄芪各 100 克，海龙、丹参、菟丝子、羊肾（砂烫）各 50 克，熟地黄 40 克，人参 30 克，豆蔻、甘草、玉竹各 20 克，盐炒小茴香、鹿茸各 10 克，海马、丁香各 20 克，高粱白酒 12800 克，景芝白干酒 3200 克等。浸泡 2 周后即可备用。

【功能】 补肾益精。

【主治】 肾虚阳痿，倦怠无力，健忘失眠。

【方药分析】 海龙、羊肾、海马、狗脊、鹿茸、菟丝子、桑寄生补肾益精；丁香、豆蔻、小茴香温中散寒；黄芪、人参、大枣、甘草补中益气；当归、白芍、熟地黄、石斛、玉竹滋阴补血；丹参、丹皮、泽泻活血凉血，清热利湿，使补中寓泻，补而不滞。诸药入高粱白酒、景芝白干酒，浸渍后，共奏补肾益精，扶正固本之功。

【用法与用量】 内服，早晚各服 1 次。1 次 30~50 毫升。

金毛狗脊《神农本草经》

【来源】

为蚌壳蕨科金毛狗属植物金毛狗脊 *Cibotium barometz*（L.）J. Smith 的干燥根茎。始载于《本经》列为中品。均为野生。狗脊因有金黄毛，形如狗之脊，故名狗脊也。

【异名】

金毛狗、狗脊、金狗脊、金毛狮子、猴毛头、黄狗头、狗丝毛、扶筋、制狗脊、狗脊片、百枝、狗青、扶盖、苟脊。

【鉴别特征】

多年生树型蕨，高达 3 米左右。根状茎粗大，平卧，有时转为直立。木质，叶柄粗壮，其基部和根状茎上均密被金黄线形长茸毛，有光泽，似黄狗毛，故名金毛狗；叶片多数，丛生或冠状，大形，长可达 2 米，广卵状三角形，3 回羽状分裂，各羽片互生，下部羽片卵状披针形，上部羽片逐渐短小，至顶部呈窄卵尾状，小羽片条状披针形，渐尖，羽状深裂至全裂，列片密接，窄矩圆形，呈镰刀形。孢子囊群生于边缘的侧脉顶端，每裂片上有 2～12 枚，囊群盖 2 瓣，双唇状，形如蚌壳，棕褐色，成熟时侧裂。

【药材鉴别】

呈不规则的块状物，长约 10～30 厘米，直径 3～7 厘米，外附光亮金黄色的长茸毛，上部有数个木质叶柄，中部及下部具棕黑色多须根。本品特征：全体密披金黄色茸毛，质坚硬，难折断。味淡，微涩。以片薄而大，质坚实、无空心、毛少者为佳。

药材中又分为狗脊条，生狗脊片、熟狗脊片三种：狗脊条以条长、质坚硬、被有金黄色毛绒者为佳。生狗脊片以片面浅棕色、质脆、易折断并有粉性者为佳。熟狗脊片以质坚硬、片面黑棕色者为佳。处方中多用制狗脊片。

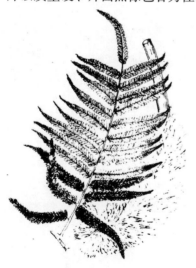

图 65　金毛狗脊

【主要成分】 根含绵马酚及淀粉，根状茎的柔毛含鞣质及色素。甲醇提取物水解及色素。

【含量测定】　照高效液相色谱法（附录Ⅵ D）测定。

色谱条件与系统适用性试验　以十八烷基硅烷键合硅胶为填充剂；以乙腈-1% 冰醋酸溶液(5∶95)为流动相；检测波长为 260nm。理论板数按原儿茶酸峰计算应不低于 3000。

对照品溶液的制备　取原儿茶酸对照品适量，精密称定，加甲醇-1% 冰醋酸溶液（70∶30）混合溶液制成每 1ml 含 50μg 的溶液，即得。

供试品溶液的制备　取本品粉末（过三号筛）约 1g，精密称定，置具塞锥形瓶中，精密加入甲醇-1% 冰醋酸溶液（70∶30）混合溶液 25ml，称定重量，超声处理（功率 250W，频率

40kHz）30 分钟，放冷，再称定重量，用甲醇-1% 冰醋酸溶液（70∶30）混合溶液补足减失的重量，摇匀，滤过，取续滤液，即得。

测定法 分别精密吸取对照品溶液与供试品溶液各 10μl，注入液相色谱仪，测定，即得。

本品按干燥品计算，含原儿茶酸（$C_7H_6O_4$）不得少于 0.020%。

【性味功能主治】 苦甘，温。滋补肝肾，强筋骨壮腰膝。祛风湿，升血小板，止血。主治肾虚遗精，腰肌劳损，半身不遂，寒湿痹痛，外伤出血，老年性尿频，遗尿，白带。

【用法与用量】 内服，煎汤 5～10 克；熬膏或入丸剂。外用：煎水洗。

【宜忌】 阴虚有热，小便黄赤，口渴、口苦等有热症状，不宜服用。

【单方验方与饮食疗法】 ①治拔牙创面出血，狗脊茸毛适量，消毒后敷贴创面。②治腰痛，利脚膝；狗脊 60 克，萆薢 60 克，菟丝子 30 克（酒浸 3 天）晒干。上药共研细末，炼蜜为丸，如梧桐子大，每次服 20 粒，日服 2 次。③治肝肾不足所致：脊柱疼痛，腰背强痛，仰俯不利；用狗脊、桑寄生各 30 克，杜仲、川续断各 9 克，当归、熟地各 12 克，木瓜 15 克，水煎服，每日 1 剂，疗效较好。④治腰痛及小便过多：金毛狗脊 10 克，木瓜 10 克，五加皮 6 克，杜仲 10 克。水煎服，每日 1 剂。⑤治跌打损伤，瘀血肿痛，筋骨疼痛：用狗脊 60 克，骨碎补 60 克，当归 30 克，红花 24 克，共研细末，每次服 15 克，日服 2 次，用黄酒冲服。⑥狗脊茶治疗寒湿腰痛，腰部冷痛，转身不便，见寒则重，遇热则减。因风寒湿阻滞经络、气血不畅。用金毛狗脊 20 - 30 克，煎煮后，代茶饮。

益智仁《开宝本草》

【来源】

为姜科植物益智 *Alpinia oxyphylla* Mip. 的干燥成熟果实。始载于《开宝本草》因其性而名，为常用中药。李时珍谓："脾主智，此药益脾胃故也，与龙眼名益智义同……其为药只治水，而无益于智，其得此名，岂以其知岁耶？"

【异名】

益智子，益智，摘芋子。

【鉴别特征】

益智为多年生草本，高 1～3 米。根状茎密结延生，茎直立，丛生。叶二列互生；具短柄；叶片窄披针形，长 20～35 厘米，宽 3～6 厘米，先端尾尖，基部阔楔形，边缘具脱落性小刚毛，其残留的痕迹呈细细锯齿状，两面无毛；叶舌膜质，2 裂，长 11.5 厘米，被淡棕色疏柔毛。春、夏季开粉白色带红色脉纹的小花，发丝线形果期 5～6 月，蒴果椭圆形至纺锤形，长 1.5～2 厘米，果皮有明显的脉纹。

【药材鉴别】

干燥的果实呈纺锤形或椭圆形，直径 1～1.2 厘米。外皮红棕色至灰棕色，有纵向断续状隆起线 13～18 条。本品特征：皮薄而稍韧。与种子紧贴。种子集结成，分 3 瓣，中有薄膜相隔，每瓣有种子 6～11 粒。种子呈不规则扁圆形，略有钝棱，直径约 0.3 厘米，厚约 0.15 厘米，表面灰褐色或灰黄色，破开后里面为白色，见粉性。气特异：味辛微苦。以粒均、饱满、红棕色，无杂质者为佳。

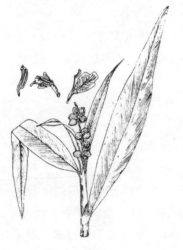

图 66　益智仁

【主要成分】含挥发油，油中主要成分为桉油精，姜烯、姜醇等倍半萜类。

【含量测定】　取本品种子，照挥发油测定法（附录Ⅹ D）测定。

本品种子含挥发油不得少于 1.0%（ml/g）。

【性味功能主治】辛，温。温脾、固气，暖肾，涩精。治冷气腹痛，泄泻，多睡，遗精，遗尿，尿频，中寒，吐泻。

【用法与用量】内服，5～10 克；或入丸、散。

【宜忌】性味辛、温者，能伤阴，故阴虚火旺者因热而致的遗精、滑精，带下症不宜服。

【单方验方与饮食疗法】①治疗脾虚多涎口水自流，用益智仁 10 克，党参，茯苓、白术各 9 克，木香 6 克，水煎服。每日 1 剂（如证属脾胃热引起的口涎自流，多有唇赤，口苦等症，则不宜用益智仁）。②治阴虚寒梦泄：盐炒益智仁 60 克，乌药 60 克，上药共研细末，山药 30 克为糊，制丸梧桐子大。每次服 50 粒，日服 2 次。用淡盐水临睡前送服。③治遗尿：用益智仁 10 克，桑螵蛸 10 克，水煎服。④治小儿遗尿，亦治白浊：益智仁 30 克，茯苓 30 克，1 次服 3 克，空腹时用米汤调下。⑤治遗尿：用益智仁 10 克，乌药 10 克，水煎服。⑥治气脱所致腹胀忽泻，日夜不止，诸药不效，用益智仁 60 克。浓煎饮之，疗效较好。⑦治肾虚遗尿：益智仁、补骨脂各 60 克，共研细粉，分 6 次服用，1 天 1 次，连服 6 天，效果良好。⑧益智仁茶，肾元不足，遗精，遗尿，下焦虚寒不能制约水液；小便自遗，身冷畏寒。用益智仁 50 克，加酒及水煎煮后饮之。

锁阳《本草补遗》

【来源】

为锁阳科肉质寄生草本植物锁阳 *Cynomorium Songaricum* Rupr. 的干燥肉质茎。始载于宋庞安石著《本草补遗》为少常用中药。因能壮阳固精，故名之。

【异名】

不老药。

【药材鉴别】

因本品寄生于蒺藜科植物白刺的根上。药用部分基本上是全草。干燥的肉质茎呈扁圆柱形或条状微弯曲，一端略细，长 8～20 厘米，直径 1.5～4 厘米。表面土棕色至棕红色，皱缩不平，有粗大的纵沟或不规则的凹陷，偶见三角形的鳞片，略有花序残存。本品特征：质坚硬，不易折断，断面略显颗粒性，棕色而柔润，见粉性，断面红棕色，无筋脉点状物。气微香，味微苦而涩。以条粗肥、色棕红，坚实，断面肉润粉性足者为佳。

【主要成分】 含水溶性 B 型苷、还原糖、还含有鞣质等。

【性味功能主治】 甘，微温。补肾壮阳固精，强腰膝，润肠。

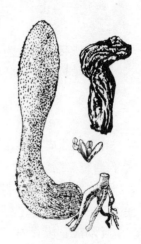

图67　锁阳

本品壮阳起痿作用强，因它可促进免疫球蛋白的形成，增强机体免疫功能，又能兴奋造血功能及性功能。主治阳痿遗精，腰膝痿软，血枯肠燥便秘。女子不孕。

【用法与用量】 内服：入煎剂 5～15 克，或入丸药。

【宜忌】 阴虚火旺，口渴，小便赤黄，性欲亢进及便溏者不宜服。

【单方验方与饮食疗法】 ①治疗各种瘫痪，用锁阳 15 克，淫羊藿 15 克，狗脊 50 克（打成粗碎块）浸入 500 毫升白酒中或酒适量。浸 1～2 个月后滤去药渣备用。1 日 2 次，1 次 10～15 毫升。②锁阳 15 克，沙枣树皮 10 克，水煎服，1 日 1 剂，治疗妇女白带过多，治疗 300 例效果较佳，均治愈。③治疗肾虚阳痿，用锁阳 15 克，姜粉 6 克，党参、山药各 12 克，覆盆子 9 克，水煎服，效果良好。④治阳痿，锁阳、肉苁蓉、枸杞子、胡桃仁各 12 克，菟丝 9 克，淫羊藿 15 克，水煎服。⑤治胃和十二指肠溃疡，用锁阳 15 克，珠芽蓼 10 克，水煎服，共治 40 例，一般服用 30 天溃疡就愈合。⑥治肾虚滑精，腰膝软弱：用锁阳 15 克，茯苓 10 克，桑螵蛸 9 克，龙骨 3 克，水煎服。

附：含锁阳成分的中成药

锁阳补肾胶囊《湖北省药品标准》

【药物组成】 韭菜子 47 克，锁阳、仙茅、巴戟天、当归、蛇床子、肉苁蓉（制）、菟丝子、杜仲、沙苑子、党参、山茱萸、淫羊藿、黄芪（蜜炙）、山药、熟地黄各 31 克，五味子（蒸）、补骨脂（盐炒）、枸杞子、覆盆子、远志、莲须、金樱子各 20 克，红参、牛鞭、狗肾各 16 克，鹿茸、黑顺片、肉桂、小茴香、阳起石（煅）、花椒、泽泻、甘草（蜜炙）、茯苓各 10 克。

【功能】 补肾壮阳，填精固真。

【主治】 肾阴虚或肾阳虚引起的阳痿、遗精、早泄证。

【方药分析】 肾阳虚损，精关不固，致滑精遗泄，阳痿等症，治宜补肾壮阳，填精固真。方用锁阳、巴戟天、肉苁蓉、补骨脂、杜仲、牛鞭、狗肾、鹿茸、淫羊藿、菟丝子补肾壮阳；红参、党参、黄芪大补元气，补脾益肺；附子、肉桂、花椒、小茴香、仙茅、阳起石，补火助阳，散寒止痛，温通经脉；覆盆子、山茱萸、韭菜子补益肝肾；山药健脾益气，当归、熟地黄、枸杞子补血益阴，宁心安神；沙苑子、金樱子、五味子、莲须固精止遗，补益肝肾；茯苓渗利湿浊；甘草补脾益气，调和药性，诸药相合共奏功效。

【用法与用量】 内服，1 次 3～6 粒，1 日 2～3 次。

【宜忌】 阳虚火旺者不宜用。

锁阳固精丸（1）《中华人民共和国药典》

【药物组成】 熟地黄、山药各 56 克，制巴戟天 30 克，肉苁蓉、补骨脂、杜仲炭、八角茴香、莲须、大青盐各 25 克，锁阳、菟丝子、韭菜子、炒芡实、莲子、煅牡蛎、煅龙骨、鹿角霜、牛膝各 20 克，山茱萸 17 克，牡丹皮、茯苓、泽泻各 11 克，知母、黄柏各 4 克。

【功能】 温肾固精。

【主治】 目眩耳鸣，腰膝酸软，四肢无力，滑精。

【方药分析】 熟地、山萸肉、锁阳、肉苁蓉、菟丝子补肾填精为主药；即"善补阳者，必阴中求阳"之意。以大茴香、韭菜子、巴戟天、补骨脂、鹿角霜、杜仲温肾壮阳；以山药、芡实、莲子肉健脾益气，固涩精气；以茯苓、泽泻渗利湿浊；以煅龙骨、煅牡蛎、莲须涩精止遗共为辅药；少用知母、黄柏、丹皮坚阴清虚热为佐药；以牛膝、大青盐取引诸药下行入肾，直达病所为使药。

【用法与用量】 内服，1 次 1 丸（9 克），1 日 2 次。

锁阳固精丸（2）《吉林省药品标准》

【药物组成】 知母、黄柏各 200 克，山萸肉 100 克，煅牡蛎、炒芡实、莲须、茯苓、远志、锁阳各 60 克，龙骨 40 克。

【功能】 滋阴抑火，益肾固精。

【主治】 阴虚火动，梦遗滑精，腰酸无力，心悸耳鸣。

【方药分析】 在锁阳固精丸方（1）基础上减去肉苁蓉、补骨脂、巴戟天、菟丝子、杜仲、大茴香、韭菜子、莲子、鹿角霜、熟地、丹皮、山药、泽泻、牛膝、大青盐；加远志宁心安神。

【用法与用量】 内服，1 次 1 丸（10 克），1 日 2 次，淡温盐水送服。

补 阴 药

凡具有滋养阴液功能为主，能治疗阴虚病症并有生津润燥作用的药物，称为补阴药。

补阴药大都性味甘、寒凉或咸寒，质润多液。入肝、肾二经，因为肝藏血，肾主水，故补阴药要经过肝、肾把营养供给全身。

现代科学来分析补阴药具有补充营养物质（阴液、精髓）的亏损，改善人体的机能，帮助各患阴虚病症器官恢复正常的作用。

阴虚症表现为身体虚弱，久病阴亏津液不足或热病伤阴，皮肤干燥，口渴咽干，口舌生疮，五心烦热，头晕眼花而干涩，津枯便秘等阴虚症。

本类药物寒、凉，故脾胃虚寒者，消化不良便溏者不宜服。

山茱萸《神农本草经》

【来源】

为山茱萸植物山茱萸 *Cornus offinalis* Sieb. et Zucc. 的干燥成熟果实。始载于《神农本草经》，列为中品，为常用中药。李时珍谓"本经一名蜀酸枣，今人呼为肉枣，皆象形也。"苏颂谓"叶如梅，有刺毛。二月开花如杏。四月实如酸枣，赤色。五月采实。"以形象而名也。

【异名】

萸肉、山萸肉、药枣、枣皮、肉枣、蜀枣、魁实、鼠矢鸡足、实枣儿。

【鉴别特征】
落叶灌木或小乔木，高约4米。树皮淡褐色，成薄片剥裂。枝皮灰棕色，小枝无毛。单叶对生，具短柄；叶片椭圆形或长椭形，长5~12厘米，宽3~5厘米，先端渐尖，基部圆或楔形，全缘，上面疏生平贴毛，下面粉绿色，毛较密，侧脉6~8对，脉腋有黄褐色毛丛。夏季先叶开黄色花，核果长椭圆形，光滑，熟时红色，果柄细长，果皮干后呈网纹状。种子长椭圆形，两端钝圆。

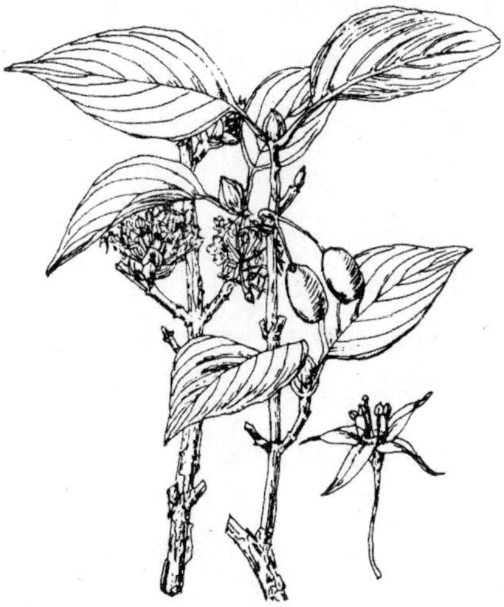

图68 山茱萸

【药材鉴别及等级分类】

肉质果皮破裂多皱缩，不完整或呈扁筒状，长0.8~1.5厘米，宽0.5厘米。新货紫红色，陈货紫黑色，有光泽。本品特征：形似小黑枣．顶端有一圆形宿萼痕迹，基部有果柄痕，皮紫暗红色，皱缩，质柔润不易碎裂。气微，味酸而苦涩。以色艳有光泽，无核，皮肉肥厚者为佳。

等级分类

一等：块大，肉厚质柔软，色紫红、无核。二等：块大，果肉呈不规则片状或囊状。表面鲜红、紫红至暗红色。果核、果柄，不得超过3%。三等：块较小，色较淡其他同二等。按国家药典规定，果核不得超过3%，因为核的作用有滑精之功与肉的功能相反，所以鉴别山萸肉时，核的比例一定要严格控制。

【主要成分】果实含山茱萸苷（即马鞭革苷，或莫罗忍冬苷，当药苷及番木鳖苷。尚含有熊果酸，酒石酸，没食子酸，草果酸以及皂甙。另含有维生素A、多种甙、有机酸、糖等成分外，还含有香豆素，黄酮类等抗放抗癌成分。鲜果含有15种游离氨基酸（包括人体必须的8种氨基酸）及23种矿物质。

【含量测定】 照高效液相色谱法（附录Ⅵ D）测定。

色谱条件与系统适用性试验 以十八烷基硅烷键合硅胶为填充剂；以乙腈-水（15∶85）为流动相；检测波长为240nm。理论板数按马钱苷峰计算应不低于3000。

对照品溶液的制备 取马钱苷对照品适量，精密称定，加80%甲醇制成每1ml含40μg的溶液，即得。

供试品溶液的制备 取本品粉末（过三号筛）约0.1g，精密称定，置具塞锥形瓶中，精密加入80%甲醇25ml，称定重量，加热回流1小时，放冷，再称定重量，用80%甲醇补足减失的重量，摇匀，滤过，取续滤液，即得。

测定法 分别精密吸取对照品溶液与供试品溶液各10μl，注入液相色谱仪，测定，即得。

本品按干燥品计算，含马钱苷（$C_{17}H_{26}O_{10}$）不得少于0.60%。

【性味功能主治】酸、涩，甘，微温。补益肝肾，涩精气，敛汗固虚脱。治肾虚腰膝酸软，头晕目眩，阳痿遗精，小便频数，月经过多，老年人尿失禁，早泄，阴脱，阳脱，上脱，下脱，体虚多汗，耳鸣，高血压，心摇脉数。

【用法与用量】内服，入煎，3～15克，或入丸、散。

【宜忌】凡命门火炽，小便不利，强阳不痿不宜服。

【单方验方与饮食疗法】①治肾虚腰痛，腰膝酸软，阳痿遗精：用山萸肉15克，补骨脂、菟丝子、金樱子各12克，当归10克，水煎服。②治五种腰痛，下焦风冷，腰脚无力，牛膝30克，山萸肉30克，桂心1克，上药共轧细末，饭前服6克，用温黄酒送服。③治体弱多汗，容易患感冒。用山萸肉15克，党参10克，五味子9克，水煎服，每日1剂。④治汗出不止：山茱萸、白术各15克，生龙骨、生牡蛎各30克（先煎），水煎服。⑤治老年人小便不节，或不能自禁，用山茱萸60克，益智仁30克，人参20克，白术25克，分十剂煎服，每日1剂。⑥治气虚，脾不统血，冲脉不固，症见功能性子宫出血，月经过多，血色稀淡，心悸气短，用山萸肉25克，白术30克，生黄芪20克，煅龙牡各24克，生白芍12克，乌贼骨15克，茜草10克，棕炭6克，五味子15克，水煎服。⑦山萸苁蓉酒治肝肾亏损，头昏耳鸣，怔忡健忘，腰脚软弱，肢体不温。用山萸肉 30 克，山药 25 克，肉苁蓉 60 克，五味子 35 克，杜仲 40 克，川牛膝 30 克，菟丝子 30 克，茯苓 30 克，泽泻 30 克，熟地黄 30 克，巴戟天 30 克，远志 30 克。将以上 20 味药，共轧碎，放入净坛中，再放入好白酒 4 斤浸泡，封存，5~7 天后可开封，滤去药渣备用。每日早、晚各服 1 次，每次 30~40 克，约 1~2 小盅。

山茱萸伪晶及误用的品的鉴别

山茱萸为常用中药，有补益肝肾，益精气的功能。正品植物只有一种，过去由于供应紧缺，发现伪品。在陕西发现有以鼠李科植物酸枣；其他地方发现用小檗科植物小檗及鼠李科植物滇刺枣的干燥肉质果皮，充山茱萸使用。这些伪品与山萸的性味功能主治不相同，应注意鉴别。

酸枣《神农本草经》

【来源】
为鼠李科植物酸枣 *Ziziphus jujuba* Mill. 的干燥成熟果肉。始载于《神农本草经》，均为野生，入药用其仁，不用果肉，由于山茱萸缺少，有人用果肉充山萸肉。

【鉴别特征】
呈不规则的片状或扁筒状，果皮破裂，皱缩，形状不完整。成熟时暗红棕色，味酸，肉薄，质脆易碎，内面色较浅，不光滑。没有山茱萸的性味功能主治。

小檗《唐本草》

【来源】
为小檗科植物小檗 *Berberis amurensis* Rupr. 的干燥果实。

【异名】
子檗、山石榴、刺黄柏、三棵针、黄芦木、狗奶子、刀口药。

【鉴别特征】
完整干燥果实，长 0.5~0.8 厘米，表面红色或暗红色，具皱纹，顶端有一明显的圆盘形柱头，基部有时可见残留果柄，或果柄痕迹。剥去果皮后，内多含 2 枚种子。

注本植物为落叶灌木，始载于《唐本草》入药用其根及茎枝，为苦味，大寒药物。果实不入药，有的地区用果实伪造山茱萸要注意鉴别。

滇刺枣

【来源】
为鼠李科植物滇刺枣 *Ziziphus mauritiana* Lam. 的干燥果皮。

【异名】
滇枣皮、酸枣皮、西西果皮。

【鉴别特征】

干燥的果皮呈皱缩而不规则的囊状或片状，长 1.5～2.5 厘米，宽 1～1.5 厘米，厚约 0.1 厘米。表面棕红色，光滑或有细皱纹；内表面平滑或疏松的果肉，顶端可见细小花柱残基，基部有果柄痕迹，或偶见花盘下残留果柄。破碎果核少见，表面凹凸不平，质坚脆，革质状，味酸。本品仅产于云南地区。

附注　四川德昌会理等地有一种土枣皮，为蔷薇科樱桃属植物雕核樱 Prunus pleio-cerasus Koehne 的果皮，也伪造成山萸肉，均应注意鉴别。

麦冬《神农本草经》

【来源】

为百合科植物麦冬 Ophiopogon japonicus（Thunb.）Ker – Gawl. 的干燥块根。原名麦门冬，李时珍谓"麦须曰虋，此草根似麦而有须，其叶如韭，凌冬不凋，故谓之麦虋冬"。始载于《神农本草》列为上品，为常用中药。

【异名】

麦门冬、虋冬、浙麦冬、寸冬、川麦冬。

【鉴别特征】

麦冬，多年生草本。根状茎粗短，有细长的匍匐茎，其上有膜质鳞片；须根细长，先端或中部膨大成纺锤形的肉质块根。叶丛生，长条形，长 15～20 厘米，宽 2～4 毫米，两面光滑无毛，暗绿色。7 月开花，花葶从叶丛中生出，短于叶，常隐于叶丛中，长 7～12 厘米，总状花序顶生，长 1～3 厘米，约 5～10 花，1～3 朵聚生；花梗粗短；花被 6 片，淡紫色，长约 5 毫米，稍下垂，雄蕊 6；子房半下位。浆果球形，蓝黑色。

【药材鉴别与等级分类】

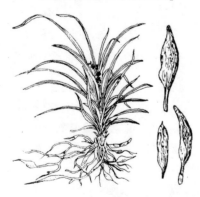

图 69　麦冬

杭麦冬，呈纺锤形，两头钝尖，中部肥满；微弯曲。长 1.5～3 厘米，中部直径 0.3～0.5 厘米。表面黄白色或淡黄色，半透明，有不规则的细纵纹。质柔韧。本品特征：形如梭状，中间大两头小，质坚实而韧，断面角质状，横断面中间有一条细小木质状心。气微香，味微甜，以粒大饱满、色黄白、嚼之粘牙、质干而微香者为佳。

川麦冬　干块根外形与浙麦冬相似，但比浙麦冬短粗，表面乳白色有光泽，质较坚硬；香气较小；味较淡，少黏性。

小麦冬　外形同杭麦冬，但表面粗糙皱缩，灰黄色，体形瘦而小，中间木质心粗。

等级分类：

杭麦冬　一等：呈纺锤形半透明体。表面黄白色。质柔韧。断面牙白色，有木质心。味微甜，嚼之有黏性。每 50 克 150 只以内。无须根。二等：每 50 克 280 只以内。

其余同一等。三等：每50克280只以外，最小不低于麦粒大。油粒、烂头不超过10%。其余同二等。

小麦冬　一等：呈纺锤形半透明体。表面淡白色。断面牙白色，木质心细软。味微甜。嚼之少黏性。每50克190粒以内。二等：每50克300粒以内。其余同一等。三等：每50克300粒以外。最小不低于麦粒大。间有乌花，油粒不超过10%，其余同二等。

出口麦冬等级分类（浙江省标准）。一等：色黄亮，颗粒均匀，肥壮，长2.54厘米以上。二等：色黄亮，颗粒较小，肥壮，长约2.54厘米。三等：色较差，颗粒大小不均而瘦，长2.54厘米以下。四等：色差粒瘦，长短不一，多在2.54厘米以下。

【主要成分】块根中含多种甾体皂甙；麦冬皂甙A、B、C、D。其中以甙A的含量最高，约占生药的0.05%，甙B次之，占0.01%，甙C及甙D的含量很低。大麦冬的块根含有甾体皂甙、β-谷甾醇、氨基酸、葡萄糖甙和维生素A样物质。此外，还含71%的单糖类和寡糖类成分等。

【含量测定】　对照品溶液的制备　取鲁斯可皂苷元对照品适量，精密称定，加甲醇制成每1ml含50μg的溶液，即得。

标准曲线的制备　精密量取对照品溶液0.5ml、1ml、2ml、3ml、4ml、5ml、6ml，分别置具塞试管中，于水浴中挥干溶剂，精密加入高氯酸10ml，摇匀，置热水中保温15分钟，取出，冰水冷却，以相应的试剂为空白，照紫外-可见分光光度法（附录Ⅴ A），在397nm波长处测定吸光度，以吸光度为纵坐标，浓度为横坐标，绘制标准曲线。

测定法　取本品细粉约3g，精密称定，置具塞锥形瓶中，精密加入甲醇50ml，称定重量，加热回流2小时，放冷，再称定重量，用甲醇补足减失的重量，摇匀，滤过，精密量取续滤液25ml，回收溶剂至干，残渣加水10ml使溶解，用水饱和正丁醇振摇提取5次，每次10ml，合并正丁醇液，用氨试液洗涤2次，每次5ml，弃去氨液，正丁醇液蒸干。残渣用80%甲醇溶解，转移至50ml量瓶中，加80%甲醇至刻度，摇匀。精密量取供试品溶液2~5ml，置10ml具塞试管中，照标准曲线的制备项下的方法，自"于水浴中挥干溶剂"起，依法测定吸光度，从标准曲线上读出供试品溶液中鲁斯可皂苷元的重量，计算，即得。

本品按干燥品计算，含麦冬总皂苷以鲁斯可皂苷元（$C_{27}H_{42}O_4$）计，不得少于0.12%。

【性味功能主治】甘、微苦，凉。滋阴生津，润肺止咳，清心除烦，益胃增液。治虚劳烦热，咳嗽、咳血、热病伤津，咽干口渴，便秘，心烦不安，低热不退，盗汗，舌红唇燥，冠心病，失眠心悸及肺痿、肺痈、消渴。

【用法与用量】内服，入煎剂，6~15克，或入丸、散。

【宜忌】凡胃有痰饮寒湿者或有腹泻便溏，消化不良症，均不宜用。

【单方验方与饮食疗法】①治疗咳嗽、音哑、咽干咽痛：用麦冬500克，天冬500克，蜂蜜250克，熬膏，每次10~15克，温开水冲服。②治气短，咽干，口渴，心烦，少寝或干咳等症：用麦门冬粥主治，麦冬 30 克，白粳米 60 克。将麦冬捣烂，煮浓汁，去渣，用汁煮米粥。作早餐食之。③治消渴咽干不可忍，饮水不止，腹部满胀：用麦冬去心 60 克，乌梅去核 60 克，共捣碎煎煮去渣后温服。④治冠心病心绞痛：麦冬 45 克，加水煎成 30～50 毫升，分 2 次服，疗程 3～18 个月。50 例临床观察效果良好。⑤治疗糖尿病（上消症）：党参、麦冬、知母各 10 克，竹叶、天花粉各 15 克，生地 10 克，葛根、茯神各 6 克，五味子、甘草各 3 克，水煎服。⑥治疗萎缩性胃炎，麦冬 10 克，沙参、玉竹、天花粉各 9 克，甘草、知母、乌梅各 6 克，水煎服，1 日 1 剂。⑦治衄血不止：麦门冬、生地黄各 30 克，水煎服。⑧治骨蒸肺痿，四肢烦热，不能食，口干渴：麦冬（去心焙干）、地骨皮各 150 克，共轧细末，每次服 10～15 克，用浮小麦 10 克，煎水送药。⑨治疗急性扁桃腺炎，用麦冬 15 克，元参 12 克，生地 10 克，水煎服，每日 1 剂。⑩治疗肺胃阴伤，症见咽干痒之咳嗽：用麦冬 10 克，半夏 10 克，人参 6 克，大枣 5 枚，甘草 6 克，粳米 10 克。水煎服，1 日 1 剂。

附：含麦冬成分的中成药

二冬膏《张氏医通》

【药物组成】天门冬、麦门冬各 500 克。

【功能】养阴，清肺。

【主治】肺燥咳嗽少痰，咽干喉痛。现用治干燥性鼻炎。

【方药分析】天门冬、麦门冬皆甘、苦，性寒，入肺经，有养阴、清热之效。二药相须，可养肺阴、润肺燥、清肺热，故适温燥伤肺，肺失肃降之肺燥咳嗽，干咳少痰，咽干咳痛等症。

【用法与用量】每次 9～15 克，1 日 2 次，开水冲服。

天王补心丸《四川省药品标准》

【药物组成】地黄 200 克，当归、五味子、麦冬、天冬、酸枣仁（炒）、柏子仁各 50 克，母参、石菖蒲、党参、茯苓、玄参、远志（制）、桔梗、甘草各 25 克，朱砂（飞）10 克。

【功能】滋阴养血，宁心安神。

【主治】阴血不足，心悸失眠，多梦，健忘，口舌生疮。

【方药分析】地黄滋阴清热，使心神不为虚火所扰，为主药；玄参、天冬、麦冬协助生地以加强滋阴清热之力，丹参、当归补血养心，使心血足而神自安；党参、茯苓益心而安心神，柏子仁、远志、石菖蒲宁心安神，更用五味子、酸枣仁之酸以敛心气的耗散，并能安神，从上诸药共为辅佐药；桔梗载药上行，甘草调和诸药，朱砂为衣，亦取其入心以安神，均为使药。

【用法与用量】内服，1次1丸，1日3次。

【宜忌】忌食辛辣物。

天麦二冬膏《全国中成药产品集》

【药物组成】天冬、麦冬。

【功能】养阴润肺。

【主治】燥咳痰少，咽喉干痛，干燥性鼻炎。

【方药分析】天冬、麦冬二药相合润肺养阴。

【用法与用量】1日2次，1次10～15克冲服。

麦冬消暑汁《全国中成药产品集》

【药物组成】麦冬、白芍、荷叶、薄荷。

【功能】清凉消暑，生津止渴，健脾和胃。

【主治】胃热口渴，咽干。

【方药分析】麦冬养阴益胃润肺；白芍养血敛阴；荷叶、薄荷消暑生津。

【用法与用量】内服，1日2次，1次20毫升。

麦味止嗽糖浆《全国中成药产品集》

【药物组成】北沙参、买麻藤、麦冬。

【功能】清热润肺，化痰止咳。

【主治】肺燥咳嗽，气管炎。

【方药分析】北沙参、麦冬滋阴润肺；买麻藤祛风活血，化痰止咳。

【用法与用量】内服，1日2次，1次10～20毫升。

进呈还睛丸《浙江省药品标准》

【药物组成】生地、麦冬、天冬各90克，水牛角浓缩粉72克，熟地60克，党参、枸杞子、茯苓、山药各45克，苦杏仁、川牛膝、菊花、菟丝子、枳壳、决明子、石斛各30克，防风、羚羊角、青葙子各24克，白蒺藜、川芎、五味子、黄连、炙甘草各21克。

【功能】滋肾明目，平肝熄风。

【主治】肝肾亏虚，视力模糊，瞳仁散大，内外翳障，畏光流泪。

【方药分析】枸杞子、熟地、生地、天冬、麦冬、石斛、川牛膝、菟丝子、五味子滋补肝肾；党参、山药、茯苓、甘草补脾益气，以后天养先天；羚羊角、水牛角平肝熄风而制约上亢之阳；白蒺藜、决明子、青葙子、菊花平肝明目；黄连清心火而抑肝火；杏仁利肺气而益脾胃，以养肝肾；川芎、枳壳活血行气，使之补而不滞。

【用法与用量】内服1次3～6克，1日2次。

益肾消渴胶囊《黑龙江省药品标准》

【药物组成】生地黄、熟地黄、山药、枸杞子、麦冬、天冬、肉桂、山萸肉、牛丹皮、天花粉、北沙参、黄芪、牡蛎等。

【功能】滋阴固肾。

【主治】尿频量多，混浊如脂膏，兼有口渴心烦，腰酸乏力等。

【方药分析】肉桂温肾壮阳；黄芪、山药补中益气；生地黄、熟地黄、枸杞子、天冬、麦冬、山萸肉、天花粉、北沙参、牡蛎补血益精；固肾敛阴；牡丹皮清热凉血，补中寓泻。

【用法与用量】内服，治疗期每次 7~8 粒，巩固期每次 3~4 粒，1 日 3 次。

益虚宁片《全国医药产品大全》

【药物组成】何首乌（黑豆水煮，黄酒蒸）、枸杞子、党参各 1500 克，当归、生地、菟丝子各 1000 克，牡丹皮、女贞子、麦冬、牛膝各 500 克，甘草 250 克。

【功能】养血安神，补肾益精。

【主治】失眠少寝，头晕耳鸣，腰酸腿软，头发脱落，以及妇女月经不调，带下清稀等症。

【方药分析】何首乌、当归、麦冬、生地，补养阴血安神；枸杞子、菟丝子、女贞子、牛膝补肾填精；丹皮清热凉血活血；党参，甘草补气健脾。

【用法与用量】内服，1 次 5~6 片，1 日 3 次。

麦冬同类品及误用品的鉴别

大麦冬《真伪鉴别》

【来源】

为百合科植物阔叶山麦冬 *Liriope platyphylla* Wang et Tngg. 的干燥块根。本品作用似麦冬，但其滋润性较麦冬差，清凉性较强。

【异名】

土麦冬、阔叶麦冬。

【鉴别特征】

形态与正品麦冬相似，其特点是叶比较宽，叶宽 7~18 毫米，花较密。

【鉴别特征】

干燥的块根，呈长椭圆形，两头略尖。长 3~5 厘米，直径 0.5~1 厘米，表面土黄，干后有一层坚硬的外壳。质地疏松，断面淡棕黄色，中央有细小木心。味微甜，嚼之发黏。

山麦冬《中药真伪鉴别》

【来源】

为百合科植物山麦冬 *Liriope spicata* Lour. 的块根。

【异名】

大叶麦冬。

【鉴别特征】

植物体较高大；叶长 15~30 厘米，宽 5~7 毫米，花较稀，花被 6 片，花丝略与花药等长，花药钝头，子房上位。

【药材鉴别】

干块根呈纺锤形，略弯曲，两头狭尖，中部略粗，长 2~5 厘米，直径 3~5 毫米。表面淡黄色，有的显黄棕色，具有粗糙的纵皱纹。质柔韧，纤维性较强，断面黄白色，蜡质样，味较淡。

误用品：

除了正品麦冬及其类同品外在商品中常见外，还有百合科植物蕨叶天冬的块根和萱草的块根，在一些地区误作麦冬使用。还有多种小麦冬属和沿阶草属植物的块根，在部分地区或民间作麦冬混用。有些质量较差，称为"土麦冬"。

天冬《神农本草经》

【来源】

为百合科植物天门冬 *Asparagus cochinchinensis* (Lour.) Meer. 的干燥块根。始载于《神农本草经》列为上品，因此草蔓茂俗作门，而功效似麦冬，故称"天门冬"。为少常用中药。苏颂谓："春生藤蔓，大而钗股，高至丈余。叶如茴香，极尖细而疏滑，有逆刺；亦有涩而无刺者，其叶如丝杉而细散，皆名天门冬"。

【异名】

天门冬、明天冬、天冬草、倪铃丝冬、赶条蛇、多仔婆、三百棒、大当门根。

【鉴别特征】

多年生攀援草本，全体光滑无毛，高达 1~2 米，块根肉质，丛生，长椭圆形或纺锤形，长 4~10 厘米，外皮灰黄色。茎细长，有很多分枝；叶状枝通常 2~4 丛生，扁平而具棱，条形或狭条形，长 1~2.5 厘米，少数达 3 厘米，宽 1毫米左右，略伸直或稍弯曲，先端刺针状，叶退化成鳞片状，在主茎上变为下弯的短刺。夏季开

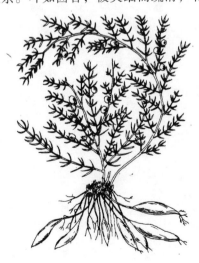

图 70 天冬

白色或黄白色花，杂性。

【药材鉴别及等级分类】

干燥的块根呈长圆纺锤形，中部饱满，两端渐细而钝。长 6 ~ 18 厘米，粗 1 ~ 1.5 厘米。表面黄棕色，油色半透明状。本品特征：外形似百部，质坚而柔软，有黏性，断面蜡质样，黄白色，半透明。中间有不透明白心。气微臭，味甘而微苦。以肥满质密，条肥匀，淡棕黄色，半透明者为佳。条瘦长，色黄褐、不透明者次之。

等级分类：

一等：干货。呈长纺锤形，去净外皮。表面黄白色，半透明、条肥大，有糖质。断面黄白色，角质状，中央有白色中柱（白心）。气微，味甘微苦。中部直径 1.2 厘米以上。二等：间有纵沟纹，中部直径 0.8 厘米以上。间有未剥净硬皮，但不得超过 5%，其余同一等。三等：表面红棕色或红褐色，断面红棕色，中部直径 0.5 厘米以上，稍有未去净的硬皮，但不超过 15%。其余同二等。

【主要成分】 块根含天冬酰胺、β - 谷甾醇、5 - 甲氧基、甲基呋喃甲醛、葡萄糖、果糖、黏液质。块根多含地聚糖：三聚糖（Ⅰ）、四聚糖（Ⅱ）、五聚糖（Ⅳ）、……十聚糖（Ⅶ）。所含苦味成分为甾体皂甙，由菝葜皂甙元、鼠李糖、木糖和葡萄糖组成。

【性味功能主治】 甘、苦，寒。滋阴润燥，清肺降火，养阴清热，润燥止咳，止血生津，抗癌解蛇毒。治虚劳发热，肺结核，支气管炎，白喉，百日咳，口燥咽干，糖尿病，大便燥结，疮疡肿毒，蛇咬伤，乳腺癌，淋巴肉瘤。

【用法与用量】 内服，入煎剂，6 ~ 10 克，或入丸、散。

【宜忌】 脾胃虚寒泻泄者不宜服用，外感风寒咳嗽者不宜用。

【单方验方与饮食疗法】 ①治疗百日咳：用天冬、麦冬各 10 克，百部 6 克，全瓜蒌 10 克，陈皮 6 克，贝母 3 克。水煎服，每日 1 剂。②治吐血咯血：用天冬 30 克，炙甘草、杏仁、贝母、茯苓、蛤粉炙阿胶珠各 15 克，共轧细末炼蜜为丸如樱桃大（6克），每日服 1 ~ 2 次，1 次 1 ~ 2 丸。③治肺结核，久咳不愈，或痰中带血者，用天冬、川贝母各 10 克，阿胶 10 克（烊化）水煎，取药汁兑适量蜂蜜服。1 日 2 次。④治早期乳腺癌：用鲜天冬 90 克，捣碎取汁，加入 0.1% 苯甲酸，每天 3 次服，黄酒适量为引。⑤治扁桃体炎，咽喉肿痛：天冬、麦冬、板蓝根、桔梗各 10 克，山豆根、甘草各 6 克。水煎服。⑥天冬红糖饮治妇女月经过多，孕妇负重后阴道流血及乳腺小叶增生。用天冬 50 克（鲜品 100 克），红糖适量，先将天冬煎后取药液，再放入红糖煮沸。每日服 1次，连服 5 天。以上药量 5 天服完。⑦天冬酒治肾阴不足，浮火上炎而易外风，血脉失和所致的肢体麻木，酸痛等症。用天门冬、红曲、粱米各适量。将天冬去心煮汁，加曲、米酿酒，酒酿成后存放数月方可饮用。每日 2 ~ 3 次，每次 1 小盅。⑨天冬粥治虚热咳嗽，少痰，口干多汗等症。用天冬 30 克，粳米 60 克。先将天冬捣烂，煮浓汁，用汁煮米作粥。每日早上食之。

天冬伪品及混用品的鉴别

羊齿天门冬《中药真伪鉴别》

【来源】

为百合科植物羊齿天门冬 *Asparagus filicius* Ham. ex D. Don. 的干燥块根。

【异名】

土百部、蕨叶天门冬。

【鉴别特征】

根肉质纺锤形，数条簇生，根较天门冬瘦小，外皮黑褐色，内白色，多数形似麦冬而大，其长度不一，最长可达8厘米，粗约5~9毫米，有时呈空壳状。根状茎极短。气微，味苦，微麻舌。

【主要成分】根含生物碱及挥发油。

【性味功能主治】甘，微苦，寒，功能主治同正品天冬。可做混淆品使用。

攀援天门冬

【来源】

为百合科植物攀援天门冬 *Asparagus brachyphyllus* Turcz. 的干燥块根。

【异名】

海滨天门冬。

【鉴别特征】

干燥的块根呈长条形，一头大，一头小，长10~15厘米，直径0.5~0.8厘米。表面黄白色，全部剥掉根皮，具干缩后的纵沟纹，手捏之有黏性。质硬脆易折断，断面黄白色，中心柱黄色。气微有黏性。味略涩，微苦。

【性味功能主治】苦，寒。祛风除湿。用于各种红肿，风湿性腰腿痛等。

注　本品之性味功能主治，与天冬不相同，应做伪品处理。不应做天冬的误用品。

女贞子《神农本草经》

【来源】

为木犀科植物女贞 *Ligustrum lucidum* Ait. ，的干燥果实。始载于《本经正》列为上品，为常用中药。苏恭谓：“女贞叶似冬青树及枸骨，其实九月熟，黑似牛李子。”又名冬青子。李时珍谓：“此木凌冬青翠，有贞守之操，故以女贞状之”，又曰：“女贞即今俗呼蜡树者……叶长四五寸，子黑色”。故名女贞子。

【异名】

女贞、冬青子、鼠梓子、女贞实、爆格蛋、白蜡树子。

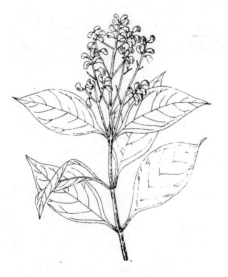

图71 女贞子

【鉴别特征】

常绿大灌木或乔木，高达10米以上。树干直立，树皮灰绿色至灰褐色，光滑不裂，枝开展，平滑无毛，具明显的皮孔。叶对生；叶柄长1~2厘米，先端急尖或渐尖，基部宽楔形或圆形，叶片卵形至卵状披针形，长5~12厘米，宽4~6厘米。夏季开白色小花，圆锥花序顶生，花芳香，密集，花期6~7月。果期8~12月。浆果状核果，长圆形，一侧稍凸，长约1厘米熟时蓝黑色。

【药材鉴别】

干燥的果实呈卵圆形或椭圆球形略有肾形。长0.5~0.8厘米，直径0.3~0.4厘米。外皮蓝黑色，有皱纹，两端钝圆形，底部有果柄痕。本品特征：质坚、体轻，横断面大多为单仁，如有双仁，中间隔瓤分开，仁椭圆形，二头尖，外面紫黑色，里面灰白色。无臭，气微，味甘而微涩，以粒大饱满，蓝黑色，质坚实者为佳。女贞子不分等级，冬至后采收者为佳。

【主要成分】 果实含有齐墩果酸，甘露醇，葡萄糖，棕榈酸，硬质酸，脂肪油，油酸，亚油酸。皮含有熊果酸等。

【含量测定】 照高效液相色谱法（附录Ⅵ D）测定。

色谱条件与系统适用性试验 以十八烷基硅烷键合硅胶为填充剂；以甲醇-水（40：60）为流动相；检测波长为224nm。理论板数按特女贞苷峰计算应不低于4000。

对照品溶液的制备 取特女贞苷对照品适量，精密称定，加甲醇制成每1ml含0.25mg的溶液，即得。

供试品溶液的制备 取本品粉末（过三号筛）约0.5g，精密称定，置具塞锥形瓶中，精密加入稀乙醇50ml，称定重量，加热回流1小时，放冷，再称定重量，用稀乙醇补足减失的重量，摇匀，滤过，取续滤液，即得。

测定法 分别精密吸取对照品溶液5μl与供试品溶液10μl，注入液相色谱仪，测定，即得。

本品按干燥品计算，含特女贞苷（$C_{31}H_{42}O_{17}$）不得少于0.70%。

【性味功能主治】 苦、甘，平。补肝肾，强腰膝，乌须黑发。主治肝肾两虚，阴虚内热，头晕目眩，耳鸣，头发早白，腰膝酸软。老年习惯性便秘，慢性苯中毒。

【用法与用量】 内服，煎服5~10克，或入丸剂、膏剂等。

【宜忌】 脾胃虚寒症见泄泻及有阳虚证者不宜服。

【单方验方与饮食疗法】 ①治视神经炎：女贞子30克，草决明、青葙子各30克，水煎服。②治慢性苯中毒：女贞子、旱莲草、桃金娘根各等量，共研细面，炼蜜为丸。

1日3次，1次1丸。⑧治疗结核低热：女贞子10克、地骨皮6克，青蒿5克，夏枯草10克，水煎服，1日3次。④治肾虚体弱，腰膝酸软；用女贞子10克，桑椹、旱莲草、枸杞子各12克，水煎服，1日1剂。⑤女贞子酒治阴虚内热，腰膝酸软，头晕目眩，须发早白。用女贞子250克，将其粗碎，浸于1公斤酒中，封存5天后，滤去渣备用。1日2次，早、晚空腹时服1~2小杯，或适酒量饮之。⑥女贞皮酒治肾虚腰膝软弱，疼痛拘挛。女贞皮400克，将其切细置于净瓶中，用白酒3斤浸泡，浸5天后，去渣备用。1日2次，早、晚空腹时，温饮1~2杯。约15~30毫升。⑦女贞子丸治疗高脂血症，可降低总胆固醇，降低血清β-脂蛋白。用女贞子研成细面，炼蜜为丸，每丸重9克，1日2次，1次1丸。也可较长期服用。效果较好。⑧女贞鱼骨饮治疗肾虚带下。因早婚或分娩次数多损伤肾气；腰痛如折，小便清长，带下多量。用乌鱼骨30克，女贞子15克，水煎服1日3次。

附：含女贞子成分的中药

女贞子膏《湖南省药品标准》

【药物组成】女贞子（酒蒸）400克。

【功能】滋养肝肾，强壮腰膝。

【主治】肝肾两亏，腰膝酸软，耳鸣目眩，须发早白。

【方药分析】女贞子滋养肝肾，增强机体免疫功能，强腰壮膝。

【用法与用量】内服，1日3次，1次15克。温开水送服。

女贞子糖浆《全国医药产品大全》

【药物组成】女贞子500克，蔗糖830克，苯甲酸钠4克。

【功能】补肝肾，强腰膝，乌发明目。

【主治】阴虚内热，腰膝酸软，耳聋目昏，须发早白。

【方药分析】女贞子补肝肾，强腰膝，乌发明目。

【用法与用量】内服，1日3次，1次15毫升。

扶正女贞素片

【药物组成】女贞子、黄芪等经提取而成。

【功能】养阴益精，增强免疫功能。

【主治】肝肾两亏，或因各种疾病引起的虚损。抗癌。

【方药分析】女贞子补肝肾，养阴益精，增强免疫功能，促进健康人淋巴母细胞转化的作用，有增强体液的免疫功能。黄芪能生阳，促细胞再生，也能增强抗体免疫力。二药合用促进正常功能恢复，并有抗衰老和预防感冒的作用。

【用法与用量】内服，1日3次，1次3~5片。

贞芪扶正冲剂《全国中成药产品集》

【药物组成】女贞子、黄芪等。

【功能】提高人体免疫功能，保护骨髓和肾上腺皮质功能。

【主治】用于各种疾病引起的虚损。配合放射和化学治疗，促进正常功能的恢复。

【方药分析】女贞子补肝肾。养阴生精，增强体液免疫功能。黄芪能增强机体免疫功能及脾脏抗体生成，还能保护肝脏，增加血细胞，使虚证患者血浆中 cAMP 含量增多。

【用法与用量】内服，1日2次，1次1袋。

木耳《神农本草经》

【来源】

为真菌类担子菌纲木耳科木耳属植物木耳 *Auricularia auric-ula*（L.）Underw.，的子实体。

【异名】

黑木耳、檽、树鸡、木檽、木㙡、木蛾、云耳、耳子。

【鉴别特征】

子实体形如人耳，径约10~12厘米。胶质半透明，有弹性。厚约2毫米，以侧生短柄固着于基质上，边缘不整齐波状；外面紫褐色，疏生短茸毛，边缘部分较密；里面平滑，暗褐色至紫褐色，子实层发达，淡紫褐色；孢子弯长方形，或圆柱形。

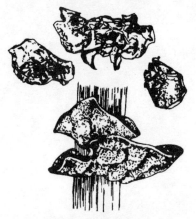

图72 木耳

【药材鉴别】

干燥的木耳呈不规则的块片，多卷缩，表面平滑，黑褐色或黄褐色；底面色较淡。质脆易折断，以水泡则膨胀，色泽转淡，呈棕褐色，柔润而微透明，表面有滑润的黏液。气微香。以干燥朵大、肉厚、无树皮泥沙等杂质者为佳。

【主要成分】含蛋白质、脂肪、糖类（主要为 D-甘露糖）、灰分、钙、磷、铁、胡萝卜素等。

【性味功能主治】甘，平。补气血，润肺，凉血，止血，治气虚血亏，四肢搐搦，肺虚咳嗽，肠风，血痢，血淋，崩漏，痔疮，高血压病，便秘。

【用法与用量】内服：煎汤9~30克，或研细末服。

【宜忌】大便不实者忌服。

【单方验方与饮食疗法】①治新旧痢疾：木耳30克，鹿角胶8克。上药共炒干，共研细末，每日2次，每次9克，温酒送服。②治高血压，血管硬化，眼底出血：用木耳5克，清水浸泡12小时，蒸锅蒸1小时，加入适量冰糖，于睡前服用。③治疗一切牙痛：木耳、荆芥等分，煎水漱之，痛止为度。④治月经过多，久淋漓不断，赤白带下：木耳焙干研细末，以红糖水送服。1日2次，1次5克。⑤木耳扁豆粉，治疗糖尿病：木耳60克，扁豆60克，将木耳、扁豆共研细面，每次服9克，1日2~3次。⑥木耳胡桃糖，治肝肾不足，冲任虚损之经闭：木耳120克，胡桃120克，红糖240克，黄酒适量。将木耳、核桃仁共碾末，加入红糖拌和均匀，瓷罐装封备用。1日2次，1次30克，黄酒调服。⑦木耳豆腐治各种精神病。用木耳30克，核桃7个，豆腐200克。将胡桃去皮，木耳洗净，与豆腐一起在砂锅中炖熟即成，备用。每日服1剂（用此方治疗20例精神病癫狂者均获较好效果）。⑧木耳粥治胃阴虚证及肺燥咳嗽：用黑木耳5克，大枣5枚，粳米50克，冰糖适量。将黑木耳浸泡洗净，除去杂质，撕成瓣，置入锅内；将粳米淘洗干净，大枣选肥大而未被虫蛀者洗净入锅内，加水适量，先用武火煮沸，再用文火炖熬至木耳熟烂后，加入冰糖即可食用。早、晚当饭食用。病愈为止。⑨木耳红枣茶治疗身体虚弱、贫血及月经过多，痔疮出血。用黑木耳30克，红枣20枚。2味共煎煮。每日1次，木耳、红枣食之。连服之效果很好。⑩木耳芝麻茶治血热便血，痔疮便血，肠风下血，痢疾下血等症：用黑木耳60克，黑芝麻15克，白糖适量。将木耳炒至由灰转黑，略有焦味时，另将黑芝麻，略炒出香味。再将已炒过的木耳置黑芝麻锅中，用中火煎煮30分钟。用双层细纱布过滤后备用。每次服100~120毫升，加白糖20克冲服。常饮之。

附：含木耳成分的中成药

木耳丸《山西省药品标准》

【药物组成】黑木耳、杜仲（炒炭）、苍术（米泔水灸）各400克，独活300克，木瓜200克，怀牛膝50克，沉香20克，金礞石适量。

【功能】强筋骨，祛风湿。

【主治】腰腿酸痛，浑身麻木，缩骨痨病。

【方药分析】方中以黑木耳、怀牛膝、杜仲益气血，补肝肾，强筋骨为主药；木瓜、苍术、独活祛风除湿为辅药；沉香、礞石降气而化痰湿共为佐使药。全方合用，共奏强筋骨，祛风湿之功。

【用法与用量】内服，每次9克，每日2次，用黄酒或温开水送下。

木耳舒筋丸《全国医药产品大全》

【药物组成】木耳200克、当归、枸杞子、苍术（炒）、白巨胜子各100克，川芎、杜仲（盐炒）、牛膝各50克。

【功能】舒筋活血，祛风湿，补肝肾。

【主治】用于腰膝酸痛无力，肢体麻木，抽筋。

【方药分析】木耳、枸杞子、杜仲、牛膝、白巨胜子、苍术益气养血、补肝肾，祛风湿；当归、川芎舒筋活血，通痹止痛。

【用法与用量】内服，用黄酒或温开水送服，1次1丸，1日2次。

掺伪木耳的鉴别

随着木耳营养价值和经济价值的提高，近几年来多次发生木耳掺伪现象。从1988年至1991年仅在北京市朝阳区发现43起。木耳掺伪主要是掺杂硫酸镁，其原因硫酸镁较廉价，质重，易购买。但是硫酸镁是一种泻药，而木耳宜忌大便不实者，如食用了掺有硫酸镁的木耳，会引起腹泻或出现脱水症状，严重者可危及生命。在掺杂硫酸镁的品种中也有的掺有其他伪品如盐、糖、盐卤、明矾、小苏打、淀粉、尿素、铁屑、沥青等。但是只要人们认真观察还是可以鉴别出什么是掺伪木耳的（下表）。

掺伪木耳鉴别表

	硫酸镁	糖	盐卤	明矾	食盐	尿素	正品木耳
形态状况	黑褐色正反面皆有白色结晶或粉状物	正反面皆为黑色凹突凹实皱处有粉状物	正反面皆有白色结晶或粉状物	正反面皆有白色结晶或粉状物	正反面皆有白色结晶或粉状物	正反面皆有黑色凹突，凹突皱处有粉状物	干燥品黑褐色或紫褐色、块状多皱缩、表面平滑，黑褐色底面色较淡质脆
口感	苦涩	甜	苦咸	酸涩	咸	淡苦	甘平
气味	酸臭	无	无	酸臭	无	无	微香
手感	质地坚硬重量增加	易吸水而质地软	质地坚硬重量增加	不脆扎手发沉	易吸水而质地软	耳片大发沉不易碎	握之声脆，扎手有弹性、耳片不易碎
其他	6、7、8月份易吸潮耳片发软不易干，食后腹泻	6、7、8月份易吸潮耳片发软不易干，食后腹泻	6、7、8月份易吸潮耳片发软不易干，食后腹泻	6、7、8月份易吸潮耳片发软不易干，食后腹泻	6、7、8月份易吸潮耳片发软不易干，食后腹泻	6、7、8月份易吸潮耳片发软不易干，食后腹泻	

物理指标表

指标	正常值	掺伪木耳
含水量	≤14%	>14%
干湿比*	≤1/12	>1/12
吸水量 ml	110～156 平均125	35～88 平均65
减重率%	11.5～24.2 平均15	37.4～76.8 平均59.2
pH 值	5.5～6.8	<5 或 >8

* 可做木耳等级标准，一级木耳1/15，二级木耳1/14，三级木耳1/12。

含水量测定　取样品 5g 在烘箱内（100~105℃）加热 2h，于干燥器内冷却至室温后称重再恒重。

$$含水量\% = \frac{样品干燥前重量（g）—样品干燥后重量（g）}{样品干燥前重量} \times 100\%$$

干湿比

$$干湿比 = \frac{样品重量（g）}{湿重（g）} - \frac{样品重量（g）\times（标准含水量 - 实际含水量）}{湿重（g）}$$

标准含水量为 14%

湿重为：将求得干重的样品木耳在室温下于水中浸泡 10h，滤尽水后重量。

吸水量　样品 10g，置于 250ml 烧杯中，加湿热水（60~70℃）浸泡 1h，将木耳和水移入 500ml 量筒内，加水至满刻度。再将量筒内水分移入另一量筒。记录水体积 V。

$$吸水量（ml）= 500ml - V$$

减重率　将测定吸水量的木耳捞出，用水冲洗净，沥干，铺放在平底搪瓷盘上，用电吹风机吹半干，置于 105℃烘箱中干燥至恒重。放冷后重为 W。

$$减重率\% = \frac{10 - W}{10} \times 100\%$$

pH 值以精密 pH 试纸测定。

水浸泡试验

水浸泡试验是作为一种简便直观的方法：将掺伪木耳放入冷水中沉底，极易发开，发开后发黏，无弹性、耳片小。正常的木耳放入冷水中飘浮于水面，不易发开，经长时间泡发后，木耳片很大，质地韧，有弹性。

银耳《本草再新》

【来源】

为银耳科真菌银耳 *Tremella fuciformis* Berk. 的干燥子实体。陶弘景谓：木耳：有青、黄、赤、白者。《本草再新》载有白木耳，即今之银耳。

【异名】

白木耳、白耳子。

【鉴别特征】

子实体白色，胶质，半透明，直径 5~10 厘米，分裂为扁薄而卷缩如叶状的瓣片，瓣片的上下表面，均覆盖有子实层。子实层是由分割成四个细胞的担子所组成，每个细胞顶端伸长成一个细长的柄，柄端又产生一个担孢子梗，顶生一个近球形孢子，6~7.5×5~6 微米，透明无色。用指触破时能放出白色或黄色的黏液。

【药材鉴别】

干燥的银耳，呈不规则的块片状，由用众多细小屈曲的条片组成，外表黄白色或

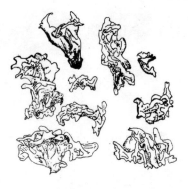

图73　银耳

黄褐色，微有光泽。质硬而脆，有特殊气味。以干燥、黄白色、朵大、体轻、有光泽、胶质厚者为佳。

【主要成分】含蛋白质，树胶质，无机盐碳水化合物，维生素 B，糖类及含硫、磷、铁、镁、钾、钠等。

【性味功能主治】甘、淡，平。补肺益气，润燥生津，清热养阴，主治病后体虚，肺虚久咳，痰中带血，胃炎，吐血、衄血，崩漏，大便秘结，高血压病，血管硬化。

【用法与用量】内服，煎剂，3～9克。

【宜忌】风寒咳嗽者忌服。

【单方验方与饮食疗法】①治阴虚体弱：白木耳9克，先将银耳洗净，再用凉开水浸1～3小时，再用浸之水文火炖、煮。喜甜食者，或肺燥热咳患者，可加冰糖，喜咸食者，可用瘦猪肉或鸡肉同炖。食之。②白木耳汤治病后体弱：用银耳10克，灵芝6克，冬菇10克，大枣30克，生姜5片，用水炖服。③治肺虚咳嗽：用银耳6克，竹参6克，淫羊藿3克，先将银耳、竹参用凉水泡发，取出洗净，加水500毫升冰糖适量，猪油适量调和，再将淫羊藿切碎。与上药同时置锅中蒸，除去淫羊藿药渣，参、耳汤食用。④银耳糖枣治心阴虚心血不足引起的神经衰弱：用银耳10克，大枣5克，白糖15克。将银耳、大枣洗净，在铜锅中用文火煨炖至烂熟。服用时加入白糖，1日2次，早晚食用，连服1周。⑤银枸杞汤治肝肾阴虚所至的两目昏花，视力减退，面色憔悴或起黑晕等症。用银耳15克，枸杞子15克，鸡肝100克，茉莉花24朵，料酒10克，姜汁5克，食盐、味精、水豆粉适量。将鸡肝洗净，切成薄片，置锅中，加水豆粉、料酒、姜汁、食盐拌匀待用。将银耳洗净，温水浸泡后撕成小片备用，茉莉去花蒂，洗净，放入盘内。再将以上调料放入锅内，随即放入银耳、杞子、鸡肝，加水适量，烧沸后撇去浮沫，待鸡肝刚熟，撒入茉莉花即可服用。⑥银耳羹治肺阴虚咳嗽咯血、肺结核低热干咳等症。用银耳5克，冰糖60克，鸡蛋1个，猪油适量。将银耳用温水浸泡发透后，洗净去蒂头及杂质，再将银耳撕成片状，置入锅中，加水适量，先用武火煮沸后，再用文火煮熬2小时，待银耳煮烂为度。再将冰糖放入锅中，水适量，置文火上溶化成口服液，用纱布过滤后，兑入少许清水，鸡蛋取其蛋清倒入锅中搅匀，煮沸，去浮沫，将糖汁倒银耳锅中，加少许猪油即可食用。1日3次，空腹时吃100毫升。⑦清脑羹治疗肝肾阴虚的头昏头痛、肝阳上亢的头脑不清、昏胀朦胧、腰膝酸软等症。用银耳10克，炙杜仲10克，冰糖20克。将银耳用温水浸泡30分钟，净洗后，撕成片状。再将杜仲煎煮3次，取药液1000毫升，加适量水，放入银耳及冰糖，用文火熬烂为度，也可将冰糖另锅煮溶化冲入服。⑧双耳汤治肾阴虚的头晕目眩、腰膝酸软、咳嗽气喘。动脉硬化引起的眼底出血、高血压、肺结核等病。白木耳10克，黑木耳10克，冰糖30克，将黑、白木耳温水发泡，摘除蒂柄及杂质，洗净，放入容器中，加入冰糖及适量水。置蒸笼中，蒸1小时或木耳烂熟为度。空腹时分2次服。

附：含银耳成分的中成药

银耳参芪糖浆《全国医药产品大全》

【药物组成】白木耳25克，桑椹、党参（蜜炙）、炙黄芪各13克，蔗糖800克，防腐剂适量。

【功能】益气滋阴，生津养血。

【主治】体虚气弱，面黄肌瘦，或肺虚咳嗽，津液枯燥；或妇女脾肾虚弱，赤白带下及产后虚弱等病。

【方药分析】白木耳滋阴，养血，润肺，生津为主药；配桑椹以助主药滋阴，生津，养血之功；用党参、黄芪以补气生津；另加蔗糖可生津滋阴为辅佐药。

【用法与用量】内服，1日3次，1次10～15毫升。

银蜜丸《全国医药产品大全》

【药物组成】银耳、蜜环菌。

【功能】滋阴养血，益气定惊。

【主治】冠心病，慢性支气管炎，神经衰弱等症。

【方药分析】现代药理研究表明，银耳具有增加冠脉血流量，降低冠脉阻力，改善心肌缺血；又可止咳、化痰、镇静安眠及提高机体免疫力。蜜环菌能益气定惊，养肝，止晕。

【用法与用量】内服，1日3次，1次4～5片，温开水送服。

大枣《本经》

【来源】

为鼠李科植物枣 Zizyphus jujuba Mill. var. inermis（Bunge）Rehd. 的成熟果实。始载于《神农本草经》列为上品，为常用中药。

【异名】

红枣、良枣、干枣、美枣、刺枣、枣子。

【鉴别特征】

落叶灌木，高达10米以上。小枝具细长的刺。刺直立或钩状，幼枝呈"之"字形曲折。单叶互生；卵圆形至卵状披针形，少有卵形，长3～6厘米，宽2～4厘米。先端少钝，基部歪斜，边缘具细锯齿，自基部发出3主脉，侧脉明显。4～5月开淡黄绿色小花。核果卵形至圆形，长1.5～5厘米，熟时深红色，果肉味甜，核两端锐尖。果期7～9月。

【药材鉴别】

入药一般以红枣为主。其形状略呈卵圆形或椭圆形。长约 2~3 厘米，直径约 1.5~2.5 厘米。表面暗红色，带光泽，具有不规则皱纹，果实的一端有深凹窝，中具一短而细的果柄，另一端有一小突点。外果皮薄，中果皮肉质松软，如海绵状，黄棕色。果核纺锤形，坚硬，两端尖锐，表面暗红色。气微弱，味香甜，以色红，肉厚饱满，个大核小，味甜者为佳。

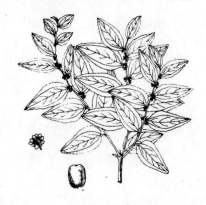

图 74　大枣

【主要成分】大枣主要含炭水化合物占 73%，蛋白质 3.3%，另含有维生素 C、B2、胡萝卜素及钙、磷、铁等。果肉中含有 D－果糖、D－葡萄糖、蔗糖等。还含有多种氨基酸。苹果酸、有机酸、黏液质。

【性味功能主治】甘，温。补脾和胃，益气生津，养心安神，调和药性，活血调经，通九窍助十二经。治胃虚食少，气虚不足，倦怠乏力，癔病，失眠，心悸盗汗，营卫不和，妇人脏躁症。血小板减少性紫癜。

【用法与用量】内服，煎汤 10~15 克或 5~10 枚。

【宜忌】大枣甘温，令人中满，凡有痰湿苔腻，腹脘作胀者或积滞、虫病，均不宜服。

【单方验方与饮食疗法】①治疗过敏性紫癜，用大枣 60 克，煎煮后食枣喝汤，1 日 3 次，服用 5~7 日。②治妇人脏躁症，喜悲伤，欲哭，数欠伸，用大枣 10 枚，生甘草 10 克，浮小麦 30 克，1 日 1 剂，水煎服。③治疗白细胞减少症，用红枣 10 枚，花生衣 10 克，炖汤服用，1 日 3 次。效果良好。④治失眠，睡不宁静，或难入睡。用大枣 14 枚，葱白 7 根，用水 3 碗煮枣和葱，临睡前 1 次服。⑤治疗胃痛，口淡，口水多。用红枣 7 枚，胡椒 49 粒。将上药捣烂做成 7 丸。男人用酒送服，女人用醋送服，1 次服完。⑥治疗盗汗自汗，不论寒，热天气，白天常常出汗。用红枣 15 枚，龙眼肉 15 克，浮小麦 30 克，用水 2 碗，煮汤吃。⑦降低胆固醇，用大枣 15 枚，鲜芹菜 10 根，用水煎服。⑧治妇女体虚弱，致使月经逐月减少，以致月经不来或隔一二月又来一次。用红枣 10 枚，老母鸡 1 只，木耳 30 克，先将鸡去毛及内脏，加水炖烂吃。⑨治疝气，阴囊肿痛。用大枣半斤、桔核数个。将大枣去核，每个枣内放入桔核 6 粒，放在火炉边焙干后研成细末，每次服 9 克，早晚空腹时用黄酒送服。⑩治疗表虚自汗，用大枣 10 枚，乌梅肉 9 克，桑叶 12 克，浮小麦 15 克，水煎服。

北沙参《神农本草经》

【来源】

为伞形科植物珊瑚菜 *Glechnia littoralis Fr.* Schmidt ex Miq. 的干燥根，始载于《神农本草经》列为上品，为常用中药。赵学敏于《本草纲目拾遗》中引《本草逢原》说：

"沙参有二种，北者质坚性寒，南者体虚力微"。故有北、南沙参之分。

【异名】

海沙参、辽沙参、莱阳沙参、银条参、野香菜根、真北沙参、沙参。

【鉴别特征】

为多年生草本，高达 3 米，茎直立，茎下部埋沙土中。根圆柱形，主根细长。基生叶卵形或宽三角状卵形，三出分裂或二至三回羽状分裂，具长柄；茎上部叶卵形，边缘有锯齿。复伞形花序顶生密生灰褐色绒毛；无总苞；伞幅 10~14；不等长，小总苞片 8~12，条状披针形，每小伞形花序有花 15~20，夏季开白色小花。双悬果近球形，果棱 5，具木质翅状，有棕色粗毛。花期 6~7 月，果期 8 月。

【药材鉴别及等级分类】

干燥的根茎呈圆柱形或直条状，尾部渐细，长 15~40 厘米，直径 0.3~1 厘米。外表淡黄色，粗糙，有纵皱纹及未除净的栓皮，并有棕色点状的支根痕迹，顶端有残留圆柱状根茎，本品特征：质硬而脆，易折断，断面不平坦，淡黄色，中央有黄色放射状木质部，形成层呈圆环状，淡棕色或深褐色。气微，味甘。以根条长肥满、色白、质坚实不空者为佳。

等级分类：

一等：呈细长条柱形，去净栓皮。表面黄白色。质坚而脆。断面皮部淡黄白色，有黄色木质心。微有香气，味微甘，条长 34 厘米以上，上中部直径 0.3~0.7 厘米，无芦头、细尾须、油条、虫蛀、霉变。二等：条长在 23 厘米以上，上中部直径 0.3~0.6 厘米，其余同一等。三等：条长 22 厘米以下，粗细不分，间有破碎。其余同二等。

【主要成分】 根含生物碱，丰富的淀粉，四叶沙参的根含三萜类皂甙为沙参皂甙。本品药理有祛痰作用，可持续 4 小时以上，主要沙参皂甙能使气管分泌增加。

【性味功能主治】 甘，苦，淡，凉。清热养阴，润肺止咳，虚劳咳嗽，阴伤咽干。治肺热咳嗽，咯痰黄稠，气管炎，百日咳。

【用法与用量】 内服，入煎剂，10~15 克，或入膏剂及丸、散。

【宜忌】 不宜与藜芦同用。风寒作嗽及肺胃虚寒者忌服。

【单方验方与饮食疗法】 ①治咽干咳嗽无痰：（南）沙参、桑叶、麦冬各 12 克，杏仁、贝母、枇杷叶各 10 克。水煎服。②治一切阴虚火旺，似虚似实，逆气不降，清气不升，烦渴咳嗽，腹胀满不思饮食；北沙参 15 克，水煎服。⑧南沙参 10 克，麦冬 6 克，甘草 5 克，用开水冲泡，代茶饮，治疗肺结核，

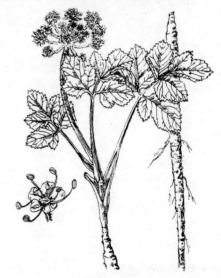

图 75　北沙参

干咳无痰，可润肺止咳，强身补阴。④养血美容汤治面部雀斑。用北沙参 15 克，酒白芍、红花、香附、党参、白术、当归各 10 克，生地 10 克，茯苓、川芎、广木香各 6 克。

将上药煎煮 2 次，去渣合液备用。1 日 3 次，1 次 30~50 毫升，空腹服。

（再配合"柿萍苏洗液"；用鲜柿树叶 40 克，紫背浮萍 20 克，苏木 10 克，水煎后，先熏后洗，每日早晚各 1 次，1 个月 1 疗程。）

沙参伪品及误用品的鉴别

北沙参为常用中药，目前，在市场上出现的同名异物品种较多。在部分地区误充沙参入药，它们的性味功能主治有待研究，如石沙参、麦瓶草、田蒉蒿、硬阿魏等用时应注意鉴别。

石沙参《真伪鉴别》

【来源】

为桔梗科植物石沙参 *Adenophora polyantha Nak.* 的干燥根。在河北及东北地区误充北沙参使用。

【异名】

面根、面蓟蓟。

【鉴别特征】

干燥的根呈细长圆柱形或扁圆形，略弯曲或因加工而呈扭丝状，长约 10~40 厘米，直径约 0.2~1 厘米，单一，偶有分枝，根头部附有盘节状的节根，表面土黄色或黄白色，略粗糙，具细纵皱纹及须根痕。质脆，易折断，断面粗糙（是与北沙参区别点之一），呈黄色或类白色。

麦瓶草

【来源】

为石竹科植物麦瓶草 *Melandrium tatarinowii*（*Rege*）Tsai（Silenetatarinowii Regei）的干燥根。在我国的内蒙古个别地区，用其根误作北沙参应用。

【异名】

铃儿草。

【鉴别特征】

未加工的根，为一簇生，顶端有许多地上茎残基，聚集成一伞形，下部簇生 2~5 条根，根呈圆柱形或扁圆形，略弯曲，下端渐细，长约 8~50 厘米，直径约 0.5~1 厘米；表面灰黄色或棕色，近于根头部有时呈红紫色，多细纵皱纹，并有须根着生。质坚脆，易折断，断面或黄白色，显裂隙，皮部薄，有的皮部分已分离。气微，味微苦，嚼之有辛辣感。

加工后的干燥根，多为单枝，偶有双支者，外皮已除去，表面光洁而细腻显黄白色或类白色，有纵皱纹及灰棕色的须根痕，在凹陷处常有栓皮残存，根头部常留有部分茎基或刀削成锥形。

田荒蒿

【来源】

为伞形科植物田荒蒿 *Carum buriaticum* Murcz. 的干燥根。在我国的东北、西北部分地区，以其根误充北沙参入药。

【异名】

野胡萝卜。

【鉴别特征】

干燥的根呈圆柱形或纵剖加工成条形，略弯曲或呈扭曲状，单一，罕见分歧者，长约 10~40 厘米，直径 0.5~1.5 厘米，顶端根头部宽大，有明显的凹陷茎基痕。表面稍糙，有纵皱纹或沟纹；质坚脆，易折断，断面粗糙；皮层呈土黄色，木质部呈鲜明的黄色。气弱，味微甘而略苦。

硬阿魏

【来源】

为伞形科植物硬阿魏 *Ferula bungeana* kitag. 的干燥根。在我国的山西、河北、陕西北部的个别地区，将其根加工后，充作北沙参出售。

【异名】

牛角角毛、沙椒、沙茴香。

【鉴别特征】

干燥的根形状与北沙参相似，表面淡棕黄色至黄褐色，除去栓皮者淡黄白色。表面具纵皱纹和点状皮孔样疤痕。体轻质脆。气微，味淡。

龟版《神农本草经》

【来源】

为龟科动物乌龟甲壳（腹甲）*Chinemys reevesii*（Gray）（龟、金龟）之腹甲。始载于《神农本草经》，列为上品，为常用中药。

【异名】

乌龟壳、乌龟版、下甲、龟甲、神屋、败龟甲、败龟版、龟下甲、龟底甲、龟腹甲、元武版。

【鉴别特征】

体呈扁圆形，腹背均有坚硬的甲，甲长约 12 厘米，宽 8.5 厘米，高约 5 厘米。头形略方，吻端尖圆；颌无齿而成角质喙，鼓膜明显；身体背面覆以棕褐色鳞甲，中央脊鳞甲5枚，两侧均有肋鳞甲4枚，缘鳞甲每侧11枚，肛鳞甲2枚，腹面有6对鳞片组成，淡黄色。背腹鳞甲在体侧相连，尾短而尖细，四肢较扁平，指、趾间具蹼，后肢第5趾无爪，余者均有爪。

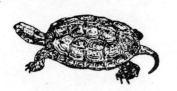

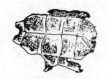

图76 乌龟

【药材鉴别】

干燥的龟腹甲，略呈板片状，长方椭圆形，肋鳞板附于两侧，略呈翼状。长10～20厘米，宽5～10厘米，厚约5毫米，外表面黄棕色至棕色，有时具紫棕色纹理，内表面黄白色至灰白色。由12块腹鳞甲相对嵌合而成，嵌合处呈锯齿状缝，前端较宽，略呈圆形或截形，后端较窄，有一缺刻，两侧的肋板由4对肋鳞甲合成，在其两端往往留有1块残缘鳞甲。其特征："血版"表面光滑，外皮尚存，有时略带血痕；"汤版"无光泽，皮已脱落。质坚硬，断面外缘为牙白色，坚实；内为乳白色或肉红色，有孔隙。气腥，味微咸。以血板、块大、完整、洁净无腐肉者为佳。

【主要成分】 含胶质，脂肪及钙盐。角蛋白，另外含骨胶原，其中含有天门冬氨酸、苏氨酸、蛋氨酸、苯丙氨酸、亮氨酸等。

【性味功能主治】 甘、咸、平。滋阴潜阳，益肾健骨，通络活络，止血软坚。治肾阴不足，骨蒸劳热、盗汗，肺痨咳嗽，咳血，肝肾阴虚，腰膝痿软，肝阳上浮而出现的头晕、目眩、耳鸣、烦躁易怒，偏头痛，热伤阴，阴亏津渴，抽搐，小儿囟门不合等症。

【用法与用量】 内服，入汤剂10～30克，或入膏剂及丸、散。

【宜忌】 孕妇及脾胃虚寒者不宜服用。

【单方验方与饮食疗法】 ①治阴虚失眠，心悸心烦，用龟肉250克，百合50克，红枣10枚，共煮汤调味食之。②治阴虚潮热，腰膝痿软，用龟版20克，熟地15克，知母、黄柏各10克，牛膝、杜仲各12克。水煎服。③治无名肿毒，对口疔疮，发背流注，无论初起、将溃、已溃：用血龟版1大个，白蜡30克，将龟版置炉上烘热，将白蜡渐渐掺上，掺完板自炙枯，即移下退火气，研为细末。每次服9克，1日3次，用黄酒调下，以饮醉为度。服后心卧，出大汗一身。④治慢性肾炎，用龟版25克（先收下），生黄芪15克，苡仁米25克，水煎服。⑤龟肉酒治肺肾虚，年久咳嗽不愈，中风缓急，四肢拘挛，日久瘫痪不愈。用龟肉2斤，曲300克，糯米13斤。将龟肉煮烂，连汁和曲、米同酿酒，去酒渣后备用。1日3次，1次1～2小杯。食后温饮。

注 龟肉为龟科动物乌龟的肉，其形态特征详见"龟版"条。

【性味】 甘咸，平。

【功能主治】 益阴补血，治劳瘵骨蒸，久嗽咳血，久疟，血痢，肠风痔血，筋骨疼痛。一般多为煮食或炙灰研末。现在有人将龟肉和鳖肉混淆认识，其实龟肉和鳖肉有许多不同之处，在食用时应注意区别。

附：含龟版成分的中成药

龟甲胶《全国医药产品大全》

【药物组成】龟版，加工而成胶。

【含量测定】取本品粉末约0.2g，精密称定，照氮测定法（附录ⅨL第一法）测定，即得。

本品按干燥品计算，含总氮（N）不得少于9.0%。

【功能】滋阴补血。

【主治】阴虚血亏，骨蒸潮热及妇女崩漏。

【方药分析】龟版胶有滋阴补血止血的作用，《本草汇言》云："主阴虚不足，发热口渴，咳咯血痰，骨蒸劳热，腰膝痿弱，筋骨疼痛，寒热久发，疟疾不已，妇人崩带淋漏，赤白频来，凡一切阴虚血虚之症，并皆治之"。

【用法与用量】将龟甲胶加黄酒与砂糖适量（烊化），隔水炖化。1日2次，1次1羹匙，用开水化服。

龟甲胶片《全国医药产品大全》

【药物组成】龟甲干浸膏制成之片剂。

【功能】滋阴解热，益血健骨。

【主治】肺虚久咳，体虚久病，血虚脚弱，阴虚劳热，妇女崩漏带下和小儿囟门不合。

【方药分析】功能同龟胶，能退孤阳。阴虚之劳热，阴火上炎，肺热咳喘。消渴，烦扰，热汗、惊悸、谵妄、狂躁之要药。

【用法与用量】内服1日2次，1次15片（0.2的片剂），温并水冲服或遵医嘱。

龟芪精《全国中成药产品集》

【药物组成】龟版、黄芪、红参、蜂蜜。

【功能】补气血，安神益智。

【主治】身体虚弱，食欲不振，疲劳。

【方药分析】方中龟版强筋健胃，红参、黄芪补益正气，三药又皆有安神益智作用，加蜂蜜增强其补虚。

【用法与用量】内服1日2次，1次10毫升。

龟版胶《全国医药产品大全》

【药物组成】龟版 1000 克，冰糖 20 克，白酒 30 毫升。

【功能】滋阴补血。

【主治】阴虚血亏，骨蒸潮热，虚弱脱肛，妇人带下崩漏。

【方药分析】同龟甲胶。

【用法与用量】内服 1 日 2 次，1 次 10～15 克。

龟版散《北京市药品标准》

【药物组成】龟版（沙烫醋淬）600 克，黄连 30 克，红粉 15 克，冰片 3 克。

【功能】祛湿敛疮。

【主治】疮疖溃烂，浸淫黄水，肌肉不生，久不收口。

【方药分析】龟版清热散结，消肿敛疮；黄连清热燥湿，泻火解毒，红粉凉血解毒，拔毒去腐生机，冰片清热止痛，消肿防腐。

【用法与用量】外用，取药粉适量敷患处。

【宜忌】切勿入口。

龟蛇酒《全国医药产品大全》

【药物组成】活乌龟 1500 克，眼镜蛇（去头、内脏）、银环蛇（去头、内脏）、乌梢蛇（去头、内脏）各 500 克，党参 250 克，杜仲、枸杞子、大枣各 200 克，当归、锁阳各 150 克，淮牛膝、川芎、桑寄生各 100 克，白酒适量。

【功能】补肾滋阴，益气活血，舒筋通络，祛风除湿。

【主治】年老体弱，头昏眼花，腰膝酸软，阳痿尿频，四肢麻木，关节酸痛。

【方药分析】乌龟补肾滋阴健骨；三蛇搜风通络，杜仲、牛膝、桑寄生补肝肾、祛风湿、健筋骨，党参、黄芪、大枣补气健脾，当归、川芎补血活血，枸杞补肾，锁阳补肾而兴阳。

【用法与用量】内服，1 次 10～30 毫升，或适量饮用。

龟鹿二胶丸《四川省药品标准》

【药物组成】山药、熟地黄、芡实、山茱萸、牡丹皮、泽泻、茯苓、巴戟天、续断、杜仲、当归、白芍、补骨脂、枸杞子、麦冬、附子、鹿角胶、龟版胶、肉桂、五味子。

【功能】温补肾阳，填精益髓。

【主治】肾虚体弱，腰酸无力，梦遗滑精，阳痿，眼目昏花。

【方药分析】龟胶滋阴补血，鹿角胶助阳补血，巴戟天、肉桂、补骨脂、附子温肾壮阳；熟地、当归、白芍补阴养血；枸杞子、续断、杜仲补肾壮筋骨；五味子、山茱萸、芡实来补肾涩精止遗；山药平补脾肾；麦冬滋阴润肺，丹皮、泽泻、茯苓利湿降相火，以使补而不腻。

【用法与用量】内服，大蜜丸，1日2次，1次1丸（水丸1次服6克）。

龟鹿二仙膏《全国中成药产品集》

【药物组成】龟版、鹿角、人参、枸杞子。

【功能】补肾壮阳，滋补精髓。

【主治】阳痿遗精，肾气衰弱，腰背酸痛，头晕目眩。

【方药分析】益阴健骨是龟版之功能，鹿角壮阳补肾，人参补气，枸杞子益精。

【用法与用量】内服，1日2次，1次6~10克。温开水冲服。

龟鹿八珍丸《全国中成药产品集》

【药物组成】龟版胶、鹿角胶、当归、党参。

【功能】补肾益肾，益气养血。

【主治】气虚月经不调，子宫虚冷，崩漏带下。

【方药分析】龟版胶滋阴补血，鹿角胶助阳养血，当归补血调经，党参益气健脾。

【用法与用量】内服，蜜大丸，1日2次，1次1丸。温开水送服。

龟鹿人参膏《全国医药产品大全》

【药物组成】脱脂海龟膏、鹿肉、枸杞子、红枣、党参、生晒参。

【功能】补肾壮阳，益气养血，填精补髓。

【主治】肾亏，阴阳两虚，气血不足，腰膝酸软，阳痿遗精。

【方药分析】人参、党参补气健脾，海龟膏养阴，红枣益气补血，鹿肉补肾温阳，枸杞子补肾填精。

【用法与用量】内服，1日2次，1次10克。温开水冲服。

龟鹿宁神丸《全国中成药产品集》

【药物组成】龟版胶、鹿角胶、酸枣仁、远志、茯苓、熟地黄、当归、川芎、黄芪、党参、丹参。

【功能】健脾益气，补血养心。

【主治】惊悸失眠，精神恍惚，目眩耳鸣。

【方药分析】龟版胶、鹿角胶、当归、熟地补血养心；党参、黄芪、茯苓益气健脾；枣仁、远志养心安神；川芎、丹参活血化瘀，而且可使诸药补而不滞。

【用法与用量】内服，蜜大丸，1日2次，1次1丸。

龟鹿补肾丸《全国医药产品大全》

【药物组成】龟版胶、鹿胶、覆盆子、狗脊、何首乌、熟地黄、菟丝子、金樱子、锁阳、续断、黄芪（蜜制）、山药、淫羊藿、酸枣仁（炒）、陈皮、炙甘草。

【功能】补肾壮阳。

【主治】身体虚弱，肾亏精冷，夜多小便，健忘失眠等。

【方药分析】鹿胶、龟胶、菟丝子、熟地黄、何首乌补肾填精；续断、狗脊、淫羊藿补肾健骨；金樱予、覆盆子、锁阳补肾涩精；山药、黄芪补气健脾；酸枣仁养心安神。

【用法与用量】内服，蜜大丸，1 日 2 次，1 次 6～12 克。

龟鹿滋肾丸《广西药品标准》

【药物组成】熟地黄、党参、当归、鹿茸、天冬、麦冬、茯苓、枸杞子、山药、黄芪、巴戟天、芡实、枳实、牛膝、白术、附子、锁阳、杜仲、莲须、胡芦巴、甘草、白芍、补骨脂、淮盐、覆盆子、棉花仁、川芎、菟丝子、小茴香、远志、龟胶、鹿胶、五味子、陈皮、肉桂、人参、鹿茸。

【功能】温肾固精。

【主治】心肾衰弱，目眩耳鸣，腰膝酸痛，四肢无力。

【方药分析】鹿茸、鹿胶通督脉补肾阳，龟胶通任脉，补肾阳，二者皆为异类血肉有情之品，能峻补阴阳以生气血精髓；人参、黄芪、山药等补元气，健脾胃，以补充后天，地黄、天冬、当归、川芎、白芍养血补血，滋阴调营；锁阳、巴戟天、补骨脂、胡芦巴、附子、肉桂补下元，益相火，滋肾助阳；杜仲、牛膝补肝肾，强筋骨；芡实、五味子、覆盆子益肾固精，陈皮、枳实行气和胃，使补而不滞。

【用法与用量】内服，蜜大丸，1 日 3 次，1 次 2 丸。小丸 1 次 6～12 克。温开水送服。

龟龄集《吉林省药品标准》

【药物组成】鹿茸、石燕、海马、穿山甲、肉苁蓉、炒槐角、麻雀脑、蜻蜓（去足翅）、生地黄、炙甘草、炒莱菔子、炒莲子肉、当归、熟地黄、墨旱莲、黑芝麻、锁阳、朱砂、巴戟天、地骨皮、牛膝、天门冬、大青盐、枸杞子、丁香、急性子、香附、杜仲炭、菊花、细辛。

【功能】补肾壮阳，益气养血。

【主治】肾阳亏虚，气血不足，头晕目眩，自汗遗精，腰腿酸痛，失眠多梦。

【方药分析】方中重用鹿茸补肾壮阳；配海马、石燕、苁蓉、锁阳、巴戟、附子、蜻蜓、麻雀脑等诸多补肾温阳之品，则大壮肾阳；枸杞子、杜仲、牛膝、补骨脂补肾健筋骨；莲子肉养心益肾；红人参、炙甘草补益正气；生地、熟地、当归、天冬、黑芝麻滋阴补血；墨旱莲、地骨皮养阴退虚热；急性子、细辛透骨通窍；菊花养肝明目；槐角"益肾清火滋肾；穿山甲活血通络；莱菔子消积化滞；丁香理气散寒；朱砂安神防腐；大青盐引药入肾。

【用法与用量】内服粉剂，1日2次，1次2克。温开水送服。

龟龄集酒《全国中成药产品集》

【药物组成】人参、鹿茸、熟地黄、海马、肉苁蓉。

【功能】补肾助阳。

【主治】肾阳不足，畏寒肢冷，阳痿早泄。

【方药分析】人参大补元气；鹿茸、海马、肉苁蓉补肾壮阳；熟地补肾滋阴养血，且防诸阳药伤阴。

【用法与用量】内服，1次10～30毫升，1日2次。

龟龄散（龟龄集）《北京市药品标准》

【药物组成】海马、莲子（去心）、穿山甲、天冬、麦冬、鹿茸、茯苓、人参（以上八味药用芝麻油煎炸）。母丁香（花椒油煎）、砂仁、食盐、肉苁蓉、锁阳、补骨脂、淫羊藿、胡芦巴、菟丝子、沙苑子、杜仲炭、怀牛膝、地黄、石斛、菊花、车前子（盐炙）、贯众、槐角，桂皮、阿胶、朱砂粉、紫梢花、细辛、当归、莱菔子、远志、炙甘草、甘草、石燕（醋煅淬）、附子。

【功能】补肾，益精，助阳。

【主治】肾虚命门火衰，肾精虚损引起的精神疲倦，腰腹冷痛，阳痿遗精，宫寒带下，久不生育。

【方药分析】人参、鹿茸、地黄、莲子、天冬、当归、牛膝、阿胶等补气血，益肾填精；补骨脂、海马、附子、肉苁蓉、锁阳、淫羊藿、胡芦巴、石燕等温肾助阳；穿山甲、槐角、莱菔子、石斛理气活血，凉血滋阴；朱砂、远志镇静宁心安神，甘草调和诸药。

【用法与用量】内服，1日2次，1次6～10克，温开水或黄酒送服。

龟龄补酒《全国中成药产品集》

【药物组成】龟版、鹿茸、人参、茯苓。

【功能】滋阴助阳，养心安神。

【主治】阳虚阴亏，心悸失眠。

【方药分析】龟版益阴健骨，鹿茸补肾壮阳，人参补气益智，茯苓健脾宁心。

【用法与用量】内服，1次10～30毫升，或适酒量而饮。

鳖甲《神农本草经》

【来源】

为鳖科动物中华鳖 *Triongx sinensis* Wiegmann 的干燥背甲入药。始载于《神农本草经》，列为上品，为常用中药。陶弘景谓："采生，生取甲，剔去肉者为好"。苏颂说："以岳州、沅江所出甲有九肋者为胜。入药以醋炙黄用"。

【异名】

甲鱼、上甲、团鱼盖、脚鱼壳、团鱼甲、鳖盖子、鳖壳、鳖甲片、必甲。

【鉴别特征】

体呈椭圆形，背部中央凸起，边缘凹入。背腹均有甲。头尖，颈粗大，吻突出，吻端有一对鼻孔。眼小，瞳孔圆形；头颈可完全缩入甲内。背腹甲均无角质板而被软皮。背面有橄榄绿色，上有表皮形成的小疣，呈纵行排列；边缘柔软，俗称裙边。腹面黄白色，有淡绿色斑。背、腹骨板间无缘板接连。前肢5指，仅内侧3指有爪；后肢趾亦同。指、趾间具蹼。雄性体较扁，尾较长，末端露出于甲边，雌性相反。

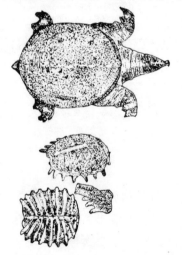

图 77　中华鳖

【药材鉴别】

干燥完整的鳖甲呈卵圆形或椭圆形，大小不一。背面隆起，灰褐色或灰白色，并有皱褶及突起状的灰黄色或灰白色斑点，甲壳中间有不明显的骨节隆起。本品特征：外形背部隆起，两侧各有8条明显横向的锯齿状衔接缝，和8对齿状突起，呈类白色，甲内面白色，中间有突起的脊椎骨，两侧各有8条肋骨。质坚硬，衔接缝处易断裂。气微腥，味咸。以个大、甲厚、无残肉、洁净无腐臭者为佳。

【主要成分】 含骨胶原，碳酸钙，磷酸钙等。角蛋白、碘、维生素 D 等。

【性味功能主治】 咸，平。滋阴潜阳，软坚散结，退热，平肝熄风。治阴虚潮热，潮热盗汗，肝脾肿大，精神疲乏。月经不调，阴虚风动，龋齿痛。

【用法与用量】 内服，入汤剂 10～20 克，熬膏或入丸、散。

【宜忌】 孕妇忌用，脾胃虚寒，食少便溏，阳虚无热者不宜服。

【单方验方与饮食疗法】 ①治肝脾肿大，阴虚潮热：用鳖甲15克，青蒿、银柴胡、知母、丹皮、桑叶、天花粉各10克。水煎服。②治肺痨咳嗽带血：用鳖甲胶10克，温开水或黄酒化服，分2次服用。③治上气喘急，不得睡卧，腹胁有积气，炙鳖甲30克，杏仁15克，赤茯苓30克，木香30克，上药共研细末，1日2～3次，每次服10克；用生姜3片，灯心一大束，煎水送药。④治慢性肾炎，用鳖肉500克，大蒜100克，白糖、白酒各适量，加水适量炖熟食之。⑤元二母治妇女低热长期不愈，鳖1只（约500

克），贝母、知母、前胡、柴胡、杏仁各 5 克，黄酒适量，盐少许。将龟头切掉，除去内脏，洗净切块，置以大碗中，加上述五味药，适量黄酒及少许食盐，水加至没过肉块为度，放入蒸锅中蒸 1 小时。温食之。⑥团鱼汤治癫痫：用团鱼 1 个，煮熟去壳，剥肉，用油盐适量，炖至烂熟，连汤带肉食完。1 日 1 次，连服 7 天。在未发作前服用，服后有些发热感觉，无其他不良反应，停服后会自行消退。⑦鳖甲粉吸烟治龋齿痛：鳖甲，焙干研成细粉，用鳖粉 0.5~1 克，放在烟斗内的烟丝上，点燃当烟吸，吸完一斗烟可止龋齿痛。⑧鳖龟牡蛎汤治疗甲状腺机能亢进症，用鳖甲 15 克，龟版 15 克，牡蛎 30 克，生地 12 克，白芍 10 克，珍珠母 30 克，天冬、麦冬、夏枯草各 10 克。将鳖甲、龟版、牡蛎、珍珠母先煎 2 小时，再下其余药物，浓煎后，去渣取药液。分 3 次服用。连服 10 剂。

注　鳖肉含有较丰富的营养成分，现在人们对于鳖肉作用的研究也比较重视，在一些医学或食品书刊上有所记载。鳖肉每 100 克可含蛋白质 16.5 克，脂肪 1.0 克，碳水化合物 1.6 克，灰分 0.9 克，钙 107 毫克，磷 135 毫克，铁 1.4 毫克，硫胺素 0.62 毫克，核黄素 0.37 毫克，尼克酸 3.7 毫克。含维生素 A_{13} 国际单位。现代药理研究认为，它可促进免疫球蛋白的形成，延长抗体存在时间，从而增强机体免疫功能。

【性味功能主治】甘，平。无毒。益气补虚，滋阴养血。主治肝肾亏损，阴虚内热，赢瘦无力，气祛喘促，久痢脱肛，虚劳骨蒸，妇人劳瘕，崩漏带下。

鳖头

【主治】久痢脱肛，产后子宫下垂、痈疮，男子阴头痛，小儿诸疾。

鳖血

【主治】口眼歪斜，虚劳潮热脱肛，小儿诸疳，骨关节结核。

鳖油

【功能主治】滋养补益强身。治眼睫倒毛签入。鳖胆主治痔疮痔漏。

附：含鳖甲成分的中成药

鳖甲丸《全国中成药产品集》

【药物组成】鳖甲、草果仁、六神曲、法半夏、青皮。
【功能】软坚消痞。
【主治】久疟成痞，肝脾肿大。
【方药分析】方中鳖甲软坚化结，除寒热，草果仁燥湿，散寒，又能截疟；制半夏，青皮下气逐水化痰；六神曲消食健脾胃。

【用法与用量】内服，1 日 2～3 次，1 次 1 丸。

鳖甲胶《本草纲目》

【药物组成】本品为鳖甲煎熬成的胶块。

【功能】滋阴补血，退热消瘀。

【主治】阴虚潮热，久疟不愈，癥瘕疟母，痔核肿痛。

【用法与用量】内服前将胶块隔水炖化，1 日 1～2 次，1 次 1 匙加黄酒，砂糖冲服。

鳖甲煎丸《金匮要略》

【药物组成】鳖甲、赤硝、柴胡、蜣螂、芍药、牡丹、䗪虫、乌扇（炮）、黄芩、鼠妇虫（熬）、干姜、大黄、桂枝、石韦、厚朴、瞿麦、紫葳、阿胶、桃仁、人参、法半夏、葶苈、蜂巢（灶下灰、清酒）。

【功能】行气活血，祛湿化痰，软坚消癥。

【主治】疟疾日久不愈，胁下痞硬成块，结成疟母。以及癥积结于胁下，推之不移，疼痛，肌肉消瘦，饮食减少，时有寒痛，女子月经闭止等。

【方药分析】方中鳖甲煎（即清酒经灶下滤过，煮鳖甲烂如胶漆），取其入肝轻坚化癥，除寒热，为主药；灶下灰性温，消癥祛积，清性热，活血通经，用以制鳖甲，且能协调诸药，共奏活血化瘀，软坚消癥之效；复以赤硝、大黄、䗪虫、蜣螂、鼠妇、白芍、桃仁、牡丹、紫葳、蜂巢攻逐血结为辅药，以助破血消癥之力；厚朴、乌扇、葶苈子、制半夏、瞿麦、石韦下气逐水化痰为佐药；黄芩、干姜调寒热；桂枝、柴胡通营卫；人参、阿胶补气养血而扶正气。

【用法与用量】内服，大蜜丸 1 次 1 丸，水蜜丸 1 次 3～5 克，1 日 2～3 次。

【宜忌】孕妇忌服。

白芍《本草经集注》

【来源】

为毛茛科芍药属植物芍药 *Paeonia lactiflora* Pall. 的干燥根。始载于《神农本草经》列为中品。李时珍谓：因其花叶犹婥约，婥约乃美好，故以为品，"根之赤白，随花之色也"。马志谓："有赤、白两种，其花亦有赤、白二色"。

【异名】

白芍药、金芍药、杭芍、川芍、诧芍、余容、犁食、芍药。

【鉴别特征】

多年生草本，高 50～80 厘米。根肥大，通常圆柱形或略呈纺锤形。茎直立，光滑无毛，叶互生；具长柄，茎下部叶为二回三出复叶；小叶窄卵形，披针形或椭圆形，

长 8 ~ 12 厘米，边缘密生骨质白色小乳突，下部
沿脉疏生短柔毛，叶柄长 6 ~ 11 厘米。春季开
花，花顶生并腋生，直径 6 ~ 10 厘米；苞片 4 ~ 5
披针形，长 3 ~ 6 厘米，萼片 4，长 1.5 ~ 2 厘米；
花瓣白色或粉红色 9 ~ 13 片，栽培的多为重瓣。
倒卵形，长 3 ~ 5 厘米；雄蕊多数；心皮 4 ~ 5，
无毛，花期 5 ~ 7 月。果期 6 ~ 7 月。

【药材鉴别及等级分类】

干燥根呈圆柱形，粗细均匀而平直。长
10 ~ 20 厘米，直径 1 ~ 2 厘米。表面淡红棕色或
粉白色，有纵皱及须根痕。本品特征：质坚实而
体重，不易折断，断面灰白色或微带棕白色，木
质部如菊花心的放射状。东白芍呈圆柱状，两头
粗细基本均匀，皮细有明显纵皱，淡棕色，角质

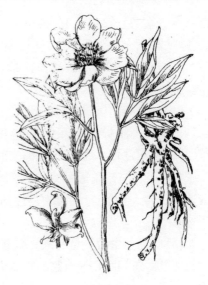

图 78 白芍

状，有粉性，切片如半透明状（东白芍主产浙江省，品质最佳，因集散地在杭州，故
称"杭白芍"）。

川白芍上端向下渐细，皮部有明显的须根。

亳白芍产量最大，呈圆柱形，上下粗细基本均匀、平直，色淡棕白色或淡棕黄色，
粉性足、质坚实者为佳。

等级分类：

白芍一等：呈圆柱形，直或稍弯，去净栓皮，两端整齐。表面类白色或淡红棕色，
质坚实体重。断面类白色或白色。味微苦酸。长 8 厘米以上，中部直径 1.7 厘米以上。
无芦头、花麻点、破皮、裂口、夹生。二等：长 6 米以上，中部直径 1.3 厘米以上，间
有花麻点。其余同一等。三等：长 4 厘米以上，中部直径 0.8 厘米以上，间有花麻点。
其余同一等。四等：表面类白色或淡红棕色。断面类白色或白色。长短粗细不分，兼
有夹生、破条、花麻点碎节或未去净栓皮。

杭白芍一等：呈圆柱形、条直，两端切平。表面棕红色或微黄色。质坚体重。断
面米黄色味微苦酸。长 8 厘米以上，中部直径 2.2 厘米以上。无枯芍、芦头、栓皮空
心。二等：长 8 厘米以上，中部直径 1.8 厘米以上。无枯芍、芦头、栓皮空心。三等：
断面米黄色。长 8 厘米以上，中部直径 1.5 厘米以上。其余同一等。四等：长 7 厘米以
上，中部直径 1.2 厘米以上。其余同一等。五等：长 7 厘米以上，中部直径 0.9 厘米以
上，其余同一等。六等：长短不分。中部直径 0.8 厘米以上。其余同一等。七等：长
短不分。直径 0.5 厘米以上。中间有夹生、伤疤，其余同一等。

出口白芍按安徽省亳县的规格分为：

一等：口径 5.3 ~ 5.8 厘米，长 5 ~ 13 厘米。二等：口径 4.6 ~ 5.2 厘米，长 5 ~ 13
厘米。三等：口径 4.3 ~ 4.5 厘米，长 5 ~ 13 厘米。四等：口径 3.7 ~ 4.1 厘米，长 5 ~

13 厘米。五等：口径 3.1 ~ 3.6 厘米，长 5 ~ 13 厘米。六等：口径 2.6 ~ 2.9 厘米，长 5 ~ 13 厘米。

以上等级均以身干、体实、条直、内外色泽洁白、光亮、两头切平整齐，粗细均匀，无空心无断裂痕。

【主要成分】 根芍药甙、鞣质、少量挥发油、苯甲酸、树脂、淀粉、脂肪油、草酸钙等，并含 4 种未知结构的三萜类化合物。花瓣含紫云英甙，为山奈醇等。

【含量测定】 照高效液相色谱法（附录ⅥD）测定。

色谱条件与系统适用性试验 以十八烷基硅烷键合硅胶为填充剂；以乙腈-0.1% 磷酸溶液（14:86）为流动相；检测波长为 230nm。理论板数按芍药苷峰计算应不低于 2000。

【性味功能主治】 苦、酸，微寒。养血柔肝，敛汗止痛，抗菌，升血小板，缓中止痛，尤其对缓解肠痉挛引起的腹痛更为显著。主治血虚肝旺引起的头晕、头痛、眼花、血虚所引起月经不调，肝气不舒，胁痛，泻痢腹痛，自汗盗汗，阴虚发热，崩漏，带下等。

【用法与用量】 内服煎汤，6 ~ 12 克。或入丸、散（大剂量时可达 30 克）。

【宜忌】 不宜与藜芦同用。本品微寒，故虚寒腹疼泄泻者，不宜服用。

【单方验方与饮食疗法】 ①治腹肌痉挛疼痛。腓肠肌痉挛疼痛（小腿抽筋）。白芍 15 ~ 30 克，炙甘草 10 ~ 15 克，水煎服。②治疗习惯性便秘：用白芍（生）30 克，生甘草 10 克，水煎服。疗效迅速，1 ~ 2 剂可排出软便。③痛经：白芍 60 克，干姜 25 克，共轧细面，分成 8 包，每日服 1 包，黄酒为引。④治产后血气攻心腹痛：芍药 60 克，肉桂 30 克，甘草 30 克，共粗捣碎，每次 10 克，水煎后去滓，不拘时服。⑤治疗高血压病：用白芍 20 克，生地 15 克，牛膝 9 克，钩藤 15 克，水煎服，每天 1 剂。⑥芍药黄芪酒治疗妇女月经过多，兼赤白带下：用芍药 100 克，黄芪 100 克，生地黄 100 克，生艾叶 30 克。将艾叶炒后，上药共捣粗碎如麻豆大，用白夏布包好，置净器中，以酒 2 斤浸泡，密封，浸泡 3 天可取用。每日饭前，根据自己的酒量温饮。

附：含白芍成分的中成药

归芍六君丸《江苏省药品标准》

【药物组成】 当归、白术（炒）、党参、白芍、茯苓各 100 克，甘草（炙）、陈皮、半夏（姜制）各 50 克，大枣、生姜各 30 克。

【功能】 益气养血。

【主治】 肝脾不和，脘胀腹痛，食少体倦，呕吐。

【方药分析】 当归、党参补益气血为主。白芍养血敛阴，助当归补血，白术健脾益气助党参补气为辅。半夏（姜制）、陈皮、茯苓理气祛湿和胃；生姜、大枣调和营卫以益胃气共为佐药。炙甘草调和诸药以为使。

【用法与用量】内服，1次9克，1日2次。

归芍六君子丸《全国中成药产品集》

【药物组成】党参、白芍、当归、陈皮、半夏（制）、甘草等。

【功能】健脾，养血，柔肝。

【主治】气血不足，肝脾两虚，头晕目眩。

【方药分析】方用六君子汤健脾；当归、白芍养血柔肝。

【用法与用量】内服，1日2次，1次6克。

归芍地黄丸《景岳全书》

【药物组成】熟地黄160克，山茱萸3（制）、山药各80克，茯苓、泽泻各60克，当归、白芍（酒炒）各40克。

【功能】滋肾阴，补肝血，退虚热。

【主治】阳虚血少，头晕目眩，耳鸣咽干，午后低热，两胁作痛，腰腿酸痛。

【方药分析】本方即六味地黄丸加当归、白芍组成。六味地黄丸滋补肝肾之阴；当归养血，白芍补血柔肝。全方有四物汤，故比六味地黄丸增加了养血柔肝作用。

【用法与用量】内服，水蜜丸，1次6~9克，小蜜丸1次9克，大蜜丸1次1丸，1日2~3次。

【宜忌】忌辛辣之品。

归芍益母丸《福建省药品标准》

【药物组成】益母草500克，当归、赤芍、木香各125克。

【功能】理气养血，化瘀生新。

【主治】气郁血滞，月经不调，经来腹痛，产后败血不净。

【方药分析】益母草、当归、赤芍活血养血调经的同时，加木香行气止痛，使气行则血行，瘀去而生新。

【用法与用量】内服，1次1丸，1日2次。

旱莲草《饮片新参》

【来源】

为菊科鳢肠属植物鳢肠 *Eclipta prostraea* L. 的全草入药。始载于《唐本草》，原名鳢肠，均为野生，因其实颇如莲房状，与莲生长地相对。莲房生长于水中，其品生在岸边，故名旱莲草。为少常用中药。

【异名】

墨旱莲、鳢肠草、墨斗草、墨汁草、水旱莲、莲子草、乌心草、野向日葵、墨菜、白花蟛蜞草。

【鉴别特征】

一年生草本，高20~60厘米，全株被白色粗毛。主根细长，微弯曲，茎基部常匍匐着地生根，上部直立，圆柱形，绿色或带紫红色。叶对生，无柄或短柄，叶片矩圆形，至披针形或条状披针形长5~10厘米，宽0.6~2厘米，先端渐尖，基部楔形，全缘具细锯齿，两面均被白色密粗毛。茎叶折断后，数分钟后断口处即变蓝黑色，是本品的特点，因而为墨旱莲。夏、秋开白色花，雌性，多数发育，中部为管状花，黄绿色，两性，全育。瘦果长方椭圆形而扁，无冠毛。

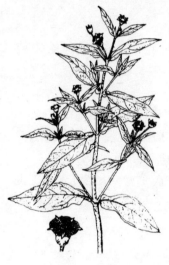

图79　旱莲草

【药材鉴别】

干燥的全草呈圆柱形，密被白色茸毛，有纵棱，长约20~30厘米，直径0.2~0.4厘米。紫黑色或绿色。本品特征：叶片卷曲，有白色茸毛，皱缩或破碎，绿黑色，茎顶带有头状花序，多已结实，果实较多，呈黑色颗粒状。浸水后搓基茎叶，则呈黑色。气微香，味淡微咸。以身干、色绿黑，无泥杂者为佳。李时珍谓："旱莲草有两种，一种苗似旋覆而花白细者，是鳢肠；一种是花黄而紫，而结房如莲房者，乃是小连翘也"。

【主要成分】 全草含挥发油，皂甙、鞣质、维生素A、鳢肠素、多种噻吩化合物，如三联噻吩基甲，以及菸碱等。

【含量测定】 照高效液相色谱法（附录Ⅵ D）测定。

色谱条件与系统适用性试验 以十八烷基硅烷键合硅胶为填充剂；以甲醇为流动相A，以0.5%醋酸溶液为流动相B，按下表中的规定进行梯度洗脱；检测波长为351nm。理论板数按蟛蜞菊内酯峰计算应不低于6000。

【性味功能主治】 甘，酸，凉。滋补肝肾，凉血止血，清热解毒。治须发早白、咳血、吐血、尿血。肾虚耳鸣，神经衰弱，慢性肝炎。带下，阴部湿痒，外用治脚癣。

【用法与用量】 内服，入煎剂，20~30克，外用适量，鲜品可捣成汁或糊状敷患处。

【宜忌】 脾肾虚寒者，或属于虚寒性的出血者不宜服。

【单方验方与饮食疗法】 ①治疗功能性子宫出血属于肾虚者。用鲜旱莲草、鲜仙鹤草各30克，血余炭、焦槟榔各3克（共研细粉）。将二味鲜药煎煮后取汁，冲药粉，凉服。②治疗肾虚须发早白：取旱莲草、制首乌、生桑椹各30克，水煎后每日2次服，久服使其黑发疗效较好。③治鼻衄、吐血：用鲜旱莲草30克，鲜藕节30克，共捣碎或煎汤取汁。1日2次，1次150毫升。④治疗脚癣或水田皮炎：取鲜旱莲草适量捣烂外搽手脚，搽至皮肤稍见黑色，1日2次。3天可治愈。⑤补肝肾，强腰膝，壮筋骨，治须发早白，将冬至采的冬青子，用蜜制200克，酒拌蒸过一夜。去其皮，晒干后研为细末。用夏至采旱莲草200克，捣取汁熬成膏，和上药末为丸，每丸重6~9克，1日2次，1次1~2丸。⑧治十二指肠溃疡，用旱莲草、血见愁各20克，水煎服。

桑寄生《神农本草经》

【来源】

为桑寄科植物桑寄生 *Taxillus chinensis*（DC）. Danser 及槲寄生 *Viscum col - oratum*（Komar.）Nakai 的干燥带叶茎枝。始载于《神农本草经》列为上品。为常用中药。郑

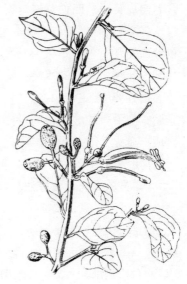

樵云："寄生两种，一种大叶，叶如石榴叶；一种小者，叶如麻黄叶，其子皆相似。李时珍谓："寄生高者二、三尺。其叶圆而微尖、厚而柔、面青而光泽，背淡紫而有茸，人言川蜀桑多，时有生者，他处鲜得，经自采或连桑者乃可，世俗多以杂树上者充之，气性不同，恐反有害也"。陶弘景云："寄生松上、柏上、枫上皆有……则各随其树名之"。由此可见古时早已知寄生来源较多，寄生在何种树上关系较大。性味也有差别，用时应注意鉴别。

【异名】

寄生、槲寄生、广寄生、北寄生。

【鉴别特征】

①桑寄生为常绿寄生小灌木，老枝无毛。有突起的灰黄色皮孔，小枝稍被暗灰色短毛，叶互生或

图80 桑寄生

近对生，有短柄，革质，卵圆形或长卵圆，长5~8厘米，宽3~5厘米，先端钝圆，基部宽楔形，全缘幼时被星状毛，后渐无毛。秋季开紫红色花。花两性，总花梗与花梗均被红褐色星状柔毛，花期8~9月，果期9~10月。浆果椭圆形，外具小疣状突起。果肉有黏性。②槲寄生：为常绿半寄生小灌木，高30~80厘米，茎基圆柱形，黄绿色或绿色，略带肉质，2~4状分枝，各分枝处膨大成节，节长5~10厘米。单叶对生，生于枝端节上分枝处，无柄；叶片近肉质，椭圆披针形或倒披针形，长3~7厘米，宽0.7~1.5厘米，先端钝圆，基部楔形，全缘两面无毛，有光泽，主脉5出，中间3条显著。4~5月开米黄色或近于肉色花，花粉黄色，果期9~11月。浆果圆球形，半透明，熟时橙红色。富有黏液质，鸟类食之，借以传播。

【药材鉴别】

①干桑寄生呈圆柱形，有分枝。表面灰褐色或红褐色，有多数小点状的浅色皮孔及纵向细皱纹。嫩枝上披有棕色绒毛及叶。叶长椭圆形，对生或互生，易脱落，似革

质。质坚硬，木质状，断面不整齐，皮部薄，棕褐色，木部淡棕色，中间有小形的髓。气无、味淡。以外皮棕褐色、条匀、叶多、附有桑树干皮者为佳。②槲寄生干燥的药材呈圆柱形，无叶或枝稍带叶，长30厘米，直径0.2~1厘米，表面黄绿色或黄棕色，光滑无毛，有明显的纵皱纹，茎有节而膨大，常由节处断落。本品特征：质较脆，易折断，折时有粉状物飞出，断面不平坦，皮部黄色，木部色浅，呈放射状，常偏向一边，髓明显，叶对生于枝端，呈倒披针形，叶多已脱落，稍厚有光泽，似革质而略柔。气弱，味微苦。见水黏滑，以条匀、质嫩、色黄嫩、带叶、整齐不碎者为佳。

寄生品种较多，但商品常用的只有两种，而桑寄生质量最佳。其次是槲寄生。各种杂树上的寄生往往具有一定的毒性。

【主要成分】主要含萹蓄甙（广寄生甙、寄生甙），此为槲素－3－阿拉伯糖甙，并含有槲皮黄素及四种黄碱类物质等。

《本草求真》云："桑寄生，号为补肾补血要剂。缘肾主骨，发主血，苦入肾，肾得补而筋骨有力，不致痿痹而酸痛矣。甘补血，血得补则发受其灌荫而不枯脱落矣。故凡内而腰痛、筋骨笃疾、胎堕，外而金疮，肌肤风湿，何一不借此以为主治乎"。

【性味功能主治】苦、甘、平。补肝肾，强筋骨，通经络，祛风湿，降血压，养血安胎，主治腰膝酸痛，筋骨痿软，风湿痛，坐骨神经痛，关节不利，麻木不仁，胎漏血崩，血虚，冠心病，产后乳少，高血压。

【用法与用量】内服，入煎剂，10~20克，入丸，散或酒浸。

【单方验方与饮食疗法】①治疗风湿性腰腿痛：用桑寄生15克，羌活、独活、当归、秦艽各10克，水煎服。②治疗先兆流产或（胎动不安）：用桑寄生50克，艾炭15克，阿胶30克。先将寄生、艾炭煎后取汁。再将阿胶烊化（隔水炖化），合汁。饭前服，1日3次。③治疗孕妇胎位不正，用桑寄生25克，川续断、菟丝子各20克，阿胶12克烊化，川厚朴6克。水煎服。连服3~5天。④治疗高血压病：用桑寄生60克，水煎服。⑤治风湿痹病，风湿性关节炎，腰膝酸软，血虚症：用桑寄生20克，川断10克，菟丝子12克，艾叶9克，黄芩6克，白术12克，黄芪15克，白芍10克，当归12克。水煎服。也可配用独活、防风、党参、熟地。⑥桑寄生酒治腰腿痛，是因风湿窜入下肢经络：腰腿疼痛，无力。用桑寄生10克，研成细粉，用白酒适量调饮。可根据酒量适当用酒。⑦独活寄生酒治肝肾阴虚，风湿痹痛。用桑寄生20克，独活20克，秦艽30克，防风20克，细辛10克，当归50克，白芍30克，生地50克，川芎20克，杜仲50克，怀牛膝50克，党参30克，茯苓40克，甘草、肉桂各15克。将上药捣成粗末，置净瓶中，用白酒3斤，浸2周后，去渣备用，根据酒量可随时饮之。

黄精《雷公炮炙论》

【来源】

为百合科植物黄精 *Polygonatum sibiricum* Red. 多花黄精 *Polygonatem Cyrtonema* Hua. 或滇黄精 *Polygonatum Kingianum Coll. et Hemsl.* 的干燥根茎。始载于《名医别录》"黄

精生山谷，二月采根，阴干"。多为野生。"黄精为补养脾阴正品"，宽中益气使五脏调和，肌肉充盛，骨髓强坚，皆是补阴之功。黄精故以芝草之类，以其得坤土之精粹，故名。为常用中药。按药材特征不同，习称"鸡头黄精"、"姜形黄精"、"大黄精"。

【异名】

黄芝、黄满精、老虎姜、鸡头根、鸡头参、南黄精、山姜、野生姜、太阳草。

【鉴别特征】

黄精为多年生草本，根茎横走，肉质肥大，淡黄色或黄白色，先端有突出的鸡头状，茎直立，高50～80厘米，光滑无毛，叶无柄，4～5枚轮生，线状披针形，长8～12厘米，宽5～12毫米，先端曲渐尖。花腋生下垂，小花，梗长1.5～2厘米，花被筒状，白色至淡黄色，长0.8～1.2厘米，先端6齿裂，雄蕊6，雌蕊1，花丝较短，长0.5～1毫米，花柱长为子房的1.5～2倍，花期5～6月，果期7～9月，浆果球形，成熟时黑色，直径7～10毫米。

黄精叶乃与钩吻叶相似，"黄精叶似竹叶"。但钩吻叶极尖而根细，若误服，害人。

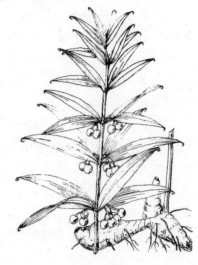

图 81　黄精

多花黄精鉴别特征：茎高50～100厘米，叶互生，椭圆形、卵状披针形或长圆状披针形，叶脉3～5条。花梗着生花3～5朵，伞形花在总花梗排列，花被黄绿色，长1.8～2.5厘米，花丝有小乳突或微毛，顶端膨大至具囊状突起。

滇黄精鉴别特征：茎高可达1米以上，顶端常作缠绕状。叶4～6片轮生，叶线形至线状披针形，长8～18厘米，宽0.5～3厘米，先端渐尖并拳卷，花1～3朵，腋生，不成伞形，花被粉红色，浆果球形成熟时红色。

【药材鉴别】

①鸡头黄精呈不规则的圆锥状，头大尾细，形似鸡头，习称"鸡头黄精"。长3～10厘米，直径0.5～1.5厘米。表面黄白色至黄棕色，半透明，全体有细皱纹及稍隆起呈波状的环节。并有圆盘状茎痕、根痕，中心常凹陷。根痕多呈点状突起。断面淡棕色、呈半透明角质状，并有多数黄白色点状筋脉。微带焦糖气，味淡，嚼之有黏性。②姜形黄精：呈结节状、分枝粗短，形似生姜，长2～18厘米，宽2～4厘米，厚1～2.5厘米。表面粗糙、有明显疣状突起的须根茎。茎痕大而突出。③大黄精：呈肥厚肉质的结节块状，结节长可达10厘米以上，宽3～6厘米，厚2～3厘米。每一结节有一圆盘状茎痕。

以上药材均以块大、色黄、断面透明、质润泽、习称："冰糖渣"者为佳。本品宜用制黄精或酒制黄精，因生品易刺激咽喉。

【主要成分】根茎含菸酸、黏液质、醌类、丁啶羧酸、天门冬氨酸、高丝氨酸、毛地黄糖甙、淀粉及糖分。囊丝黄精根状茎含强心甙。它能增强心肌收缩力，增加冠状动脉流量，改善心肌营养，防止动脉粥样硬化及脂肪肝的浸润。

【含量测定】 对照品溶液的制备 取经105℃干燥至恒重的无水葡萄糖对照品33mg，精密称定，置100ml量瓶中，加水溶解并稀释至刻度，摇匀，即得（每1ml中含无水葡萄糖0.33mg）。

标准曲线的制备 精密量取对照品溶液0.1ml、0.2ml、0.3ml、0.4ml、0.5ml、0.6ml，分别置10ml具塞刻度试管中，各加水至2.0ml，摇匀，在冰水浴中缓缓滴加0.2%蒽酮-硫酸溶液至刻度，混匀，放冷后置水浴中保温10分钟，取出，立即置冰水浴中冷却10分钟，取出，以相应试剂为空白。照紫外-可见分光光度法（附录ⅤA），在582nm波长处测定吸光度。以吸光度为纵坐标，浓度为横坐标，绘制标准曲线。

测定法 取60℃干燥至恒重的本品细粉约0.25g，精密称定，置圆底烧瓶中，加80%乙醇150ml，置水浴中加热回流1小时，趁热滤过，残渣用80%热乙醇洗涤3次，每次10ml，将残渣及滤纸置烧瓶中，加水150ml，置沸水浴中加热回流1小时，趁热滤过，残渣及烧瓶用热水洗涤4次，每次10ml，合并滤液与洗液，放冷，转移至250ml量瓶中，加水至刻度，摇匀，精密量取1ml，置10ml具塞干燥试管中，照标准曲线的制备项下的方法，自"加水至2.0ml"起，依法测定吸光度，从标准曲线上读出供试品溶液中含无水葡萄糖的重量（mg），计算，即得。

本品按干燥品计算，含黄精多糖以无水葡萄糖（$C_6H_{12}O_6$）计，不得少于7.0%。

【性味功能主治】 甘，平。补脾润肺，益气养阴，强筋骨。主治肺痨咳嗽，咳血，肺燥咳嗽，病后体虚，胃热口渴，糖尿病，高血压，阴虚精亏，筋骨软弱，便秘，动脉硬化。外用黄精流浸膏治脚癣。

【用法与用量】 内服，入煎剂10~15克（鲜者30~60克），熬膏，入丸散或煎水外洗。

【宜忌】 本品滋腻性药物，痰湿痞满气滞者，胃纳食少中寒泄泻者不宜服。

【单方验方与饮食疗法】 ①治疗或防止动脉硬化，用黄精30克，山楂25克，何首乌15克，水煎服。②黄精汤治疗慢性病消耗性营养不良，用黄精18克，杞子10克，生地15克，黄芪10克，党参10克，水煎服。③治疗冠心病心绞痛：黄精、昆布各15克，柏子仁、郁金、菖蒲各10克，山楂20克，元胡6克。共煎成膏剂，每天1剂，分3次服，1个月一个疗程。④治疗肺结核，病后体虚：黄精20克，水煎服，或炖鸡1只，食肉喝汤。⑤治疗脾胃虚弱：身体消瘦，食少等症：用黄精30克，党参30克，山药20克，加姜枣适量，炖肉服食，疗效较好。⑧黄精酒：用黄精、苍术各2000克，枸杞根、柏叶各2500克，天冬1500克，曲5000克，糯米百斤。将上5味酒汁百斤，加曲、米酿酒即成。或将黄精200克，浸入10斤酒中，封存7天后也可。治面、肢浮肿，肤干燥易痒、心烦急躁、失眠等症，1次1盅，可常饮。

附：含黄精成分的中成药

黄精片《全国医药产品大全》

【药物组成】当归、黄精（酒制）各350克。

【功能】补气养血。

【主治】气血亏损，身体虚弱，面黄肌瘦，腰腿无力，精神倦怠，饮食渐少，兼治胎动不安，乳汁短少。

【方药分析】当归补血和血；黄精润肺滋阴，补脾益气。

【用法与用量】内服，1日2次，1次4片。

黄精糖浆《全国医药产品大全》

【药物组成】制黄精250克，苡仁米170克，南沙参83克，蔗糖608克，防腐剂适量。

【功能】滋养脾肺，益胃生津。

【主治】阴虚引起的咳嗽、咽干、食欲不振和精神疲乏。

【方药分析】黄精润肺养阴，补脾益气；沙参益胃生津；苡仁米健脾利湿。

【用法与用量】内服，1日3次，1次20毫升。

黄精伪品与误用品的鉴别

黄精的品种较多，由于一些省市或地区的传统用药，使其比较混乱，目前全国基本统一的品种是本书所载的3种。还有7种性味功能主治有待研究，同属植物的根状茎在不同地区也同作黄精入药。应注意鉴别使用。

裸花黄精

【鉴别特征】

根状茎串珠状。叶4~5片轮生，无柄，长椭圆形，长6~10厘米，宽1~1.5厘米，先端不卷曲。苞片位于花梗上，腋生花序具2花。在四川有生产使用。

卷叶黄精（钩叶黄精）

【鉴别特征】

根状茎形似鸡头黄精而比较长，茎细弱，不能直立，靠叶尖攀援它物上升。因叶子有钩故名。叶3~6片轮生，于枝梢常对生或互生，有短柄；叶片椭圆披针形，先端细窄渐尖向背侧卷曲成圈状。花白色或带紫。花柱短于子房或近等长。分布于陕西、甘肃、宁夏、湖北、四川、云南、西藏等省区。当地也作黄精入药。

棒丝黄精（对叶黄精）

【鉴别特征】

根状茎串珠状。叶对生，因此又名对叶黄精，椭圆状披针形，先端渐尖，无柄。花腋生，常 2 朵双生于丝状的总花梗上，花丝顶端明显膨大成棍棒状。在西藏地区作黄精入药。

紫花黄精

【鉴别特征】

根状茎肥厚，圆柱状或块状。叶互生近轮生，无柄，窄披针形，花淡紫红色，花被果时宿存，先端窄缩，分布于河北、山西、新疆、湖北和四川等省。本品在新疆地区多作黄精入药。

长叶假万寿竹

【鉴别特征】

为百合科植物的花叶假万寿竹，根状茎多呈绿色，很容易与黄精区别。在广西龙州、宁明、天等、大新等地误作黄精用。

斑茎黄精，在广西全州、陆川、富川等地用根状茎作黄精入药。

万寿竹属植物假万寿竹，在广西个别地区亦误作黄精用，应注意鉴别。

百合《神农本草经》

【来源】

为百合科植物百合 *Lilium brownii* F. E. Brown V ar. *viridulum* Baker 细叶百合 *Lilium pumilum* DC. 麝香百合 *Lilium lancifolium* Thunb. 的干燥肉质鳞茎。始载于《神农本草经》列为中品。因由众瓣组合而成，故名百合。《百草镜》："百合，白花者入药，红花者名山丹，黄花者名夜合，今惟作盆玩，不入药。百合以野生者良，有甜、苦 2 种，甜者可用，无蒂无根者佳"。

【异名】

野百合、白百合、山丹、卷丹、麝香百合、山百合、药百合、家百合、蒜脑薯。

【鉴别特征】

多年生草本，高 60 ~ 100 厘米。鳞状茎球形，淡白色，肉质，其暴露部分带紫色，先端鳞叶常开放如荷花状，长 3.5 ~ 5 厘米，直径 3 ~ 4 厘米，下面生多数须根。茎圆柱形，直立，不分枝，光滑无毛，常带褐紫色斑点。叶 4 ~ 5 裂，无柄，披针形至椭圆披针形。长 5 ~ 12 厘米，宽 1 ~ 2 厘米，先端渐尖，基部渐窄，全缘或微波状，叶脉 5 条，平行。6 ~ 8 月开白色而背带褐色的大花，极香，单生于茎顶，少有 1 朵以上者，花梗长达 3 ~ 10 厘米，花被漏斗状，裂片 6，向外张开或稍反卷，先端尖，基部渐窄，雄蕊 6，雌蕊 1，花丝细长，子房上位，花柱细长，柱头膨大、盾状。果期 9 月，蒴果长卵圆形，种子多数。

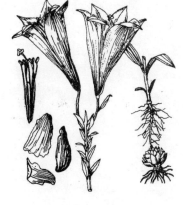

图 82 百合

细叶百合：叶密集，窄条形，宽 1 ~ 3 毫米，花俯垂，花被向外反卷，内面无暗紫色斑点。花被 6 片，红色。

麝香百合：主要特征为茎绿色，基部淡红色，无斑。花大漏斗状，长 10 ~ 15 厘米，径 10 ~ 12 厘米，花白色，基部带绿色，极芳香，花柱细长，顶端上曲，花被 6 片。

【药材鉴别】

干燥的鳞叶呈椭圆形，披针形，或三角形，顶端较尖，基部较宽。长 2 ~ 3.5 厘米，宽 1 ~ 1.5 厘米，肉质肥厚，中心较厚，边缘薄而成波状，或向内卷曲，表面乳白色或黄棕色，光滑细腻，略有光泽，半透明，瓣内有 3 ~ 8 条浅色平行脉和白色维管束。本品特征：质坚而稍脆，折断面较平整，黄白色似白蜡样。气微，味微苦。以瓣匀、肉质厚、色黄白者为佳。按其厚薄大小色泽分为 1 ~ 3 级，或分为甲统、乙统、丙统三种。

【主要成分】 鳞茎含秋水仙碱等多种生物碱，以及淀粉、蛋白、脂肪。麝香百合含多种胡萝卜素。

【性味功能主治】 甘，平，微寒，微苦。润肺止咳，清心安神。治肺虚干咳，无痰，病后余热未清，虚烦惊悸。支气管扩张。神经衰弱、乳腺癌、肺癌、胃癌、食管癌、百合病、白血病等。既是一种富有营养的食品，又是强壮滋补药。

【用法与用量】 内服，入汤剂 10 ~ 30 克，或煮粥食之。

【宜忌】 本品甘而微寒，对于中寒脾胃虚弱便滑，风寒咳嗽者不宜服。

【单方验方与饮食疗法】 ①治阴虚咳血，肺结核咳血：用百合 24 克，生地 10 克，熟地 10 克，元参 15 克，川贝 9 克，桔梗 9 克，麦冬 9 克，白芍 10 克，当归 10 克，甘草 6 克。水煎服（百合固金汤）。②治疗支气管扩张、咳血：百合 60 克，白及 120 克，蛤粉 60 克，百部 30 克。共轧细末，炼蜜为丸，丸重 6 克，1 日 3 次，1 次 1 丸。③治疗更年期综合征，神经衰弱，睡眠不安，用鲜百合 90 克，与蜂蜜适量拌和，蒸熟，睡前服。④治妇女癔病，发作时披发捶胸，哭泣不止，打闹不安。用百合 30 ~ 50 克，煎取 300 毫升，冲入 1 个生鸡蛋，每次服 150 毫升，日服 2 次，久服镇静安神，烦躁即止。⑤百合糖柚治慢性气管炎、肺气肿。用百合 125 克，柚子 1 个，白糖 250 克。选1000 克左右重的柚子 1 只，除去肉瓣，留皮用，将柚子皮壳放锅中，加入百合、白糖，加水600~1000毫升，煎3小时后，取药液，去渣即成。1日1次，1剂服3天，3剂为1疗程。疗效良好。⑥百合杏仁赤豆粥治疗咳嗽、喘息、口干、痰多、小便不利等症。用百合10克，杏仁6克，赤小豆60克，白糖适量。先将赤小豆煮至半熟时，再放入百合、杏仁同煮，粥成放入白糖。作早餐食之。⑦百合粥治疗咳嗽，喘气乏力、少痰、食欲不佳而时有虚热。用鲜百合40~60克，粳米60克，冰糖适量。将粳米煮作粥，熟前放入百合，熟后放入适量白糖。早上作早餐吃。

附：含百合成分的中成药

百合固金丸《医方集解》

【药物组成】熟地黄300克，生地黄200克，麦门冬150克，百合、川贝母、当归、白芍、甘草各100克，元参、桔梗各80克。

【功能】养阴润燥止咳。

【主治】肺肾阴虚咳嗽，咽痛，燥咳痰中带血，虚劳骨蒸，午后潮热，口干，小便赤。

【方药分析】百合清肺润燥、止咳，熟地黄滋肾益阴，共为主药；麦门冬、川贝母助百合润肺清热止咳化痰，玄参、生地助熟地黄滋阴清热，共为辅药；佐以当归、白芍养血和阴，桔梗止咳祛痰，使以甘草润肺止咳调和诸药。

【用法与用量】内服，1日2次，1次6克（大蜜丸6克）。

百花定喘丸《山西省药品标准》

【药物组成】百合、牡丹皮、黄芩，桔梗、天冬、紫苑（蜜制）、麦冬、炒杏仁、陈皮、麻黄（蜜制）、天花粉、前胡、薄荷200克；款冬花（蜜制）、石膏、北沙参、五味子各100克。

【功能】滋阴清热，定喘止嗽。

【主治】咳嗽痰喘，胀满不畅，咽干口渴。对于属肺热阴伤所致的咳嗽喘满症较更合适。

【方药分析】百合、款冬花清肺润燥，平喘止咳化痰为主，黄芩、丹皮清泄肺热；天花粉生津止渴；北沙参、天冬、麦冬、五味子滋肺阴，润肺燥；麻黄、紫苑、杏仁、前胡、陈皮宣肺化痰，止咳平喘。

【用法与用量】内服，1日2次，1次1丸。

【宜忌】禁房事，辛辣油腻食物。

百花定喘片《河北省药品标准》

【药物组成】百合、牡丹皮、紫苑、桔梗、天冬、天花粉、苦杏仁、麻黄、薄荷、黄芩、陈皮、麦冬、前胡各40克，北沙参、款冬花、五味子、石膏各20克。

【功能】 疏风解表，止嗽定喘。

【主治】 咳嗽痰喘，胸满不畅，呼吸困难，口渴咽干。

【方药分析】 百合、款冬花、清肺润燥，平喘止咳，化痰为主；天花粉、黄芩、丹皮清泄肺热，生津止咳；北沙参、天冬、麦冬、五味子滋肺阴，润肺燥；麻黄、紫苑、杏仁、前胡、陈皮宣肺化痰。止咳平喘。

【用法与用量】 内服，1日3次，1次6片。

百花膏《奇效良方》

【药物组成】 百合、款冬花各500克。

【功能】 止咳定喘，润肺生津。

【主治】 咳嗽喘急，痰中带血，津少咽干，烦躁潮热。

【方药分析】 百合甘寒，能清肺润燥而止咳；款冬花为止嗽要药，也具有润肺止咳化痰的功效。共奏清痰火补虚损之力。

【用法与用量】 内服，1次15克，1日2~3次。

百合混用品的鉴别

百合属多种植物的鳞茎在一些地区作百合入药，但在1991年《中华人民共和国药典》中，收载了本书所介绍的三种百合。有的书中说：对于开红色花的百合科植物不入药。因此在应用下列品种时请注意识别。

山丹

【鉴别特征】

叶稀疏、披针形，宽3~6毫米。花直立，红色，不反卷，基部内侧常有暗紫色斑点。分布于长江中下游以北各地。

卷莲花

【鉴别特征】

为鳞状的鳞叶中央有缢缩关节成二节状。茎绿色带红点。花顶生，直立，橙黄色，内侧基部有紫黑点，花下有轮生与叶同形的总苞。分布于黑龙江、辽宁、内蒙古等省区。

帽子花

【鉴别特征】

鳞茎卵圆形，淡黄色。基部叶轮生，茎上部疏散互生，倒披针形，或稍近匙形。花数朵单生于茎上部，成总状花序状。花梗细长，下垂，花被淡紫色，有深色细点，花被片外卷达花梗，使花成顶巾状。蒴果倒卵形，有6棱线。分布于新疆阿尔泰山山区。

西北百合

【鉴别特征】

为叶稠密，无柄，互生，极细而长，长4～10厘米，宽2毫米。花数朵至多数，下垂，直径5～8厘米；花被火红色，完全分离，向外反卷。分布于甘肃、宁夏等省区，兰州有栽培，当地以其鳞茎作百合用。

澜江百合

【鉴别特征】

为鳞茎球形，叶无柄，长圆状椭圆形。花单一顶生，淡红色，有少数细斑点。分布于西藏。当地以之百合入药。

另外西藏地区将卓巴百合也作百合入药。

玄参《神农本草经》

【来源】

为玄参科植物玄参 *Scrophularia ningpoensis* Hemsl. 的干燥根。始载于《神农本草经》列为中品。为常用中药。'李时珍释其名"玄，黑色也。其茎微似人参"，故名玄参。苏颂谓："二月生苗。叶似芝麻对生，又如槐柳而尖长有锯齿。细茎青紫色。七月开花青碧色。八月结子黑色。又有白花者，茎方大，紫赤色而有细毛，有节若竹者，高五六尺……三月、八月采曝干"。

【异名】

元参、黑参、角参、乌参、浙元参、野脂麻、重台、玄台、乌玄参、黑玄参、鹿肠。

【鉴别特征】

多年生草本，高60～120厘米。根圆锥形或纺锤形，长8～15厘米，直径2～3厘米。下部常分叉，外皮灰黄褐色，干时内部变黑。茎直立，四棱形，常带暗紫色，有腺状矛毛。叶对生，近茎顶者互生。有柄，向上渐短，叶片卵形至卵状波针形，长7～20厘米，宽3～12厘米，先端渐尖，基部圆形或宽楔形，边缘具细密锯齿，下面有稀疏的散生毛。花序顶生，7～8月开暗紫色花。果期8～9月，蒴果卵圆形，先端短尖，深绿或暗绿色，长约8毫米。

【药材鉴别及等级分类】

根呈圆柱形，有的弯曲似羊角。中部肥大，两头略细，表面灰黄色或棕褐色，有顺纹及抽沟，顶端有已修平的芦头痕，下部钝尖。本品特征：质坚实、不易折断，断面乌黑色，微有光泽。气略有焦糊味，味甘、微苦咸，嚼之柔润。以根条肥大，芦头修净，皮细，质重、肉色乌黑者为佳。以产地而论，浙江产量大，质量佳。

等级分类：

一等：呈类纺锤或长条形。表面灰褐色，有纵纹及抽沟，质坚韧。断面黑褐色或黄褐色，味甘，微苦咸。每公斤 36 支以内，支头均匀，无芦头、空泡、杂质。二等：每公斤 72 支以内，其余同一等。三等：每公斤 72 支以外，个头最小在 5 克以上。间有破块。无芦头、杂质，其余同一等。

出口商品以每公斤的根数分为：16、24、32、40、48、60、80、100，100 支以下为小元参等几个等级。

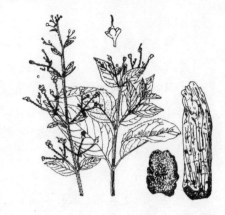

图83　玄参

【主要成分】根含元参素、单萜甙类、含生物碱、糖类、甾醇、氨基酸、天门冬素，脂肪酸，还含有胡萝卜素等。

【含量测定】　照高效液相色谱法（附录Ⅵ D）测定。

色谱条件与系统适用性试验　以十八烷基硅烷键合硅胶为填充剂；以乙腈为流动相 A，以 0.03% 磷酸溶液为流动相 B，按下表中的规定进行梯度洗脱；检测波长为 210nm。理论板数按哈巴俄苷与哈巴苷峰计算均应不低于 5000。

时间（分钟）	流动相 A（%）	流动相 B（%）
0 ~ 10	3→10	97→90
10 ~ 20	10→33	90→67
20 ~ 25	33→50	67→50
25 ~ 30	50→80	50→20
30 ~ 35	80	20
35 ~ 37	80→3	20→97

对照品溶液的制备　取哈巴苷对照品、哈巴俄苷对照品适量，精密称定，加 30% 甲醇制成每 1ml 含哈巴苷 60μg、哈巴俄苷 20μg 的混合溶液，即得。

供试品溶液的制备　取本品粉末（过三号筛）约 0.5g，精密称定，置具塞锥形瓶中，精密加入 50% 甲醇 50ml，密塞，称定重量，浸泡 1 小时，超声处理（功率 500W，频率 40kHz）45 分钟，放冷，再称定重量，用 50% 甲醇补足减失的重量，摇匀，滤过，取续滤液，即得。

测定法　分别精密吸取对照品溶液与供试品溶液各 10μl，注入液相色谱仪，测定，即得。

本品按干燥品计算，含哈巴苷（$C_{15}H_{24}O_{10}$）和哈巴俄苷（$C_{24}H_{30}O_{11}$）的总量不得少于 0.45%。

【性味功能主治】苦、咸微寒。滋阴，降火，生津，除烦解毒，润燥的功能。主治热病烦渴，骨蒸劳热，发斑，扁桃体炎，咽喉炎，津伤便秘，自汗盗汗，急性淋巴节炎，吐血衄血。

【用法与用量】内服，煎汤 9～15 克，或研细末外调敷。

【宜忌】本品反藜芦。"恶黄芪、干姜"，脾虚泄泻，不宜服。

【单方验方与饮食疗法】①治疗淋巴结结核，用元参 10 克，牡蛎 15 克，浙贝母 9 克，水煎服，每日 1 剂。②治疗疮毒，用玄参 30 克，生地 30 克，大黄 15 克。共轧细末，炼蜜丸，每日 2 丸，用灯心、竹叶汤送服。③治疗热病伤津：用元参 15 克，麦冬 15 克，大黄 15 克，生地 15 克，水煎服。使其增液滋阴，解除大便燥结。④玄参炖猪肝，治肝肾阴虚的头晕目眩、眼干目涩，腰胁疼痛。用玄参 60 克，猪肝 500 克，香油适量，食盐少许。将洗净元参，煎后取药液，用药液煮猪肝，同时放少许食盐（用砂锅煮）。炖好后再放入适量的香油调其味，即可饮用。食肝喝汤。⑤玄麦甘桔茶治疗肺阴不足的咳嗽，喘息。用玄参 10 克，桔梗 10 克，麦冬 9 克，甘草 5 克。将上药共研细末，分 2 包，1 次 1 包，代茶饮。⑥玄参麦冬茶治疗鼻咽癌放疗后出现热性反应之辅助治疗。用玄参、麦冬、茅根各 15 克，山豆根 6 克，生地、银花、黄芩、沙参各 10 克，毛藤、藕片、白花蛇舌草各 30 克。将 11 味药，共研细末，加水煎，取其药备用。1 日 1 剂代茶饮。

附：含玄参成分的中成药

玄杏止咳片《全国医药产品大全》

【药物组成】枇杷叶（去毛）700 克，杏仁 400 克，紫菀 250 克，玄参、黄芩各 200 克，薄荷 150 克，甘草 100 克。

【功能】润肺，化痰止咳。

【主治】支气管炎引起的咳嗽痰多。

【方药分析】枇杷叶清肺止咳，和胃降逆；元参清热养阴润肺，黄芩、紫菀、杏仁、甘草清热止咳、化痰平喘；薄荷疏风解表。

【用法与用量】内服，1 日 3 次，1 次 4～6 片，温开水送服。

玄麦甘桔冲剂《四川省药品标准》

【药物组成】元参、麦冬、桔梗各 400 克，甘草 200 克。

【功能】清热滋阴，祛痰利咽。

【主治】阴虚火旺，虚火上浮，口鼻干燥，咽喉肿痛。

【方药分析】玄参清热养阴，解毒散结；麦冬养阴清热，润肺清心；桔梗化痰排脓，甘草化痰止咳。

【用法与用量】内服，1 日 3～4 次，1 次 10 克，开水冲服。

注北玄参与前种浙玄参功效相同，其区别点为花序紧缩呈穗状；花冠黄绿色；叶较窄，宽 2～5 厘米。主产于东北、华北、华东地区。但此药药典没收载。

八角茴香的真伪鉴别

本品在药材中属于易混乱品种之一，同科植物在我国有 20 余种，这些伪品植物大多数有毒，在购买时应严加区别，以防中毒。

八角茴香始于《本草品汇精要》（《本草纲目》中列入菜部荤辛类怀香项下）是木兰科植物八角茴香 Illicium verum Hook. f. 的干燥果实，原植物系常绿乔本，野生与栽培均有。

别名 茴香、舶上茴香、八角、大茴香、茴香八角珠、八角香、大八角、原油香、俗称大料。

鉴别特征 干燥果实，常由 8 个蓇葖集成聚合果，形如车轮奖。放射状排列，中轴下有一钩状弯曲的果柄。长约 2～6cm，单一蓇葖果小艇形，长 1～2cm。宽约 5mm，高 5～10mm，顶端钝尖而平直，成鸟嘴状，上缘开列。果皮外表面红棕色，多数有皱纹。内表淡棕色，有光泽。内含种子一粒，种子扁卵形，长约 7mm，宽 4mm，厚约 2mm。种皮棕色或黄棕色，平滑光亮，一端有合点，种脐与合点之间有淡色的狭细种脊相连、珠孔生于种脐旁边，种皮质脆易碎，内含有白色种仁，富油性，气浓郁芳有特殊香气。味微甜。

以蓇葖果瓣大，八个蓇葖果完整，油性大香气浓厚者为佳。

主要成份 果实含脂肪油 22%，挥发油 5%。油中主要成份为反式茴香醚，其次为茴香醛，蒎烯、1－水芹烯及少量黄樟醚。还有八角茴香油（油中为大茴香醚）。茴香酮，树胶及树脂、蛋白脂、甲基胡椒酚。

性味 辛、甘温，气平无毒。

功用及主治 温阳散寒。理气止痛。

主治中寒呕逆。寒疝腹痛，肾虚腰痛，干湿脚气，健胃治胃寒呕吐，腕腹冷痛，因其气味芳香故焖肉时作调味品。并有防中毒的含意。

药理作用抑菌试验 八角茴香的乙醇提取物对金黄色葡萄球菌，怖炎球菌，白喉杆菌，霍乱弧菌，伤寒杆菌，副伤寒杆菌，痢疾杆菌，大肠杆菌，及常见致病性真菌，均有较强的抑制作用：

历代各家论述：《本草求真》其功能入肝燥肾，凡一切沉寒痼冷而见霍乱，寒疝，阴冷，阴肿，干、湿脚气，并肝虚火，上冲头面者，用之皆有效。

从抑菌试验证明八角茴香对十种细菌有抑制作用。对霍乱弧菌也有抑制作用，古人也谈到过对霍乱的治疗有效。科研单位应筛选些中药，结合古人的临床疗效并结合现代药理进一步研究对当前的流行病的预防是否有效。

东汉末年杰出的医学家，张仲景，痛感疾疫流行致人口大量死亡。其家族二百多人，死亡有三分之二。于是"勤求古训，博采众方"并结合临床经验，写成了《伤寒杂病论》一书，为后人留下了宝贵的治病经验。

伪品 同科植物中有些果实品种外形相似，但具有毒性。误食可引起中毒，甚至死亡，应严加注意鉴别，如：

1. 湖南邵阳常德等地过去曾收购大茴代八角茴香销往河南、山东等地发生严重中毒情况。

山大茴为同科植物莽草 Illicium lanceolatum A. C. Smmith 的干燥果实。其由 10～13 个蓇葖果呈放射状排列而成聚合果直径约 4cm，表面红棕色，果柄弯曲，长 5.5～6cm。单一蓇葖果呈扁平锥形，长 1.5～2cm，宽 0.9～1.2cm，先端渐尖，向外钩曲呈倒钩状。果皮较薄，成熟时开裂，内含种子一枚。种子扁卵形，褐色。气芳香，味微苦。

2. 湖北光华及四川巫溪等地发生多起误以红茴香、多蕊红茴香作八角茴香以致严重中毒事件。

红茴香为同科植物红茴香 Illicium henryi Diels 的果实，果实通常由 7～8 个蓇葖果呈放射排列而成的聚合果。直径 2～3cm，表面红褐色，木质。果柄弯曲，长 3～5cm，较细。单一蓇葖果呈鸟嘴状，长 1～1.5cm，宽 0.4～0.7cm，先端渐尖，略弯曲。果皮薄，成熟时腹部开裂，内含种一枚。种子扁卵形，黄褐色具特异香气。尝之味先酸而后甜。

多蕊红茴香为同科植物多蕊红茴香 Illicium henryi Dielsvar. multistamineum Smith 的果实，与红茴香颇相似，唯蓇葖果瓣较宽，0.6～0.9cm。

3. 广东省曾有似神仙果作八角茴香，误食后发生中毒。

神仙果为同科植物大八角茴香 Illi－cium majus Hook. f. et Thoms 的干燥果实。其果由 10～14 个蓇葖果呈放射状排列而成聚合果，直径 3～4.5cm，棕褐色，木质。果柄长 2～5cm，单一蓇葖果，呈不规则广锥形，长 1.5～2.5cm，宽 0.5～1.5cm，先端长渐尖，略弯曲，果皮较薄，成熟时腹面开裂。内含种子一枚，种子扁卵形，棕褐色。有特异气味，久尝有麻辣感。

4. 广东省尚有以短柱八角误作八角茴香而中毒。

短柱八角为同植物短八角 Illicium brevistylum A. C. Smith 的果实。其果实由 10～13 个蓇葖果呈放射状排列而成的聚合果。直径 4～5cm，表面褐色，木质。果柄长 2～3cm。单一蓇葖果呈小艇形，长 1.8～2.5cm，宽 1.5～1.8cm，先端急尖，不弯曲，果皮较厚，背部粗糙皱缩，成熟时腹面开裂，内含种子一枚。种子扁卵形，棕色。气微。味微苦。

以上伪品内含毒八角亭。新毒八角事，有强烈毒性。油中含黄樟油脑。毒八角酸，毒八角可致延脑兴奋、惊厥。

莽草果含奔草毒，莽草亭，为一种苦味内脂类化合物，与印防己毒素相类似，两者毒理作用也类似，尚有毒碱样作用，可以兴奋间脑、延脑及神经末梢，作用于呼吸及血管运动中枢，大剂量时也能作用于大脑及延髓，先兴奋而后麻痹。若生吃 5～8 枚莽草子即可使人中毒。猫的中毒致死量为 0.2mg/kg。

中毒表现：轻者恶心，呕吐，腹痛，流涎眩晕出汗，手足发冷等；严重时可见呼吸困难，紫绀。角弓反张，昏迷，休克，并有肝肾损伤。莽草果中毒表现恶心，呕吐（一般呈喷射状可带血），口渴，流涎，剧烈的腹痛，腹泻呈血样便，头痛头晕，心律慢，心律失常。四肢麻木，呼吸急促，出汗，严重时可有四肢抽搐，四肢阵发性痉挛性惊厥。角弓反张，牙关紧闭，尿量少，甚至尿闭、昏迷，最终死于呼吸衰竭及惊厥状态。

中毒的抢救治疗：

①催吐洗胃补液。1∶2000高锰酸钾或0.5%活性炭混悬液洗胃。洗完灌入5%碳酸氢纳液50~100毫升，有降低莽草毒性作用。

②应用生物碱对抗剂——阿托品，有抑制腺体分泌和平滑肌的过度紧张状态，阻断迷走神经对心肌的影响以及兴奋呼吸中枢的作用。

③抽搐、惊厥，角弓反张时，可使用镇静剂如安定剂及抗癫痫类药物。

④对症治疗：静脉补液保肝加速毒素排泄和纠正脱水。必要时吸氧，人工呼吸。尿闭者应早补充血容量，并应用利尿剂，防止急性肾功能衰竭。

参考文献

1 江苏新医学院，中药大辞典，上海科技出版社，1985

2 崔树德主编，中药大全，黑龙江科技出版社，1998

3 崔同寅主编，全国重名易混中药鉴别手册，中国医药科技出版社。1994

4 李广勋主编，中药药理毒理与临床，天津科技翻译出版社，1992

5 中华人民共和国卫生部药政管理局中国药品生物制品检定所主编，中药材手册，第二版，人民卫生出版社，1998

6 高宣亮，秦洁贞，食物药物毒物，人民卫生出版社，1999

7《全国中草药汇编》编写组，全国中草药汇编，人民卫生出版社，1988

（20051101 收稿）

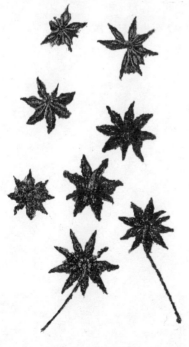

图84 真大茴香

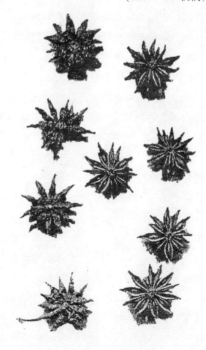

图85 伪大茴香

参考文献

[1] 江苏新医学院编，中药大辞典，上海人民出版社 1988

[2] 明·李时珍著，本草纲目，人民卫生出版社 1985

[3] 清·赵学敏著，本草纲目拾遗，商务印书馆发行 1930

[4] 元·李杲编辑，明·李时珍参订食物本草，中医古籍出版社 1985

[5] 毛文山等编著，中药真伪鉴别，陕西科学技术出版社 1987

[6] 全国中草药汇编编写组编，全国中草药汇编，人民卫生出版社 1988

[7] 成都中医学院编，中药鉴定学，上海人民卫生出版社 1977

[8] 卫生部主编，中华人民共和国药典·人民卫生出版社 2010

[9] 崔树德主编，中药大全，黑龙江科学技术出版社 1989

[10] 古鲁、杨叔澄编述，中国医学史，北京聚魁堂书局中华民国二十七年

[11] 中医大辞典编辑委员会编，简明中医辞典，人民卫生出版社 1986

[12] 匡海学编，简明中药药名辞典，黑龙江科学技术出版社 1988

[13] 中国医药科学院药物研究所等编，中药志，人民卫生出版社 1984

[14] 全国中草药汇编编写组编，中国中草药汇编彩色图谱，人民卫生出版社 1977

[15] 南京药学院药材研究组编，药材学，人民卫生出版社 1960

[16] 上海中医学院编，中草药学，上海人民出版社 1974

[17] 南京药学院编，中草药学，江苏科学技术出版社 1980

[18] 中国科学院植物研究所等编，中药鉴别手册，科学出版社 1979

[19] 中国科学院华南植物所等编，常用中药彩色图谱，广东人民出版社 1973

[20] 前世界书局编，中国药学大辞典，人民卫生出版社 1956

[21] 中山医学院编，中药临床应用，广东人民出版社 1976

[22] 成都中医学院主编，常用中药学，上海人民出版社 1973

[23] 广州部队后勤部卫生部编，常用中草药手册，人民卫生出版社 1970

[24] 北京中医学院等编，实用中医学，北京人民出版社 1975

[25] 徐国钧等编，生药学，人民卫生出版社 1958

[26] 南京中医学院编著，中药学概论，人民卫生出版社 1958

[27] 成都中医学院主编，中药学，上海科技出版社 1978

[28] 叶橘泉主编，现代实用中药，上海卫生出版社 1957

[29] 南京中医学院等编，中药炮制学，江苏人民出版社 1961

[30] 江苏卫生局主编，中草药的栽培与炮制，江苏人民出版社 1977

[31] 中医研究院等编，中药炮制经验集成，人民卫生出版社 1974

[32] 宋·雷敩著，雷公炮炙论，人民卫生出版社 1957

[33] 潘纲编著，中药材商品知识，江苏科技出版社 1982

[34] 任仁安主编，中药鉴定学，上海科学技术出版社 1986

[35] 中医大辞典编辑委员会编，中医大辞典，人民卫生出版社 1987

［36］清·吴仪洛著，本草从新，上海科学技术出版社　1958

［37］中国药学会中药研究委员会编，中药鉴定参考资料，人民卫生出版社

［38］宋·唐慎微著，重修政和经史证类备用本草，人民卫生出版社　1957

［39］明·缪希雍著，炮炙大法，人民卫生出版社　1956

［40］王筠默主编，中药药理学，上海科学技术出版社　1988

［41］朱圣和主编，中国药材商品学，人民卫生出版社　1990

［42］李广勋主编，中药药理毒理与临床，天津科技翻译出版公司　1992

［43］郭晓庄主编，有毒中草药大辞典，天津科技翻译出版公司　1992

［44］陈馥馨主编，新编中成药手册，中国医药科技出版社　1991

［45］栗德林等主编，中国药物大辞典，中国医药科技出版社　1991

［46］徐树楠主编，进补全书，河北科学技术出版社　1991

［47］连汝安、刘正才等著，中华药膳宝典，北京工业大学出版社1991

［48］庞国明等主编，家庭巧用茶酒治百病，中国中医药出版社1992

［49］吴婉君等编，饮食与长寿，中国食品出版社　1989

［50］庄国康、刘瓦莉编，中药中毒与解救，中国医药科技出版社1991

［51］马兴民编，中药中毒解救指南，陕西科学技术出版社1987

［52］国家医药管理局上海医药工业研究院，全国医药产品大全，中国医药科技出版社1990

［53］崔同寅主编，全国重名易混中药鉴别手册，中国医药科技出版社，1994

附录 常用补益中成药及常用补益中药伪品索引